Sanfte Wege zur Gesundheit

Pflanzenheilkunde

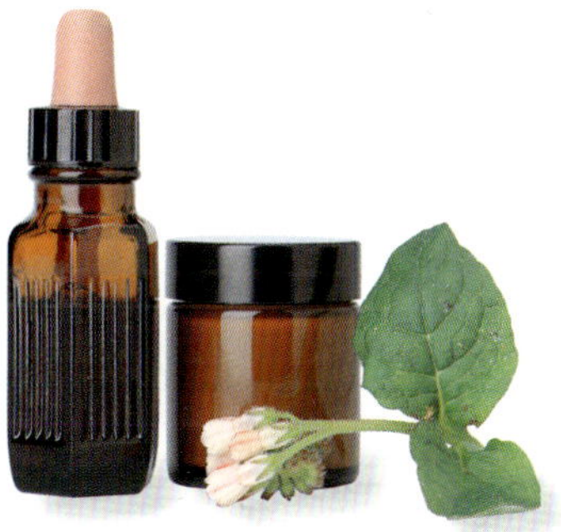

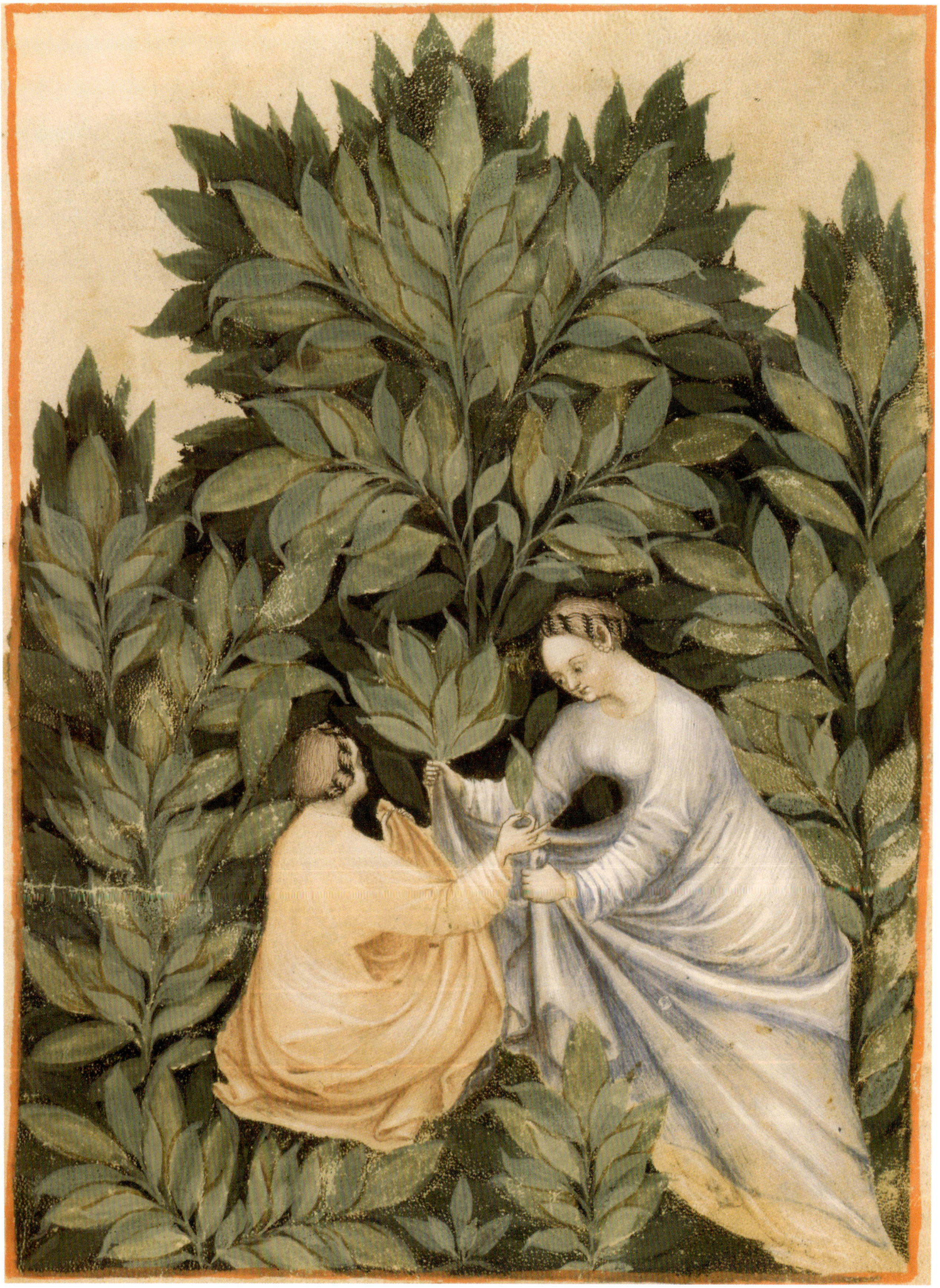

Sanfte Wege zur Gesundheit

Pflanzenheilkunde

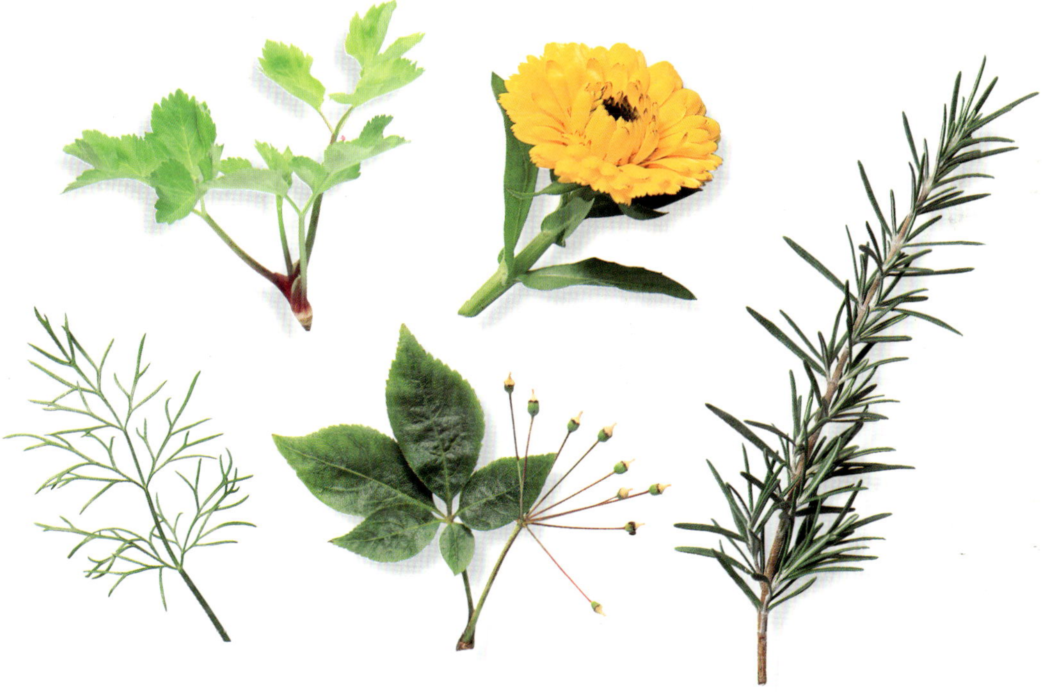

Non Shaw

KÖNEMANN

Originalausgabe © Element Books Limited 1998
Shaftesbury, Dorset, SP7 9BP
Text © Non Shaw 1998

THE BRIDGEWATER BOOK COMPANY
Art Director: KEVIN KNIGHT
Designer: JANE LANAWAY
Page make-up: CHRIS LANAWAY
Managing Editor: ANNE TOWNLEY
Project Editor: CAROLINE EARLE

Originaltitel: Herbalism – An Illustrated Guide

© 1999 für die deutsche Ausgabe:
Könemann Verlagsgesellschaft mbH,
Bonner Str. 126, D-50968 Köln

Übersetzung aus dem Englischen: Walter Spiegl (für VerlagsService)
Beratung: Dr. Eva Kell-Grunwald (für VerlagsService)
Produktion und Satz: VerlagsService
Dr. Neuberger & Karl Schaumann, Heimstetten

Projektkoordination: Sylvia Hecken
Herstellungsleitung: Detlev Schaper
Assistenz: Ursula Schümer
Druck und Bindung: Sing Cheong Printing Co., Ltd.
Printed in Hong Kong, China

ISBN 3-8290-1499-6
10 9 8 7 6 5 4 3 2 1

Hinweis des Herausgebers

Die in diesem Buch gegebenen Informationen können keinesfalls eine fachmännische Diagnose oder Behandlung ersetzen. Bei ernsten Erkrankungen oder in Zweifelsfällen ist ein Arztbesuch dringend anzuraten.

Danksagung

Phillip Auchinvole, Clare Bayes, Roger Cooper, Kate Davis, Geoffrey Gardener, Annette Gerlin, Sam Hollingdale, Barbara Price, Anna Spyropolous, Julie Spyropolous, Helen Tookey, Charlotte Walsh, Amelia Whitelaw, Gabriel Whitelaw, Robert Whitelaw

Gewidmet meinen Eltern Joy und Peter Shaw

Bildnachweis

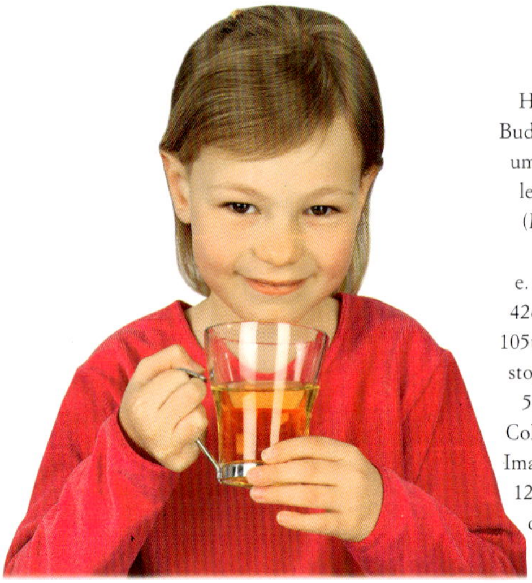

AKG, London: 14o.
A-Z Botanical Collection: 80M, 82M.
Bridgeman Art Library: 6r (Royal Albert Memorial Museum, Exeter); 34u (Stapleton Collection); 39u (Archaeological Museum, Heraklion); 67u (Museum Fine Arts, Budapest); 79o (Kunsthistorisches Museum, Wien); 83o (Russel Cotes Art Gallery & Museum, Bournemouth); 99u (Musée Crozatier, Le Puy en Velay).
Corbis-Bettmann: 37o.
e. t. archive: 2, 8r, 11o, 14u, 15o, 36u, 42ol, 66Mr, 73o, 75o, 85u, 101u, 105o, 105u. Garden Picture Library: 16r (Christopher Gallagher); 23o (John Glover); 58o (Brigitte Thomas). Harry Smith Collection: 48r, 50u, 76u, 88Mr, 104Mr. Image Bank: 22l, 46u, 49u, 102Mr, 113r, 129r, 133o. NHPA: 64ur. Robert Harding Library: 92Mr. Science Photo Library: 63. Stock Market: 60u, 70u, 132l. Zefa: 41u.

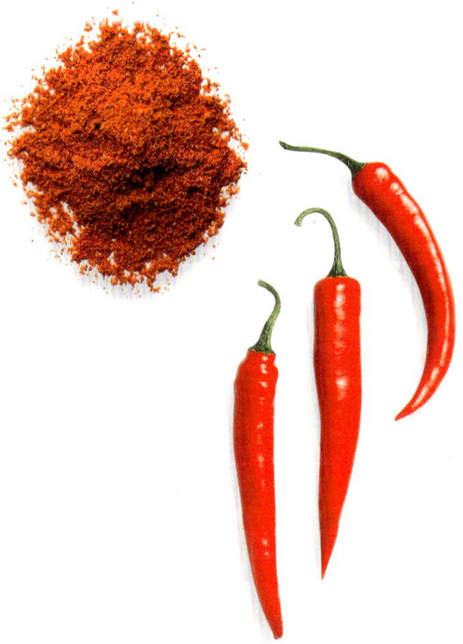

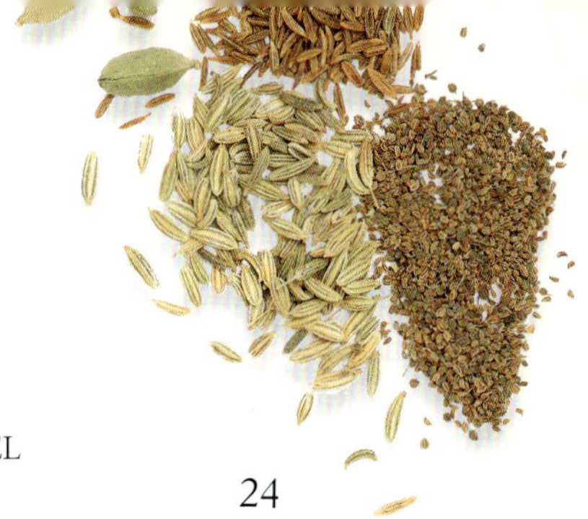

Inhalt

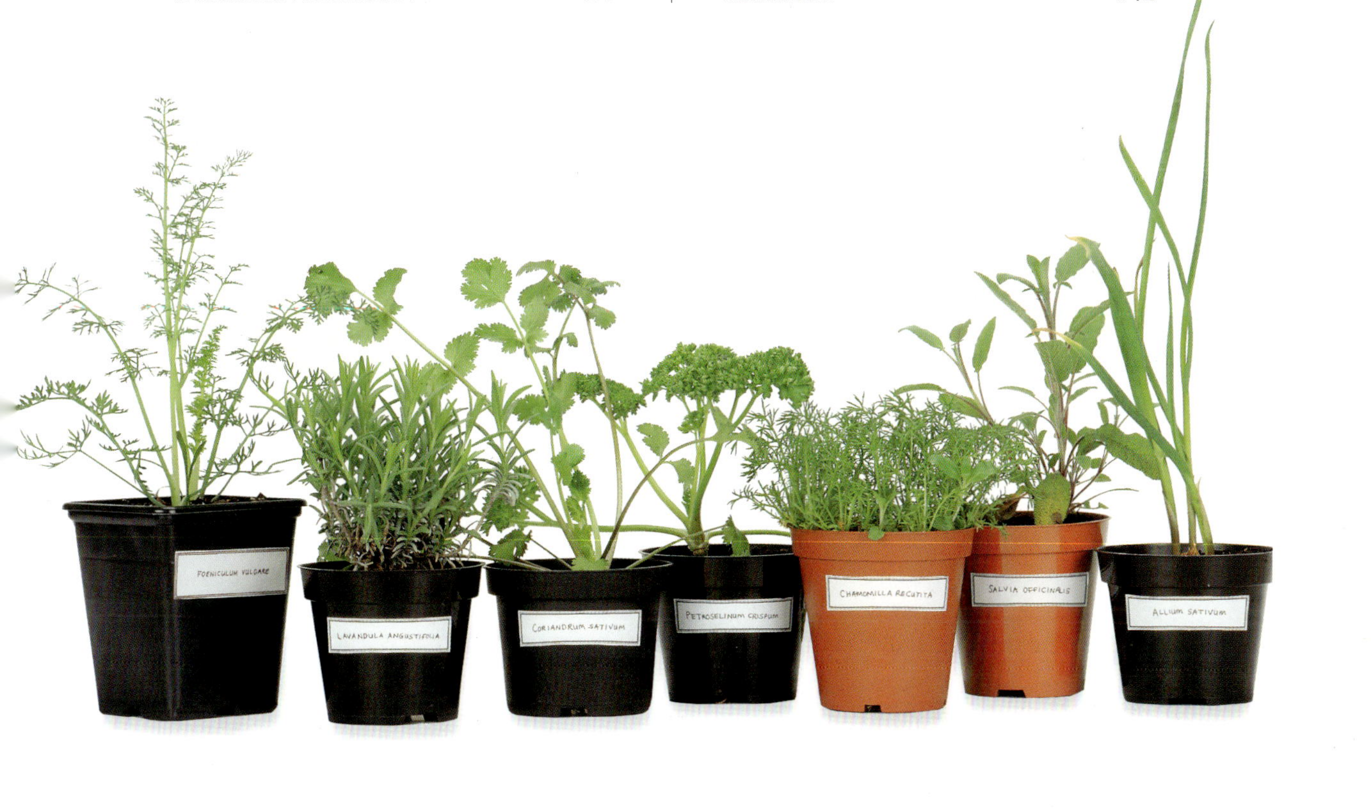

FOENICULUM VULGARE
LAVANDULA ANGUSTIFOLIA
CORIANDRUM SATIVUM
PETROSELINUM CRISPUM
CHAMOMILLA RECUTITA
SALVIA OFFICINALIS
ALLIUM SATIVUM

Einführung

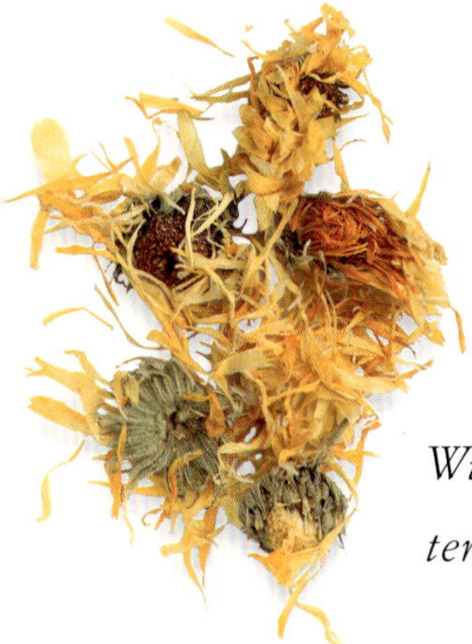

Aus Pflanzen wie der Ringelblume werden heilkräftige Arzneien gewonnen.

Die Pflanzenheilkunde ist eine der ältesten Methoden medizinischer Versorgung. Ihre Ursprünge reichen weit in die Anfänge der Geschichte zurück. In jeder Kultur entstand auf Grundlage der örtlichen Flora eine eigene Tradition der Volksmedizin mit bestimmten Arzneien und Gebräuchen. Dieses Wissen wurde durch mündliche Überlieferung von den Eltern an die Kinder weitergegeben. Jede Generation baute auf den Erfahrungen der vorangegangenen auf, schließlich wurde das gesammelte Wissen in Handschriften und Büchern festgehalten. Mit diesem Buch möchte ich diese Tradition fortsetzen und Ihnen meine durch Studien und in der Praxis erlangten Erkenntnisse weitergeben.

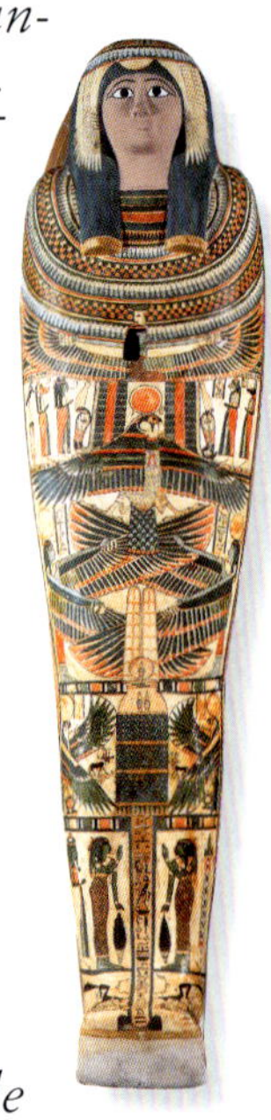

Jede Kultur entwickelte ihre eigene Pflanzenmedizin.

Zur Pflanzenheilkunde fühlen sich all jene Menschen hingezogen, die nach einer natürlichen, ganzheitlichen Methode zur Erhaltung ihrer Gesundheit Ausschau halten. Die Pflanzenheilkunde ist Wissenschaft und Kunst zugleich. Sie vereint die Objektivität des wissenschaftlichen Ansatzes mit der Subjektivität menschlicher Erfahrungen. Sie sieht Universum und Körper als Einheit und basiert auf der Anschauung, daß alle Dinge miteinander in Beziehung stehen.

Dieses Buch macht Sie mit den Prinzipien und Möglichkeiten der Pflanzenheilkunde und ihrer ungefährlichen Anwendung im häuslichen Rahmen vertraut. Es erklärt, wie Sie Pflanzen selbst ziehen und ihre heilkräftigen Wirkstoffe anwenden können. Die moderne Pharmazie nutzt viele Substanzen, die sie aus Pflanzen gewinnt und bei der Herstellung der Medikamente benutzt. In der Pflanzenmedizin wird jedoch die gesamte Pflanze verwendet. Geruch, Geschmack und die Art der Anwendung – zum Beispiel als Tee, Kompresse oder Tinktur – sind wesentliche Aspekte. Schon das Pflücken der Pflanze, die Berührung mit den Fingern und ihr Duft gehören zur Therapie. Aus heilkräftigen Pflanzen Arzneien selbst zuzubereiten und damit zur Gesundheit und zum Wohlergehen von Familie und Freunden beitragen zu können, vermittelt ein Gefühl großer Befriedigung.

Pflanzenheilmittel können Sie gut zu Hause anwenden.

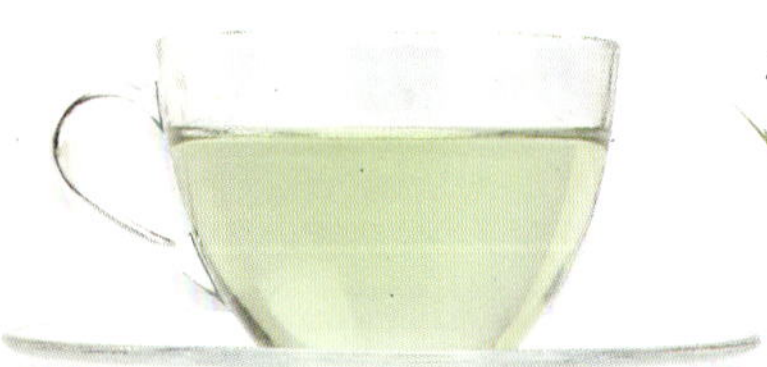

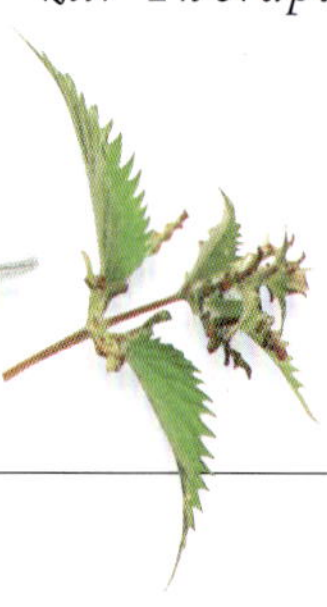

Zur Benutzung dieses Buches

Dieses Buch ist ein übersichtlicher Ratgeber für Leser, die Pflanzenheilkunde verstehen lernen und anwenden möchten. Es berichtet über die Geschichte der Pflanzenmedizin, erklärt die Wirkungsweise der Pflanzen und gibt Hinweise, wo man sie findet und wie man sie zubereitet. Die ausführliche »Materia Medica« bietet einen umfassenden Überblick über die wichtigsten Heilpflanzen. Im Anhang finden Sie Anleitungen zur Behandlung von leichteren Erkrankungen. Dieses Buch ist jedoch nicht als ein Fachbuch der Pflanzenheilkunde für Laien zu verstehen oder als Aufforderung, Diagnosen selbst zu erstellen.

Im ersten Abschnitt erfahren Sie Wissenswertes über Entwicklung und Geschichte der Pflanzenheilkunde und wie man Pflanzenarzneien selbst zubereitet.

Sie lernen, wie man Tinkturen, Kräuterweine oder Obstessige für den häuslichen Gebrauch zubereitet.

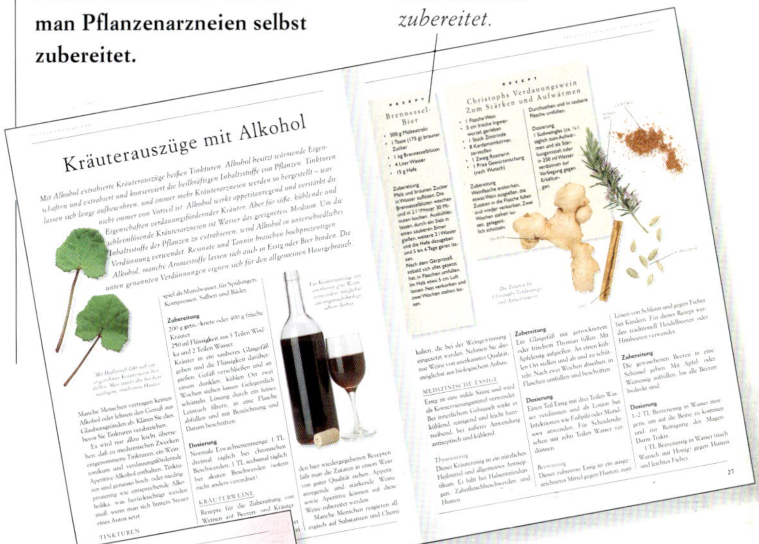

Im Abschnitt »Materia Medica« werden 36 wichtige Heilpflanzen ausführlich vorgestellt und beschrieben.

In der Rubrik »Hausgebrauch« finden Sie Ratschläge, wie man die jeweilige Heilpflanze am vorteilhaftesten nutzt.

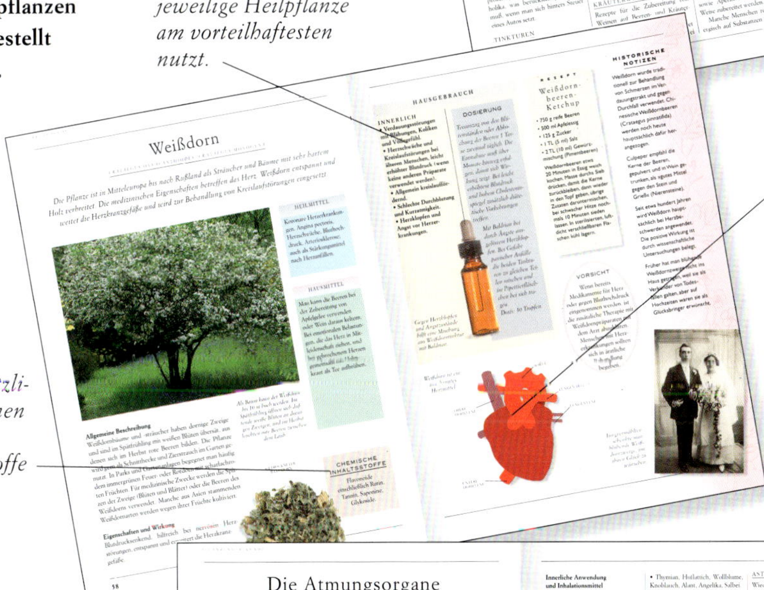

Anatomische Darstellungen erläutern die jeweils betroffenen Körpersysteme.

Sie erhalten nützliche Informationen über die chemischen Inhaltsstoffe der Pflanzen.

In diesem Abschnitt werden verschiedene allgemeine Erkrankungen aufgeführt und Pflanzenheilmittel vorgeschlagen, die zur Linderung der Symptome beitragen können.

Der Anhang bietet eine Zusammenstellung allgemeiner leichterer Krankheiten und macht Vorschläge zu ihrer Behandlung.

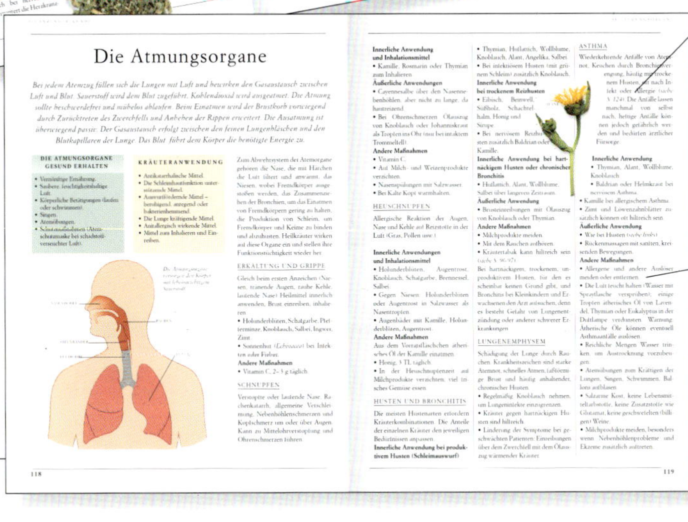

Neben der Pflanzenanwendung werden weitere gesundheitsfördernde Maßnahmen wie vernünftige Ernährung und Körpertraining empfohlen.

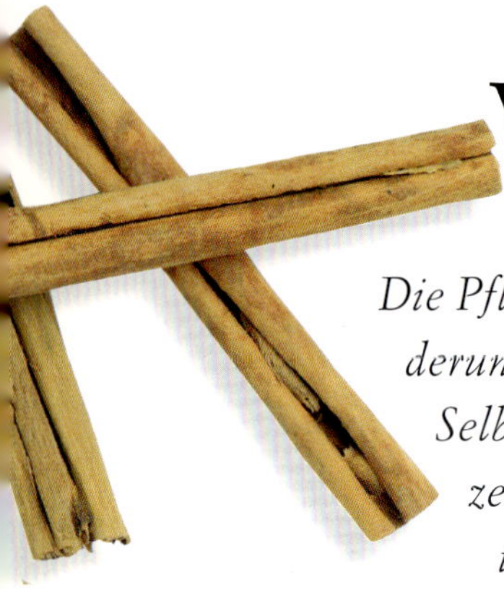

Was ist Pflanzenheilkunde?

Die Pflanzenheilkunde nutzt Pflanzen zur Herstellung von Arzneien und zur Förderung des Allgemeinbefindens. In erster Linie geht es um die Stärkung der Selbstheilungskräfte des Körpers durch Reinigung und Ausgleich. Viele Pflanzenheilmittel besitzen dieselben Eigenschaften wie synthetische Medikamente, zeitigen aber weniger Nebenwirkungen und beeinträchtigen das physiologische Gleichgewicht des Körpers in geringerem Maß. Darüber hinaus sind Pflanzenarzneien meist preiswert und einfach anzuwenden.

Pflanzenarzneien sind oft sanfte Alternativen zu synthetischen Pharmazeutika.

Pflanzen wurden seit alters her medizinisch, als Nahrung, Getränk, Brennstoff, Baumaterial sowie zur Herstellung von Kleidung, Werkzeugen und Farben genutzt. Der Bedarf an Pflanzenprodukten sowie deren Weiterverarbeitung haben menschliche Kulturen und Gesellschaftsformen nachhaltig geprägt. So war der Gewürzhandel einer der Auslöser für die großen Entdeckungen des 15. und 16. Jahrhunderts. Auf jedem Schiff, das in See stach, reiste ein Botaniker mit, der Ableger exotischer Pflanzen nach Europa zurückbrachte. Die Kenntnis der Pflanzen und die Verfügung darüber waren gleichbedeutend mit Macht und Reichtum.

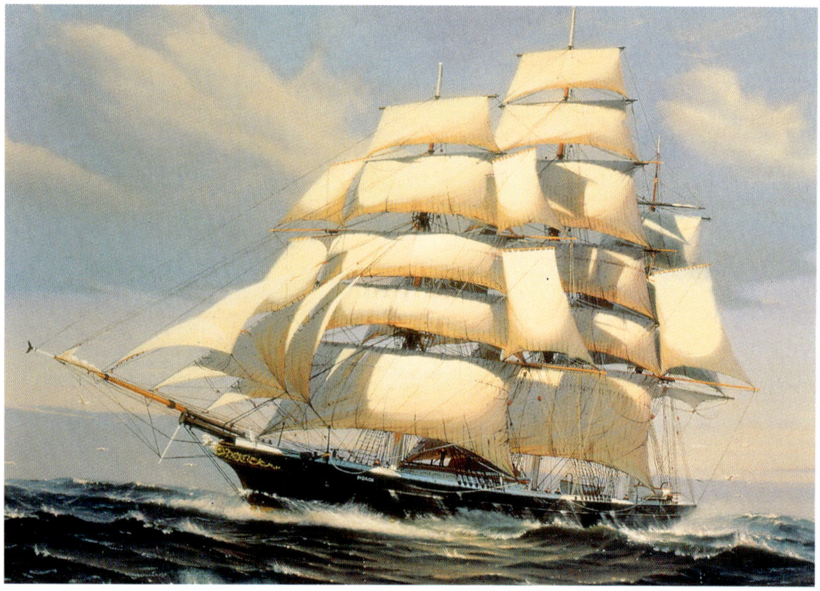

Im 16. Jahrhundert kamen exotische Pflanzen aus neu entdeckten Ländern nach Europa.

Die Pflanzenheilkunde wird seit vorgeschichtlicher Zeit ohne Unterbrechung praktiziert. Das so entstandene immense Wissen und die jahrtausendealten Erfahrungen reichen in verschiedene Bereiche der Wissenschaft hinein. Praktische Pflanzenmedizin setzt eine fundierte Kenntnis der Pflanzen, des Menschen und seiner Krankheiten voraus. Ihre Ausübung erfordert gründliches Verständnis für die Wechselwirkung zwischen Pflanze und Mensch und die allgemeinen physiologischen und chemischen Vorgänge, die dabei ablaufen. In der Pflanzenmedizin verbinden sich die Erfahrungen vieler theoretischer und angewandter Wissenschaften – Anatomie, Chemie, Biologie, Physiologie, Pharmakologie, Pathologie und Psychologie.

Vielleicht, ohne daß es Ihnen bewußt ist, wenden Sie die Erfahrungen von Pflanzenheilkundlern in

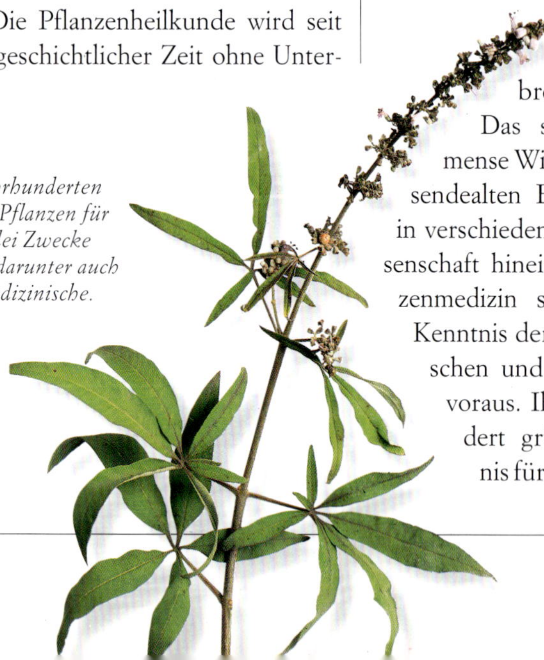

Seit Jahrhunderten werden Pflanzen für vielerlei Zwecke genutzt, darunter auch für medizinische.

Ihrem täglichen Leben an. Wenn Sie gefragt werden: »Kaffee oder Tee?«, wählen Sie zwischen zwei Pflanzenzubereitungen: dem Filtrat einer gerösteten Frucht und dem Auszug fermentierter Blätter. Ihre Entscheidung wird von mehreren Faktoren abhängen. Unter anderem von der körperlichen Verfassung in diesem Augenblick (durstig oder müde), aber auch davon, was Sie kurz zuvor getan haben und was Sie vorhaben (joggen oder schlafen). Der physiologischen Wirkung des Getränks werden also persönliche Bedürfnisse, die geistige und körperliche Konstitution sowie äußere Umstände gegenübergestellt. Bei der Auswertung dieser Informationen werden Prioritäten gesetzt, Analysen angestellt und Bedürfnisse präzisiert. In Sekundenbruchteilen fällt die Entscheidung: »Tee, bitte.« Was wie eine spontane Reaktion aussieht, ist tatsächlich ein komplizierter, rationaler Prozeß. Diese analytische Vorgehensweise gehört zum Rüstzeug des Pflanzenheilkundlers und soll in diesem Buch verständlich gemacht werden.

Der Pflanzenheilkundler baut auf den Erfahrungen vieler Wissenschaftszweige auf und formt sie zu einem in sich geschlossenen System des Heilens, das auf der Kenntnis der Pflanzen und ihrer Wirkung auf den Menschen basiert. Für Sie als Leser ist es nicht erforderlich, daß Sie sich in diesen Wissenschaften auskennen; Sie sollen nur wissen, welche Bedeutung sie haben und daß ein Unterschied besteht zwischen der Hausmedizin und der berufsmäßigen Anwendung natürlicher Heilmethoden.

PFLANZENMEDIZIN HEUTE

Synthetisch erzeugte Pharmazeutika haben sich über die gesamte Welt verbreitet und Pflanzenarzneien an den Rand gedrängt.

Erst seit kurzer Zeit erwacht allerorten wieder das Interesse an der Pflanzenmedizin, und inzwischen ermuntert auch die Weltgesundheitsorganisation (WHO) alle Staaten, an alten Traditionen festzuhalten und sie zu pflegen. Manche Länder bemühen sich darum, pflanzenkundliches Wissen und die daraus gewonnenen Erfahrungen systematisch zu erfassen, was nicht leicht ist. Alle Anstrengungen in dieser Richtung werden von sozialen, politischen und finanziellen Faktoren beeinflußt.

Heilpraktiker und Naturheiler in fast jedem Land der Erde trachten danach, die Integrität und Unabhängigkeit ihres Berufsstandes und die Rechte ihrer Patienten zu wahren. Ungeachtet des Landes und seiner Tradition unterziehen sich anerkannte Heilpraktiker einer langjährigen, fachlich fundierten Ausbildung, bevor sie sich niederlassen. Trotz unterschiedlicher Behandlungsmethoden haben sie nur das eine Ziel: ihre Fähigkeiten in den Dienst des Menschen zu stellen.

Hören Sie auf Ihren Körper, damit Sie intuitiv entscheiden können, was für Ihre Gesundheit wichtig ist.

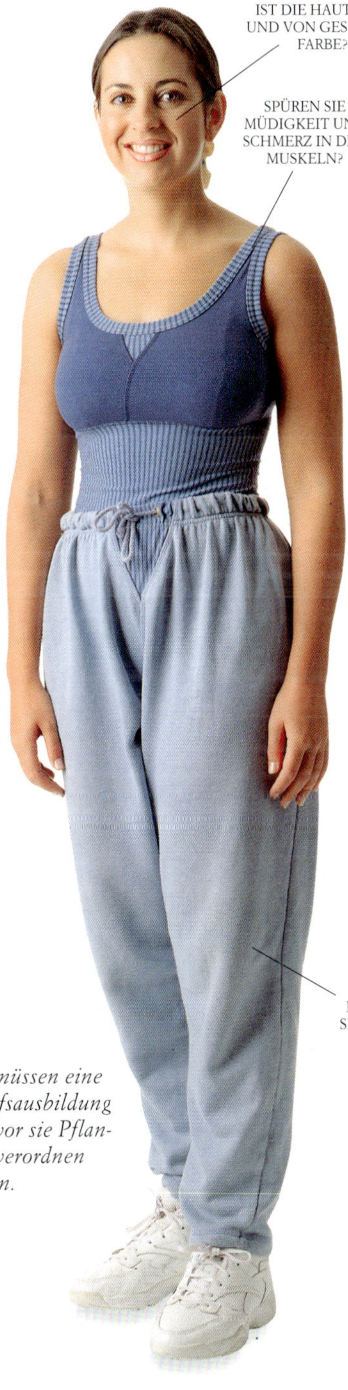
IST DIE HAUT REIN UND VON GESUNDER FARBE?
SPÜREN SIE MÜDIGKEIT UND SCHMERZ IN DEN MUSKELN?
FÜHLEN SIE SICH GESUND UND KRÄFTIG?

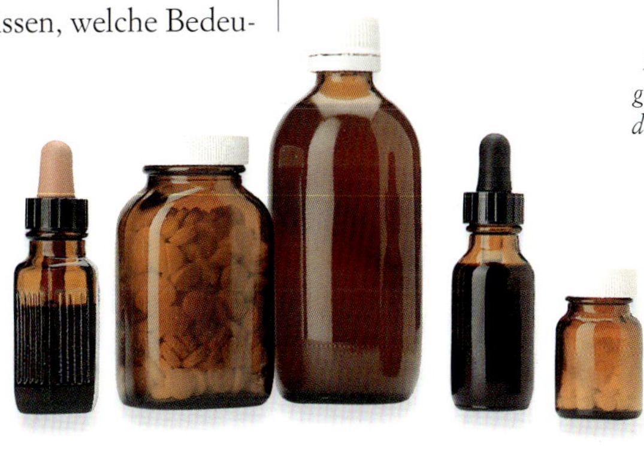

Heilpraktiker müssen eine gründliche Berufsausbildung durchlaufen, bevor sie Pflanzenarzneien verordnen dürfen.

Ursprünge der Pflanzenmedizin

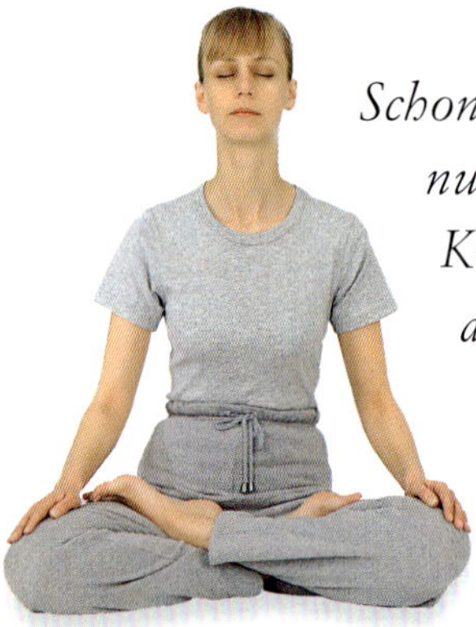

Schon in der Frühgeschichte der Menschheit gab es verschiedene, wenn auch nur begrenzte Möglichkeiten zur Behandlung von Verletzungen und Krankheiten. Man machte für Erkrankungen übernatürliche Mächte verantwortlich, und zur Behandlung gehörten Magie, Musik, Gebete und Beschwörungen ebenso wie Eingriffe mit primitiven Hilfsmitteln, die Verordnung von Diät, frischer Luft und Bewegung sowie die innere und äußere Anwendung von Pflanzenwirkstoffen.

Körpertraining, insbesondere meditative Formen wie Yoga, ist ein wichtiger Bestandteil von Naturheilverfahren.

Etwa 500 v. Chr. trat an die Stelle abergläubischer Vorstellungen von Krankheitsursachen die Vorstellung vom Gleichgewicht der Energie im Körper, dessen Störung Krankheiten auslöse. Diese Ansicht änderte jedoch nichts an der therapeutischen Anwendung von Heilpflanzen. Die Pflanzenmedizin entwickelte sich sogar zur wichtigsten Behandlungsmethode, denn man sah in ihr das Mittel, Gleichgewicht und Harmonie im Körper wiederherzustellen.

Auf dieser Grundlage entwickelten sich rund um den Erdball verschiedene Heilverfahren. Dazu gehören das indische Ayurveda, die chinesische Medizin, Heilmethoden der Ureinwohner des amerikanischen Kontinents und die Volksmedizin in den Ländern Europas. Jedes Land, jede Kultur begründete eine eigene Tradition mit Hilfe einheimischer Heilpflanzen. Die ältesten erhaltenen schriftlichen Überlieferungen stammen aus China und Indien aus der Zeit um 3000 v. Chr.

Während das uralte heilkundliche Wissen in Indien und China noch heute genutzt wird, entfernte man sich in Europa nach und nach von der Vorstellung des Ausgleichs der Energien im Körper. Im 16. Jahrhundert begann die europäische Kultur auf die Neue Welt überzugreifen, und mit ihr hielt auch westliche Medizin in diesen Ländern Einzug und beeinflußte die dort geübten Heilpraktiken. In Ländern wie China behauptete die Naturmedizin ihre Stellung neben den modernen Methoden und wurde als gleichberechtigt angesehen, aber andernorts hat man die »Buschmedizin« ignoriert, belächelt oder als politisch gefährlich verteufelt. Heiler und weise Frauen, die über wertvolles Wissen verfügten, wurden geächtet und verfolgt.

1600 v. Chr.	**1000 v. Chr.**	**800 v. Chr.**	**460–377 v. Chr.**	**100 n. Chr.**
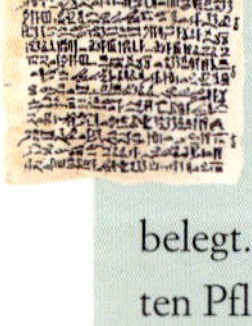 Die Anwendung der Pflanzenmedizin in Ägypten ist durch Papyrusrollen belegt. Zu den erwähnten Pflanzen gehören Koriander, Wacholder, Fenchel und Thymian.	*Der Kanon des Gelben Kaisers über die innere Medizin* ist das klassische Werk der chinesischen Medizin, die fünf Naturelemente kennt: Holz, Feuer, Erde, Metall und Wasser.	Das *Atharva Veda* wird aufgezeichnet. Es gibt Aufschluß über die indische Pflanzenheilkunde und Ernährungsvorschriften zur Aufrechterhaltung des Gleichgewichts des Körpers.	Hippokrates, der Urvater der Heilkunde, empfiehlt seinen Patienten Heilmittel wie Kamille, Knoblauch, Zimt und Rosmarin.	Pedanios Dioskurides verfaßt *De Materia Medica*, eine der bedeutendsten Beschreibungen von Heilpflanzen. 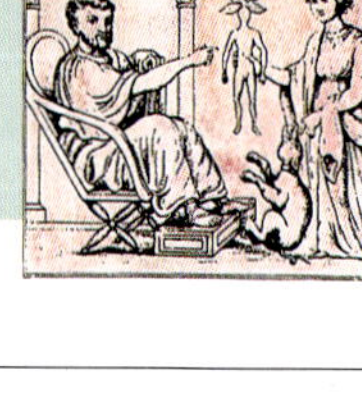

CHINA

Das älteste chinesische medizinische Traktat ist *Der Kanon des Gelben Kaisers über die innere Medizin*, das nach etwa 3000 Jahren auch heute noch zu Rate gezogen wird. Die traditionelle Heilkunde Chinas beruht auf den fünf Elementen Holz, Wasser, Feuer, Erde und Metall. Sie unterscheiden sich von der im Mittelalter in Europa entwickelten Vorstellung von den Elementen darin, daß sie energetisch miteinander verbunden sind und sich in ständigem Wandel befinden. Jedes Element steht mit einem oder mehreren Organen, einem Gefühl, einem Geschmack und einer Jahreszeit in Beziehung. So ist zum Beispiel das Element Erde dem Magen und der Milz, dem Gefühl Besorgnis, der Jahreszeit Frühling und dem Geschmack Süß zugeordnet. Ein Tonikum für dieses Element wäre die Süßholzwurzel, die wärmt und nährt.

INDIEN

Die Ursprünge des Ayurveda liegen mehrere tausend Jahre zurück. Es ist eine auf pflanzlicher Basis aufbauende, ganzheitliche Medizinlehre. Der aus dem Sanskrit stammende Begriff bedeutet »Leben« und »Wissen«. Es

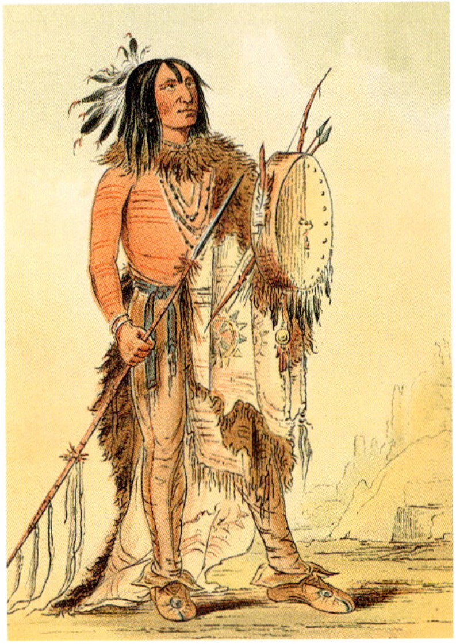

Bei den Indianerstämmen Nordamerikas war der Schamane zugleich Philosoph, Weiser, Ratgeber, Richter und Geschichtenerzähler.

ist keine Heilkunde im westlichen Sinne, sondern eine Lebensanschauung auf philosophisch-spiritueller Grundlage, bei der es darum geht, zur Erhaltung der Gesundheit die Einheit von Körper, Geist und Seele zu wahren. Für die Ausgewogenheit sorgen drei sogenannte Doshas: Vata (Luft), Pitta (Feuer) und Kapha (Wasser). Das dominierende Dosha gibt Aufschluß über die Konstitution einer Person. Bevor der Heilpraktiker eine Diagnose erstellt, wird er die Doshas analysieren. Zur Therapie gehören Pflanzen und Nahrungsmittel, Fasten, spirituelle und Atemübungen. Empfohlen werden beispielsweise Yoga oder sexuelle Betätigung oder Abstinenz, um Ungleichgewichte zu beseitigen.

NORDAMERIKA

Bei vielen Indianerstämmen Nordamerikas waren die Priester oder Schamanen zugleich »Medizinmänner«. Nur sie hatten Einfluß auf die bösen und guten Geister, die die Welt bevölkerten, und nur sie allein verfügten über die Kraft zu heilen, indem sie sich in Trance versetzten. Trommeln, Rasseln, Tänze, Kräuter und heilige Pflanzen – manchmal auch eine Trancezustände fördernde »Sauna« – gehörten ebenfalls zum Ritus. Bei dieser Sauna handelte es sich um ein besonderes Zelt, das stark aufgeheizt wurde und in dem die Reinigungszeremonien – geistiger und körperlicher Art – stattfanden. Es war ebenfalls Brauch, getrocknete Kräuter zu verbrennen, um die Krankheit »auszuräuchern«. Der Patient mußte sich in die Rauchschwaden stellen, oder man blies ihm den Rauch auf den nackten Körper.

137–199	980–1037	1493–1541	1616–1654	1769–1843
Claudius Galenos (Galen), Leibarzt Kaiser Mark Aurels, formuliert seine Theorien von den Temperamenten (Körpersäften). Seine Schriften werden zu Lehrbüchern der Medizin.	Der große arabische Arzt Avicenna überliefert die Prinzipien des Galenus in seinem *Kanon*, der jahrhundertelang Grundlage der medizinischen Ausbildung bleibt.	Paracelsus begründet seine Theorien von der Herstellung der Heilmittel in einfachster Form. 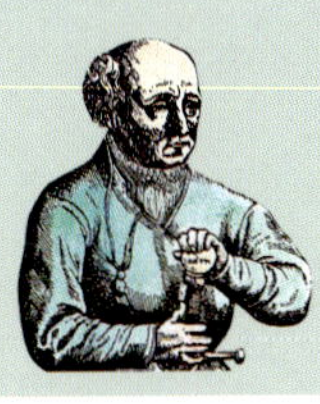	Nicholas Culpeper übersetzt die *Pharmacopoea germanica* ins Englische, damit auch der einfache Mann die Möglichkeit hat, die Heilkräfte der Pflanzen zu nutzen. 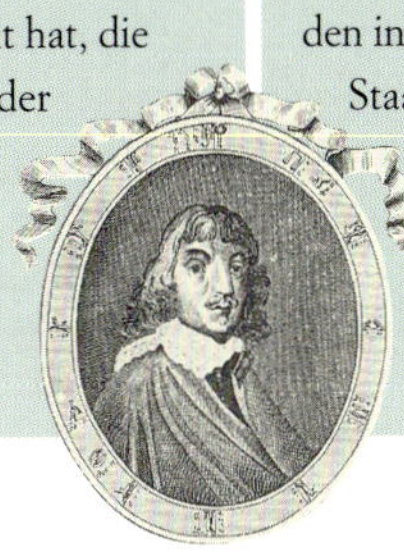	Samuel Thompson studiert die Naturheilkunde der amerikanischen Urbevölkerung. Seine Bücher finden in den Vereinigten Staaten große Beachtung.

Frühe medizinische Theorien

Seit uralten Zeiten versucht der Mensch, die Funktionen des Körpers, die Ursachen von Krankheiten und ihre Heilmittel zu begreifen. Im Laufe von Jahrhunderten entstanden unterschiedliche Theorien über den menschlichen Organismus und seine Funktionsweisen. Es herrschte der Glaube an einen Zusammenhang zwischen körperlicher und geistiger Verfassung mit anderen Faktoren wie den Elementen oder den Planeten. Und man glaubte an die heilkräftigen Eigenschaften der Pflanzen, die anhand ihrer Merkmale oder Wirkungsweisen erklärt wurden.

DIE VIER TEMPERAMENTE (SÄFTELEHRE)

Von der Antike bis zum Beginn des Studiums der Anatomie im 16. Jahrhundert diente das Regelsystem der Temperamente zur Erklärung des menschlichen Körpers. Die Lehre besagt, daß der Körper aus vier Temperamenten oder Körperflüssigkeiten bestehe. Jedes Temperament hänge mit einem der vier Elemente zusammen, und alle gemeinsam seien zuständig für das körperliche und seelische Gleichgewicht des Menschen. Erkrankungen seien die Folge einer Störung dieses Gleichgewichts

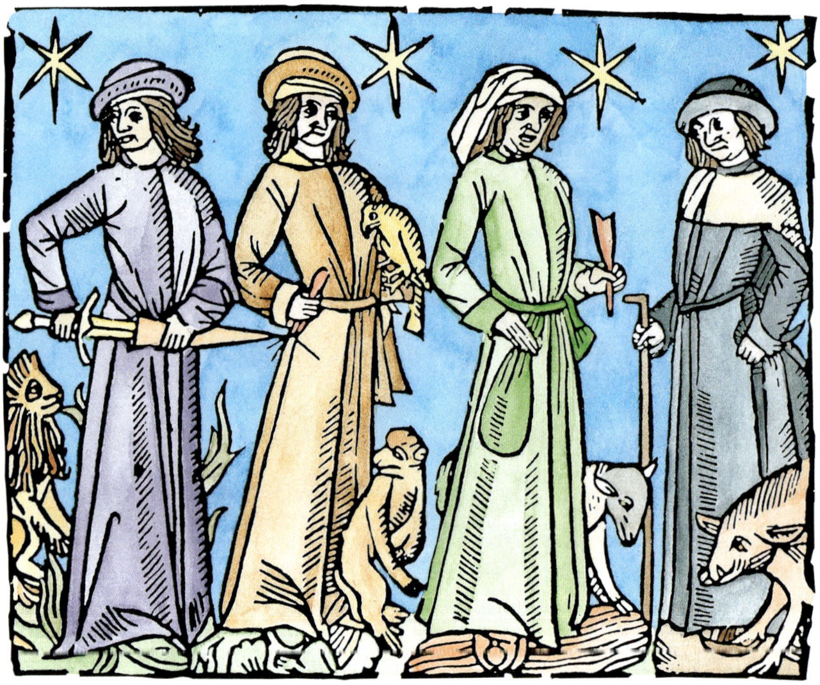

Für die Ärzte im antiken Griechenland beruhte Gesundheit auf dem Gleichgewicht der vier Körperflüssigkeiten.

EIGENSCHAFTEN DER VIER TEMPERAMENTE

Das Regelsystem der vier Temperamente leuchtete den Menschen intuitiv ein. Betroffene Organe fühlten sich heiß oder kalt an, waren voll oder leer, und die Diagnose beschrieb diesen Zustand und war verständlich. Begriffe aus diesem System werden immer noch verwendet, um Veranlagungen, subjektive Gefühle und Symptome zu beschreiben.

Phlegma – Flüssigkeit in der Lunge und im Hirn. Ein Phlegmatiker ist wäßrig. Phlegma dominiert im Winter.

Blut – Flüssigkeit im Herzen und in den Adern. Ein Sanguiniker ist »luftig«, lebensbejahend. Blut ist im Frühjahr reichlich vorhanden.

Schwarze Galle oder Melancholie – in der Milz. Ein Melancholiker ist trocken und nüchtern. Herbst ist die Jahreszeit der Melancholie.

Gelbe Galle oder Cholerik – in der Gallenblase. Ein Choleriker ist hitzig und fühlt sich im Sommer in seinem Element.

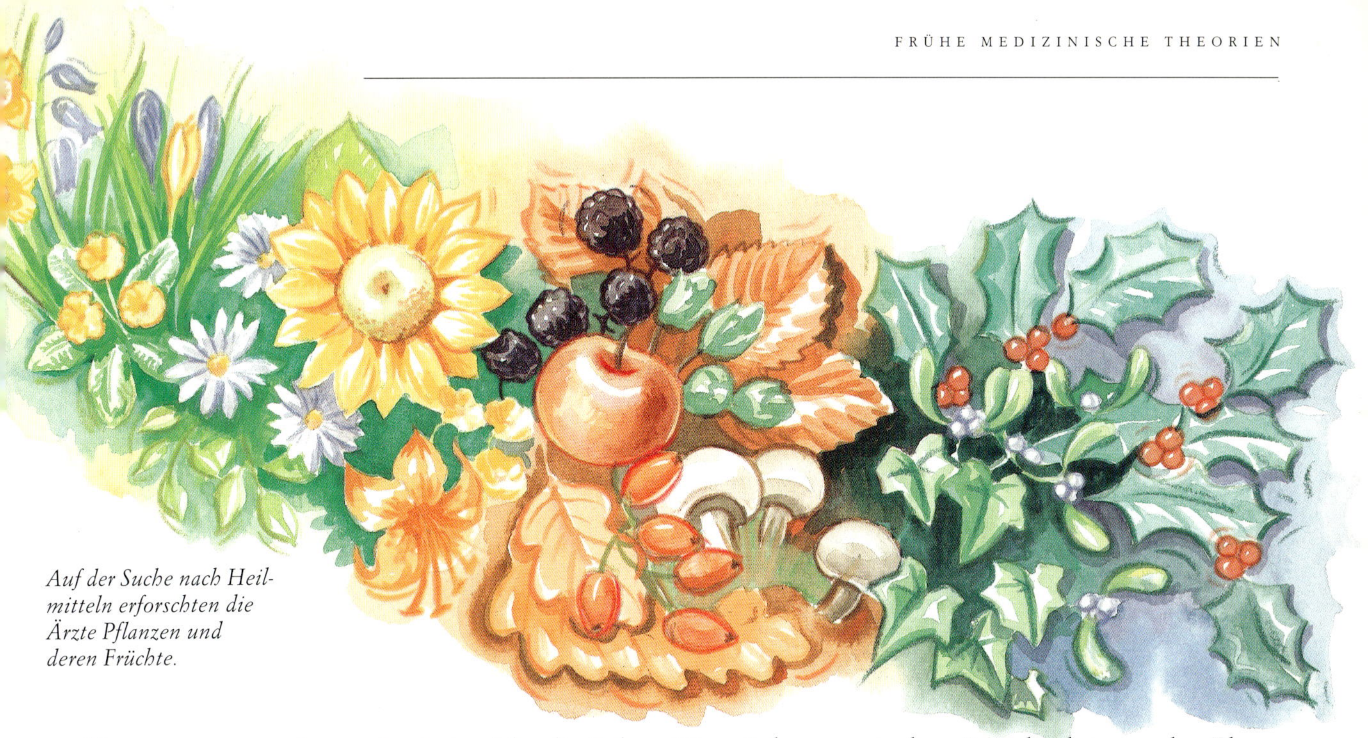

Auf der Suche nach Heilmitteln erforschten die Ärzte Pflanzen und deren Früchte.

und könnten unter anderem durch die natürlichen Heilkräfte der Pflanzen beseitigt werden.

DIE LEHRE VON DEN »SIGNATUREN«

Diese überlieferte Lehre wurde seit frühesten Zeiten anerkannt und noch im Mittelalter beachtet. Sie besagt, daß die morphologischen Eigenschaften na-türlicher Heilmittel wie Farbe und Struktur Hinweise auf ihren Verwendungszweck liefern. Beispielsweise sollen gelbe Arzneien heilend auf die gelbe Galle der Leber einwirken. Pflanzen mit schildartigen Blättern wie Beinwell und Wegerich fördern die Wundheilung. Die runzeligen Früchte der Walnuß galten als Stärkungsmittel für das Gehirn.

Diesem System entsprechend gab es für eine Pflanze mehrere Verwendungsmöglichkeiten. Löwenzahn beispielsweise hat gelbe Blüten, die der Leber Sonne bringen; die hohlen Röhrenstiele begünstigen den Flüssigkeitstransport; die buchtig eingeschnittenen Blätter leiten überschüssiges Wasser aus dem Körper ab; die kräftige Pfahlwurzel unterstützt und stärkt die Leber. Diese Lehre war eine der Grundlagen von Paracelsus' Theorien über die Signaturen (*siehe Seite 15*).

ASTROLOGIE

Der Engländer Nicholas Culpeper (1616–1654) war Arzt und Astrologe. Er hielt es für ausgeschlossen, ohne Berücksichtigung der Planeteneinflüsse einen Patienten zu heilen. Da jeder Teil des Körpers nach damaliger Überzeugung von einem Planeten regiert wurde – das Herz von der Sonne, die Fortpflanzungsorgane von der Venus, die Knochen von Saturn –, mußte ein Mediziner auch Astronomie studiert haben.

Der Arzt erstellte eine Skizze, die den Stand der Planeten bei Beginn der Erkrankung festhielten, um die geeignete Therapie zu bestimmen.

PFLANZEN UND PLANETEN

Aufgrund ihrer Eigenschaften hat man Pflanzen bestimmten Planeten zugeordnet:

Sonne: Angelika, Ringelblume. Heiße, großzügige, ausstrahlende Pflanzen.

Mond: Gurke, Kohl und Vogelmiere. Kühlende Pflanzen.

Mars: Tabak, Knoblauch. Heiße und scharfe Pflanzen.

Venus: Thymian, Holunderblüte. Warme und stärkende Pflanzen.

Merkur: Petersilie, Alant. Überbringer von Botschaften.

Jupiter: Löwenzahn, Sauerampfer. Stärkende, die Leber begünstigende Pflanzen.

Saturn: Beinwell, Schachtelhalm. Stützende und stärkende Pflanzen.

ÄHNLICHES UND ENTGEGENGESETZTES

Viele praktische Anwendungsmöglichkeiten dieser Theorie werden noch heute genutzt. Die Verordnung der Arzneien folgt zwei einfachen Regeln: Eine Krankheit wird mit Ähnlichem oder mit Entgegengesetztem behandelt. Wenn der Patient leichtes Fieber hat, deckt man ihn warm zu und gibt ihm heiße Kräutertees. Diese regen den Kreislauf an und wirken schweißtreibend. Oder der Fieberpatient bekommt kalte Um-schläge, um die Temperatur zu senken, sowie kühlende Kräuter wie Vogelmiere und Labkraut.

Europäische Pflanzenheilkunde

Die abendländische Pflanzenmedizin hat eine lange und ansehnliche, wenn auch turbulente Geschichte. Einerseits kann man sie als eine sich allmählich entwickelnde Wissenschaft betrachten, wobei jede Epoche auf den medizinischen Errungenschaften der vorhergehenden aufbaute, andererseits als ein schlichtes, auf der Volkstradition fußendes Heilverfahren, das sich zeitweise zu einer Gefahr für die Schulmedizin zu entwickeln drohte.

ALTERTUM

Der griechische Arzt Hippokrates (460–377 v. Chr.) wird als Vater der modernen Heilkunde verehrt. Er schloß alle gesundheitsfördernden Faktoren, auch das Wetter, in seine Überlegungen ein und verordnete gesunde Ernährung, Hygiene und Kräuter. Im Jahr 100 n. Chr. stellte Pedianos Dioskurides den ersten abendländischen Katalog der Arzneipflanzen zusammen.

Galen (131–199) war ein griechischer Feldscher, der bei der Truppe im Feld praktische Erfahrungen sammelte. Er begründete das System von den Temperamenten oder Körpersäften (*siehe S. 12*), das als »Galenismus« bekannt ist.

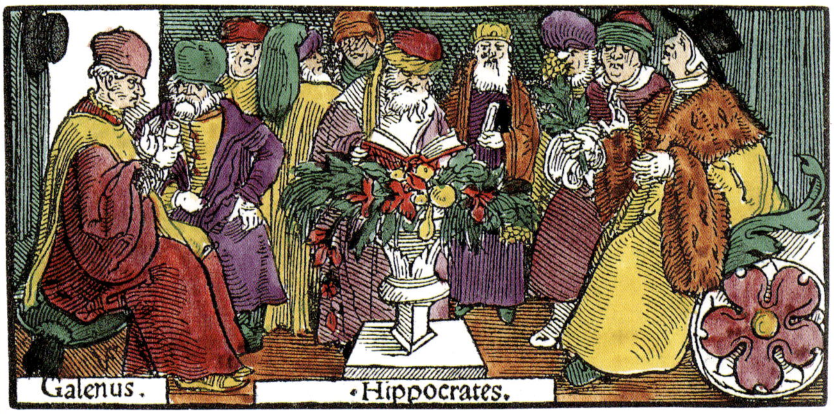

Die Arbeiten von Hippokrates und Galen beeinflußten die abendländische Heilkunde über Jahrhunderte hinweg.

MITTELALTER

Während der Kreuzzüge des 11. bis 13. Jahrhunderts lernten die Europäer die Aufzeichnungen des arabischen Arztes Avicenna (980–1037) kennen. Sein medizinischer *Kanon* lieferte neue Anregungen, die sich im Mittelalter von der ersten medizinischen Fakultät in Salerno nach ganz Europa verbreiteten.

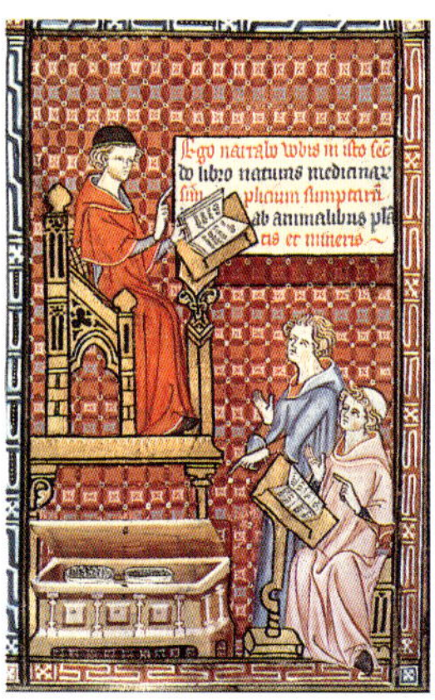

Im Kanon *des arabischen Arztes Avicenna sind über 800 Heilkräuter aufgeführt.*

Eine der bekanntesten Pflanzenkundlerinnen der damaligen Zeit war die Nonne und Äbtissin Hildegard von Bingen (1098–1179). Sie übte die Heilkunst in einer sehr ganzheitlich ausgerichteten Weise aus, indem sie Musik, Meditation, Ernährung, Heilpflanzen und Gebete gleichermaßen einsetzte. Auch verfaßte sie Schriften zu diesem Thema. Hildegards *Physica* ist eine aus der Volkstradition stammende Arzneikunde. In *Causae et curae* beschäftigt sie sich mit Ursachen und Heilung von Krankheiten von Kopf bis Fuß, Gemütsbewegungen und Stoffwechselstörungen.

Für die Frauen des Mittelalters war die Beschäftigung mit Heilkräutern eine gefährliche Angelegenheit, egal ob der Patient genas oder starb. Ihr Wirken wurde als Teufelswerk bezeichnet. Die medizinischen Fakultäten waren für Frauen gesperrt – mit einer Ausnahme: Salerno in Süditalien. Dieser Fakultät soll im Jahr 1050 sogar eine Frau vorgestanden haben, Trotula (Dam Trot). Sie war die führende Autorität auf dem Gebiet der Medizin, und aus ihren Schriften wurde noch Jahrhunderte später zitiert. Im 15. und 16. Jahrhundert dienten die Hexenverfolgungen auch dem Zweck, die Schulmedizin vor der Konkurrenz der »Kräuterhexen« zu schützen.

DIE ÄRZTE DER MYDDVAI

Diese Familie walisischer Käuterheiler, deren Wurzeln in die Tradition der Druiden zurückreichten, erlangte im 10. Jahrhundert große Bedeutung. Aus dem 12. Jahrhundert datieren die Aufzeichnungen über die von ihren Mitgliedern verwendeten Pflanzen und Heilmethoden. Spuren ihres Wirkens sind in Wales noch heute zu finden.

PARACELSUS (1493–1541)

Philippus Theophrastus Bombastus von Hohenheim, genannt Paracelsus, wurde in Einsiedeln im Kanton Schwyz geboren und wirkte als Arzt und Naturforscher in Österreich, Süddeutschland und in der Schweiz. Er lehrte und schrieb in seiner Muttersprache und stellte sich schon dadurch in Gegensatz zu seinen Latein bevorzugenden Kollegen, die er in seinen Schriften heftig bekämpfte. Er ist der Begründer einer auf Naturbeobachtungen und Erfahrungen der Volksmedizin beruhenden Medizin. Nach seiner Auffassung regelt ein dynamisches Prinzip im Körper, der »Archaeus«, die normalen und krankhaften Lebensvorgänge auf chemischem Weg.

DIE RENAISSANCE

Im Goldenen Zeitalter der Pflanzenmedizin kamen im Gefolge der Entdeckung neuer Kontinente und Länder exotische Pflanzen wie Yucca und Brunnenkresse nach Europa und erregten Neugier und Interesse. Das medizinische Wissen wurde umfangreicher, und viele berühmte Pflanzenbücher wurden damals veröffentlicht. Genaue Beobachtung und Klassifizierung der Pflanzen charakterisieren diese prachtvoll illustrierten Werke namhafter Autoren.

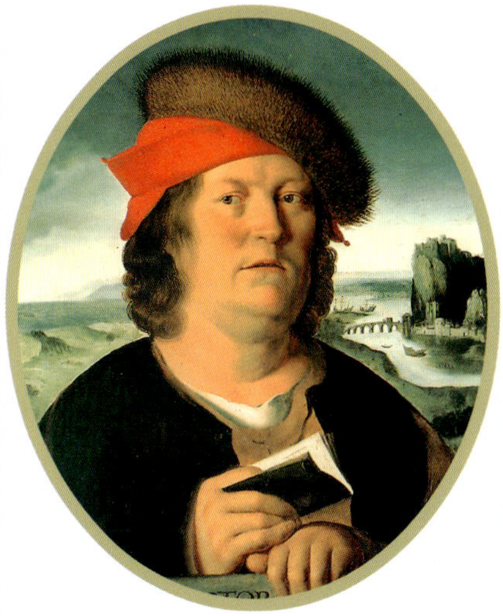

Paracelsus strebte nach einer grundlegenden Form der Medizin und löste sich von überkommenen Lehren und Theorien.

NICHOLAS CULPEPER (1616–1654)

Der englische Arzt und Astrologe Nicholas Culpeper vertrat die Überzeugung, daß jedermann, auch das einfache Volk, ein Recht auf Gesundheit habe. Deshalb übersetzte er das *London Dispensary* aus dem Lateinischen (dessen nur Gelehrte und reiche Gebildete mächtig waren) in die Sprache, die seine Landsleute verstanden. Damit verstieß er allerdings gegen die elitaren Prinzipien des akademischen Standes. Seine Berufskollegen verärgerte er, als er *The English Physician* (Der englische Arzt) herausbrachte, »mit welchem einer seinen Körper gesundhalten oder sich von Krankheiten kurieren könne für nicht mehr als drei Pence Zahlung.« Auch den Apothekern war er ein Dorn im Auge, als er verkündete, einheimische Pflanzen seien ebenso gut, wenn nicht bisweilen besser als die teuren Importe. Sein Buch *The Pharmacopoea of Herbal Medicine*, landläufig als Culpepers Kräuterbibel bezeichnet, liefert genaue Anleitungen zum Auffinden von Pflanzen und ihrer Zubereitung für den medizinischen Gebrauch sowie Empfehlungen für die Anwendung bei bestimmten Erkrankungen.

SAMUEL THOMPSON (1769–1843) UND DR. COFFIN (1790–1866)

Schon als Kind lernte Samuel Thompson, wie die nordamerikanischen Indianerstämme Arzneipflanzen gebrauchten und welche Heilmethoden sie befolgten. Er entwickelte ein System der botanischen Medizin und schrieb darüber mehrere Fachbücher. Ende der 1830er Jahre hatte er Millionen von Anhängern, aber die Popularität der Pflanzenheilkunde rief die orthodoxen Mediziner auf die Barrikaden und führte zu heftigem Streit. Dr. Coffin, der auf Thompsons Seite stand, hatte von den Streitigkeiten genug, packte seine Arzneikoffer und reiste nach Europa, wo er sich in Nordengland niederließ, eine Praxis eröffnete und Lehranstalten gründete. Mit Hilfe der aus Amerika mitgebrachten Samen ergänzte er die europäischen Arzneimittelkataloge um eine Reihe nordamerikanischer Pflanzenheilmittel. 1864 gründete er die National Association of Medical Herbalists.

BLÜTENESSENZEN

Die Blütentherapie ist eine von dem englischen Arzt Dr. Edward Bach Anfang des 20. Jahrhunderts entwickelte ganzheitliche Heilmethode, bei der aus wildwachsenden Pflanzen extrahierte Essenzen dazu eingesetzt werden, negative Gemütsverfassungen zu harmonisieren und innere Blockaden zu überwinden. Blütenessenzen gibt es in Apotheken zu kaufen.

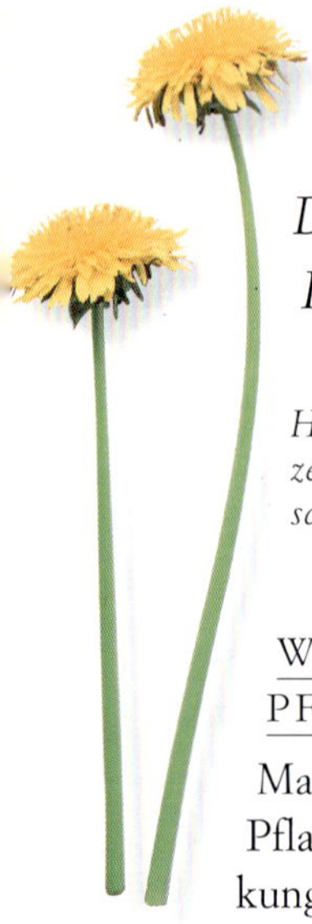

Wie Pflanzen wirken

Daß Pflanzen eine medizinische Wirkung haben, ist seit Jahrtausenden bekannt und erprobt Im Laufe dieser langen Zeitspanne wurden wirkungslose oder gesundheitsschädliche Praktiken erkannt und abgesetzt. Pflanzen mit psychotroper Wirkung wurden nur für religiöse und kultische Zwecke eingesetzt. So ist die Gruppe der Heilpflanzen heute klar umrissen.

Heilpflanzen sind Pflanzen für den medizinischen Gebrauch.

WAS SIND HEILPFLANZEN?

Man versteht darunter jede Pflanze mit medizinischer Wirkung. Alle Pflanzenteile können zu Arzneien verarbeitet werden: Blüten (Kamille, Holunder, Ringelblume), Rinde (Weide), Blätter (Salbei, Rosmarin, Beinwell), Stengel (Angelika), Knollen (Knoblauch, Zwiebel), Samen (Fenchel), Saft (Aloe) oder Wurzeln (Alant, Eibisch, Löwenzahn). Hinzu kommen Moos (Isländisch Moos), Seetang und Pilze.

DIE WIRKUNG

Pflanzen sind äußerst komplexe Organismen. Wenn man sie mit physikalisch-chemischen Trennmethoden (Chromatographie) analysiert, stellt man fest, daß sie Dutzende von medizinisch wirksamen Substanzen enthalten. Der Pharmakologe würde die Inhaltsstoffe isolieren, aber der Pflanzenkundler hält dagegen, daß »die Natur es besser kann« und die Gesamtheit der Wirkstoffe nutzbringender ist als die einzelnen Substanzen. Es wäre ungenau, wenn man aufgrund von Labortests sagen würde, »die Substanz X bewirkt dieses oder jenes«. Das kann zutreffen, wenn die Substanz allein angewendet wird. Aber gemeinsam mit anderen und bei innerem Gebrauch verändert sich die Wirkung. Die komplexen Abläufe können sich spontan

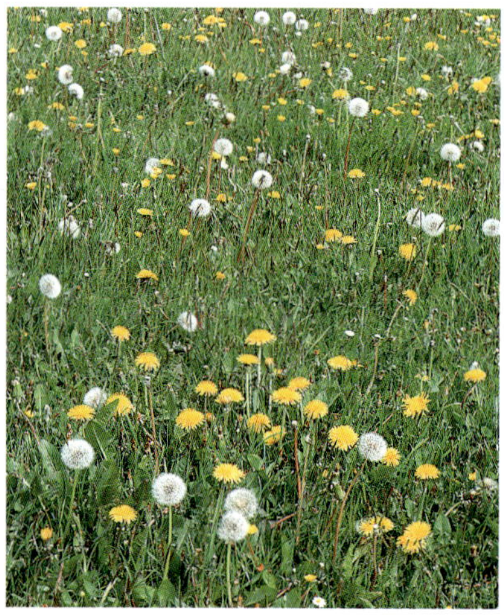

Heilpflanzen wie Löwenzahn entfalten ihre größte Wirkung, wenn die gesamte Pflanze genutzt wird.

äußern, beispielsweise bei Adstringentien, die die Gefäße zusammenziehen, oder auch allmählich wie beim Löwenzahn, der ausgleichend auf den Flüssigkeitshaushalt einwirkt. Dabei können Vorgänge im Spiel sein, die wissenschaftlich noch nicht erforscht sind.

Der Nutzen der Pflanzenmedizin ist durch Versuche belegt, aber wie die Pflanzen den menschlichen Organismus beeinflussen, ist weitgehend unbekannt. Mit modernen wissenschaftlichen Methoden kommt man hier nicht weiter. Der gegenwärtige medizinische Kenntnisstand beruht zum großen Teil auf Erkenntnissen aus der Pathologie, die hauptsächlich durch Krankheiten hervorgerufene organisch-anatomische Veränderungen untersucht, und aus Tierversuchen. Mit diesen Methoden lassen sich die durch Pflanzeninhaltsstoffe im Körper ausgelösten Veränderungen nicht erfassen. Es wäre eine neuartige Methodik erforderlich, an der in Fachkreisen bereits gearbeitet wird.

Die Pflanzenmedizin ist zwischen Drogen und Nahrungsmitteln angesiedelt. Am einen Ende des Pflanzenspektrums befinden sich Pflanzen mit stark wirksamen Inhaltsstoffen, die von der pharmazeutischen Industrie genutzt werden, wie zum Beispiel das Atropin der hochgiftigen Tollkirsche. Am anderen Ende befinden sich die nährstoffreichen Pflanzen wie die Brennessel mit ihrem hohem Anteil an Eisen, Vitaminen und Aminosäuren.

Pflanzen haben keine Nebenwirkungen im Sinne der Schulmedizin. Es gibt zwar Indikationen und Gegenindikationen, aber alle Auswirkungen beruhen auf dem Charakter der Pflanze und der jeweiligen Therapieform. Bei der Pflanze gibt es keine erwünschten oder unerwünschten Inhaltsstoffe – man muß sie nehmen, wie sie ist. Salbei zum Beispiel wirkt entspannend, anregend, verdauungsfördernd, harntreibend, fiebersenkend, schweißtreibend und ausgleichend auf den Hormonhaushalt. Alle diese Eigenschaf-

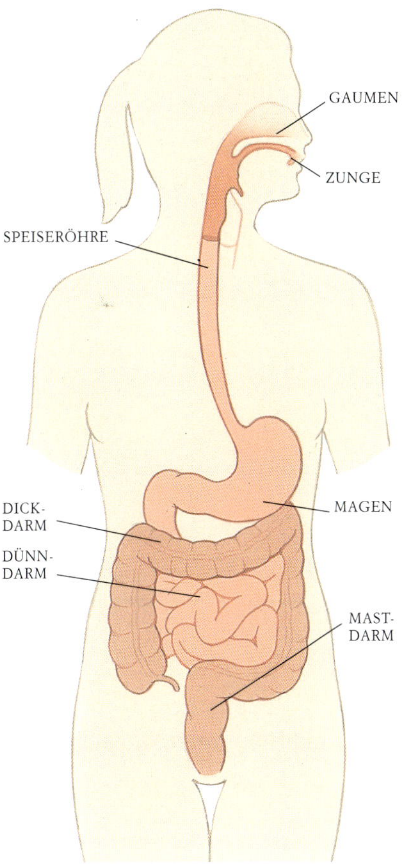

Die chemische Zusammensetzung der Pflanzen ist äußerst komplex, und wir wissen immer noch zuwenig über die Wirkungsweise.

ten machen den Charakter der Pflanze aus und müssen bei Einnahme der Arznei vorbehaltlos akzeptiert werden.

Mit der Ausbreitung der Allopathie und der Entwicklung der pharmazeutischen Industrie im 20. Jahrhundert wurde die Pflanzenmedizin in der westlichen Welt vorübergehend in den Hintergrund gedrängt. Berichte über Heilkräuter aus früherer Zeit klangen in modernen Ohren altmodisch und fremd, ließen sich auch schwer nachvollziehen. Erst seit verhältnismäßig kurzer Zeit läßt sich wieder ein durchaus reges Interesse an der Pflanzenheilkunde feststellen.

DIE INHALTSSTOFFE VON ASPIRIN UND SALBEIÖL

Ätherische Öle sind gut erforscht, aber sie machen nur 1 Prozent der Gesamtmenge der Inhaltsstoffe einer Pflanze aus. Die gesamte Pflanze ist weitaus komplexer zusammengesetzt. Eine Aufstellung der Inhaltsstoffe mag umfassend wirken, aber viele sind lediglich identifiziert und benannt. Ihre genaue Wirkung bleibt vorerst ein Geheimnis.

Aspirin besteht ausschließlich aus Acetylsalicylsäure. Seine Auswirkungen sind voraussagbar. Bei Labortests wurde eine hundertprozentige Wirkung festgestellt, aber in der Praxis beträgt die Wirkung nur 75 Prozent aufgrund falscher Einnahme, falscher Voraussetzungen, falscher Dosierung oder weil der Patient dank seiner Konstitution nicht darauf anspricht.

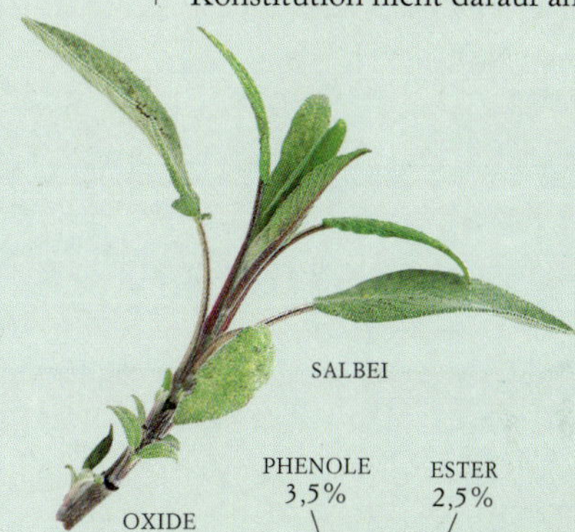

SALBEI

Pflanzen enthalten mehrere Wirkstoffe, während bestimmte Pharmazeutika wie Aspirin nur einen enthalten.

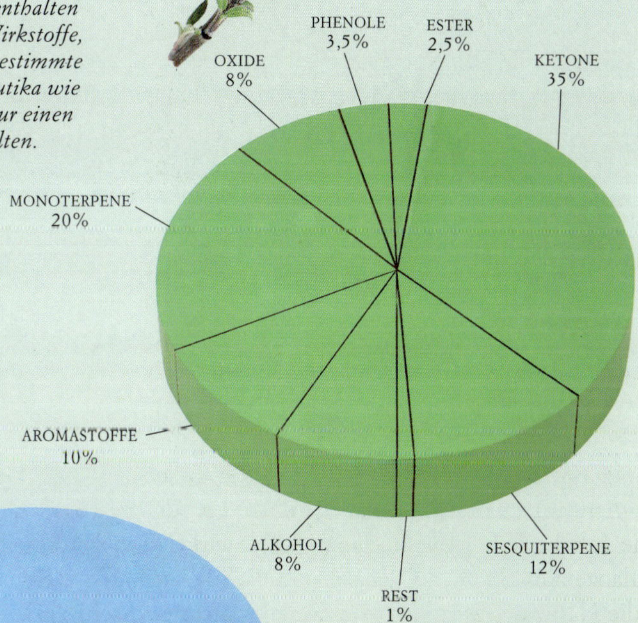

CHEMISCHE ZUSAMMENSETZUNG VON SALBEIÖL

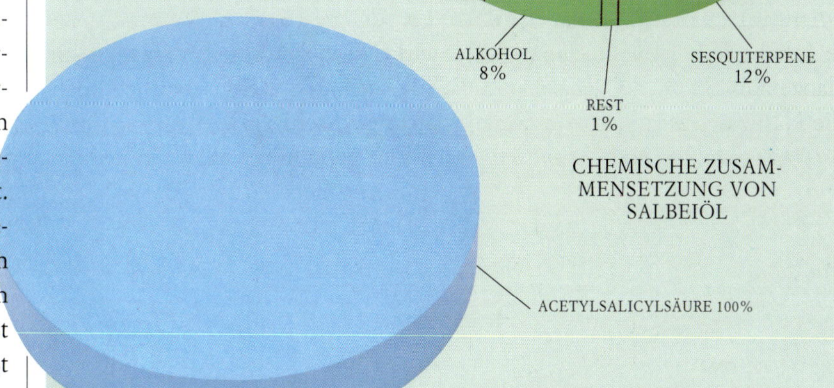

CHEMISCHE ZUSAMMENSETZUNG VON ASPIRIN

Chemische Bestandteile der Heilmittel

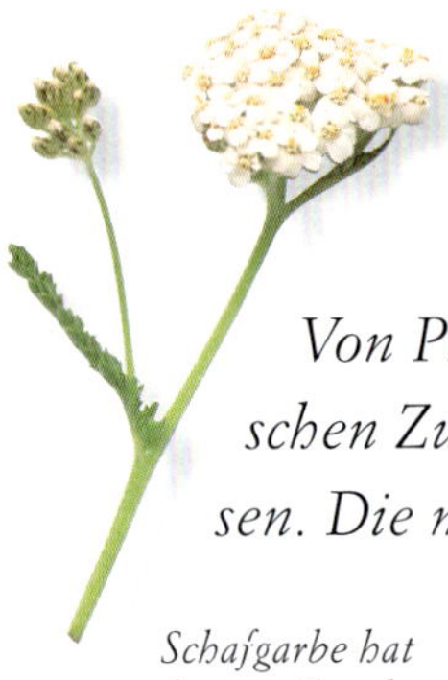

Schafgarbe hat harntreibende Eigenschaften.

Von Pharmakologen kann man viel lernen, und die durch das Studium der chemischen Zusammensetzung der Pflanzen gewonnenen Erkenntnisse erweitern dieses Wissen. Die medizinische Anwendung von Heilpflanzen sollte jedoch niemals im Hinblick auf einen bestimmten chemischen Bestandteil erfolgen, sondern unter Berücksichtigung aller in ihnen enthaltenen Wirkstoffe.

Kein Mittel sollte nur wegen eines bestimmten chemischen Inhaltsstoffes eingenommen werden. Das kann zu unerwünschten Ergebnissen führen, wenn diese Substanz im Gesamtgefüge eine unbedeutende Rolle spielt. Die Wirkung kann von anderen Inhaltsstoffen blockiert, verstärkt, neutralisiert oder unterdrückt werden – oder alle zusammen wirken gemeinsam und erzeugen einen harmonischen Synergieeffekt.

ALKALOIDE

Das sind basische, Stickstoff enthaltende Pflanzenstoffe. Ihre Wirkung auf den Organismus ist allgemein stark und meist sehr spezifisch. Viele Pharmazeutika werden aus Alkaloiden gewonnen, wie Morphium, Coffein und Nikotin. Bei der Verbene tragen Alkaloide zu den beruhigenden Eigenschaften der Pflanze bei.

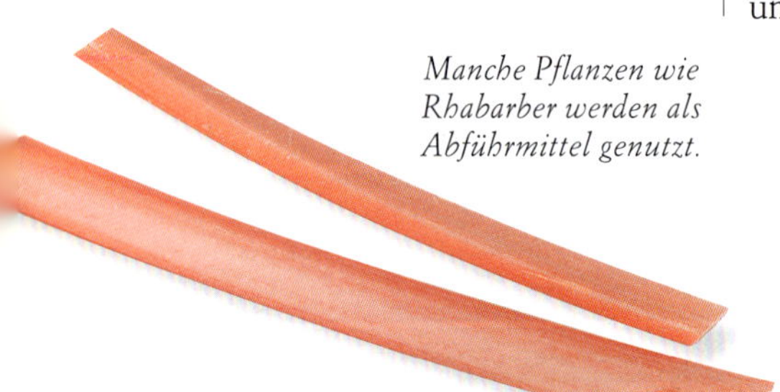

Manche Pflanzen wie Rhabarber werden als Abführmittel genutzt.

ANTHRACHINONE

Wirken abführend. Pflanzliche Abführmittel sind u. a. Senna, Rhabarber und Aloe.

GLYKOSIDE

Wirken beruhigend auf Herz und Lunge und sind beispielsweise in Weißdorn enthalten.

FLAVONOIDE

Kräftigen die Blutgefäße, unterstützen den Kreislauf, wirken entzündungswidrig und antiallergisch. Sie sind in Arzneien gegen Bluthochdruck, Kreislaufschwäche und Krampfadern enthalten. Manche sind schweiß- oder harntreibend und verbessern dadurch die Funktionen der Haut bzw. der Nieren. Diese Eigenschaften besitzen Zitrusfrüchte, Buchweizen, Schafgarbe, Weißdorn, Johanniskraut, Ginkgo und viele andere Pflanzen.

MUCILAGINOSA

Bestehen aus pflanzlichen Schleimstoffen und wirken schleimlösend. Sie sind Bestandteile von Arzneien gegen trockenen, unproduktiven Husten, Entzündungen und Reizungen der Magen- und Darmschleimhäute und Blasenentzündung. Man findet sie in Pflanzen wie Eibisch (Wurzeln und Blätter) und Leinsamen.

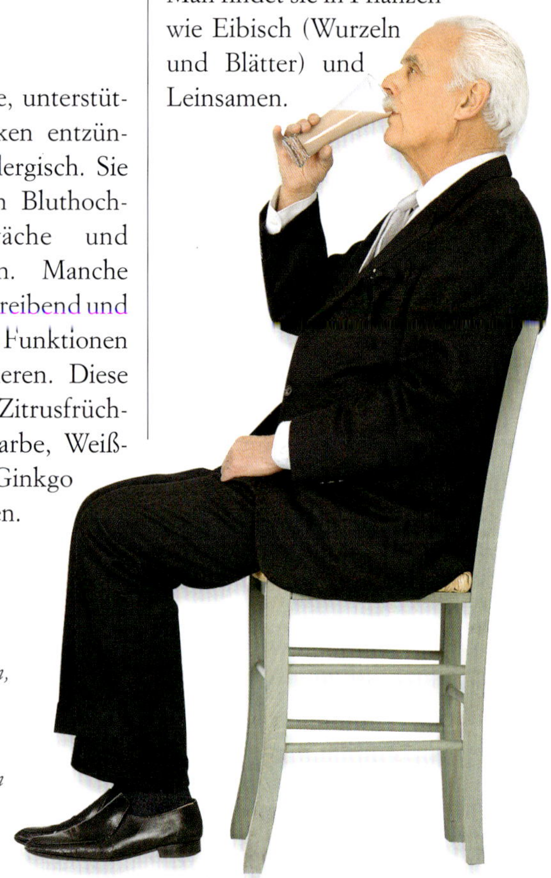

Gegen trockenen, unproduktiven Husten helfen Heilmittel mit schleimlösenden Eigenschaften.

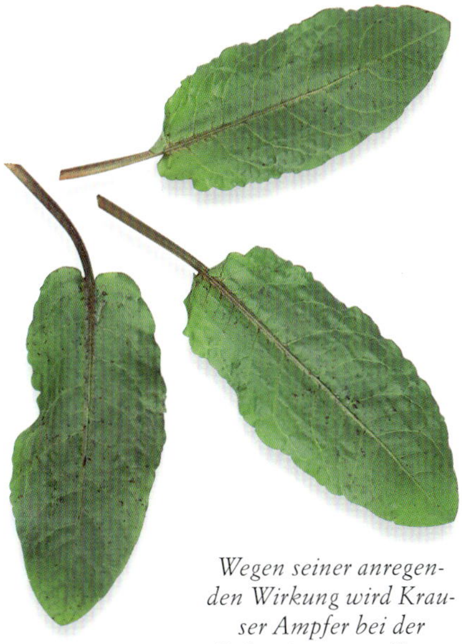

Wegen seiner anregenden Wirkung wird Krauser Ampfer bei der Zubereitung von Kräuterlikören verwendet.

RESINATE

Gemische organische Substanzen, die sich in ätherischen Ölen auflösen und Harze bilden, die von Pflanzen zum Schutz gegen Infektionen abgesondert werden. Zu den resinathaltigen Heilpflanzen gehören Ringelblume und Salbei. Die daraus zubereiteten Arzneien sind sehr nützlich zum Mundspülen und Gurgeln.

SALICYLATE

Salicylate sind Salze der Salicylsäure, die z. B. den Hauptbestandteil von Aspirin bildet. Sie wirken schmerzlindernd, antiseptisch und entzündungswidrig und sind in vielen Pflanzenheilmitteln gegen Arthritis enthalten, u. a. in Mädesüß und Weidenrinde. Anders als Aspirin belasten salicylathaltige Kräuter nicht den Magen, weil sie zusätzliche Wirkstoffe enthalten, die Reizungen der Magenschleimhäute verhindern – ein treffendes Beispiel für die synergetische Wirkung von Pflanzenheilmitteln.

SAPONINE

Eine Gruppe stickstoffreicher, in Wasser wie Seife schäumender Glykoside, welche die Bildung von Emulsionen fördern. Pflanzen mit den reinigenden und weichmachenden Eigenschaften der Saponine sind hilfreich bei der inneren und äußeren Behandlung von Hautproblemen. Gute Beispiele sind Vogelmiere und Seifenkraut (*Saponaria officinalis*). Manche saponinhaltige Pflanzen wirken auf den Organismus wie Hormone, zum Beispiel Wilder Yams, der bei der Herstellung von empfängnisverhütenden Mitteln verwendet wird, und Süßholz.

TANNINE

Pflanzliche Gerbstoffe dienen als Antiseptika (desinfizierend), Adstringentia (zusammenziehend) und Hämostyptika (blutstillend). Bei starkem Tee ist es der Gehalt an Tannin, der die Mundschleimhäute zusammenzieht. Unter anderem für die Wundbehandlung verwendete tanninhaltige Pflanzen sind Himbeere und Schachtelhalm.

ÄTHERISCHE ÖLE

Die wohl am besten bekannten Pflanzeninhaltsstoffe mit einer sehr komplexen Zusammensetzung, die extrahiert oder destilliert und bei der Aromatherapie verwendet werden. Die meisten Pflanzen, die ätherische Öle enthalten, sind antibakteriell, antimykotisch und stärken die Immunabwehr. Beispiele dafür sind Thymian, Ringelblume und Lavendel. Viele Pflanzen – wie Kamille – haben entzündungswidrige Eigenschaften. Das ätherische Öl von Ingwer wirkt wärmend sowie verdauungsfördernd und entspannend; es fördert den Blutkreislauf und lindert Krämpfe.

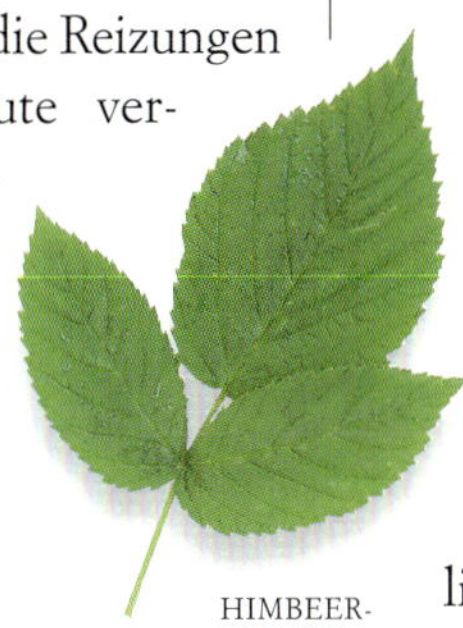

HIMBEERBLATT

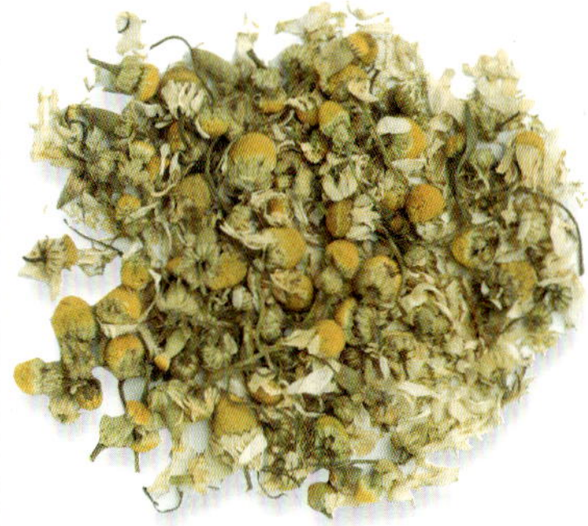

GETROCKNETE KAMILLENBLÜTEN

BITTERSTOFFE

Der bittere Geschmack vieler Pflanzenarzneien rührt von verschiedenen Inhaltsstoffen her. Bittere Pflanzen regen die Verdauung an, regulieren die Peristaltik, begünstigen die Nährstoffaufnahme und die Leberfunktionen. Das ist einer der wesentlichen Gründe, warum viele Kräuterliköre, »Magenbitter« und andere vor und nach dem Essen gereichte Digestiva, pflanzliche Bitterstoffe enthalten.

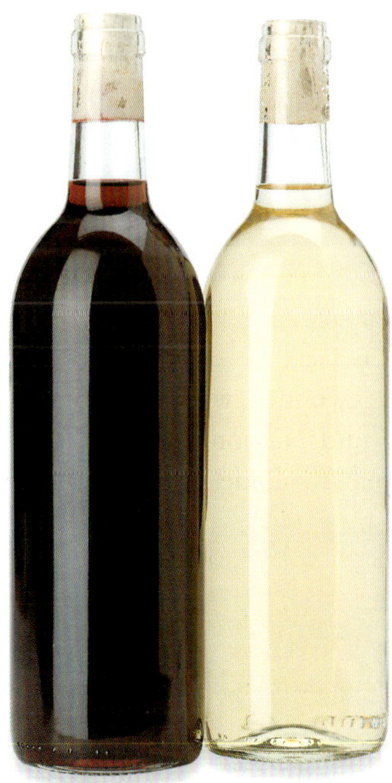

Viele verdauungsfördernde Getränke enthalten Bitterstoffe, welche die Darmfunktionen anregen und die Nährstoffaufnahme begünstigen.

Pflanzen sammeln

Pflanzen umgeben uns auf Schritt und Tritt, sogar im Innenstadtbereich. Notfalls kann man Löwenzahn auch im Stadtgebiet sammeln, sofern er nicht zu nah an stark befahrenen Straßen wächst und durch Staub und Auspuffgase verunreinigt ist. Es gibt drei Möglichkeiten, Pflanzen von guter Qualität zu bekommen: Man zieht sie selbst, pflückt sie in der freien Natur oder kauft sie in einem Spezialgeschäft für Produkte aus ökologischem Anbau.

HEILKRAFT AUS DEM KRÄUTERGARTEN

Um Pflanzen selbst zu ziehen, braucht man nur ein sonniges Plätzchen. Schon die Fensterbank reicht aus. Die meisten Küchen- und Heilkräuter gedeihen ohne besondere Pflege. Manche, wie die Minze, wuchern stark, so daß man sie besser in Töpfe stellt. Die Voraussetzungen für den Anbau sind schnell geschaffen. Man bereitet den Boden entsprechend den Anforderungen der Pflanze vor und kauft qualitätvollen Samen in der Gärtnerei oder im Versandhandel. Bei der Bestellung gibt man den lateinischen Namen an, denn von vielen Pflanzen wie Salbei und Thymian gibt es Varietäten, die nur als Blütenstauden gezüchtet werden. Zwar kann man alle Züchtungen verwenden, aber die medizinisch wertvollsten tragen die Bezeichnung *officinale* oder *officinalis*. Samen von Gemüsepflanzen wie Fenchel oder Sellerie sind in der Regel chemisch behandelt und sollten auf keinen Fall für die Herstellung von Pflanzenarzneien herangezogen werden.

Es macht Freude, das Wachstum der Pflanzen zu verfolgen. Man hegt und pflegt sie, denn man weiß, daß sie zur richtigen Zeit für die gesamte Familie von großem Nutzen sein werden. Manche Menschen unterhalten sich mit ihren Pflanzen, und es ist leicht zu verstehen, warum sie das tun. Selbstgezogene Kräuter, die »glücklich« und gesund sind, ergeben ausgezeichnete Arzneien.

Manche Pflanzen sind giftig und sollten nicht an Stellen gepflanzt werden, die Kindern zugänglich sind. Kinder wissen nicht zu unterscheiden, welche Pflanzen harmlos und welche schädlich sind, besonders, wenn sie beim Beerenpflücken mit dabei waren und festgestellt haben, wie gut die Früchte schmecken. Ziehen Sie deshalb keine Pflanzen mit giftigen Früchten, Beeren und Samen wie Goldregen (*Laburnum anagyroides*), Eibe (*Taxus baccata*), Maiglöckchen (*Convallaria majalis*) oder Buchs (*Buxus sempervirens*).

Heilpflanzen lassen sich leicht kultivieren. Die meisten sind mit einem kleinen Topf auf der Fensterbank zufrieden.

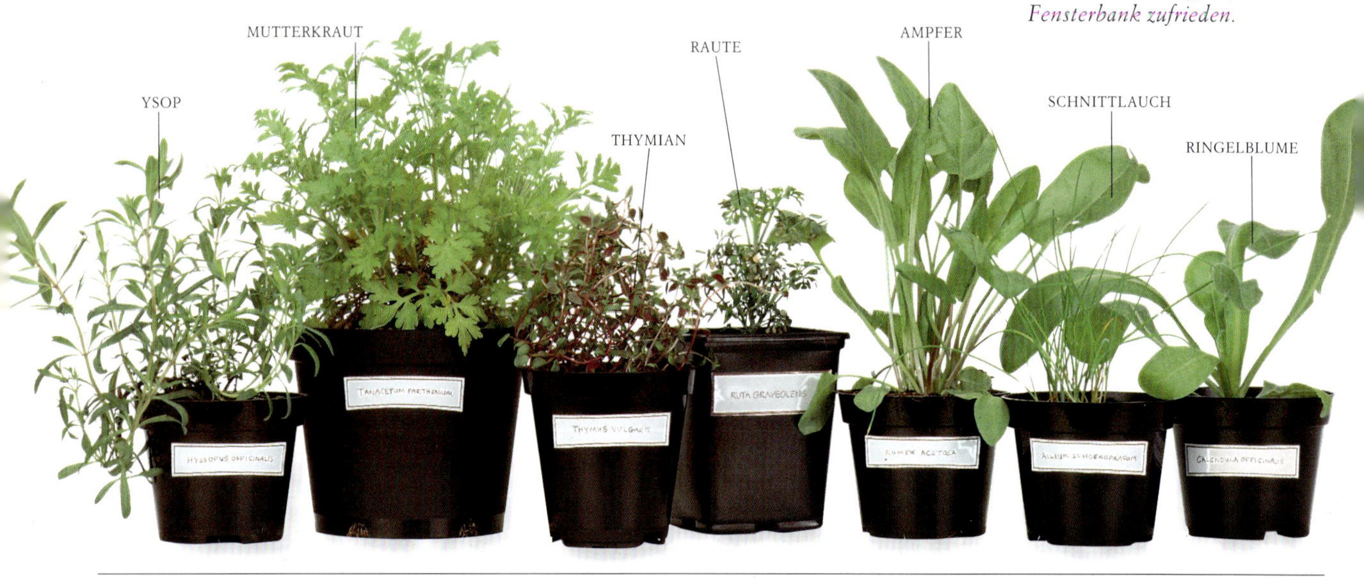

ERNTEN UND TROCKNEN

Pflanzen welken rasch, und je schneller man sie nach dem Pflücken verarbeitet, desto besser ist es.

BLÄTTER

Man pflückt sie an einem trockenen Tag. Wenn Sie nur junge Blätter haben wollen, zum Beispiel von der Brennessel, dann sammeln Sie sie im Frühjahr, wenn die Pflanze voll im Saft steht, oder im Hochsommer, wenn sie den zweiten Anlauf nimmt. Wenn man Blätter und Stengel braucht (Herzgespann, Klette, Sauerampfer), sammelt man sie vor der Blüte. Aromatische Pflanzen (Rosmarin, Salbei, Zitronenmelisse) erntet man um die Mittagszeit, wenn der Anteil ölhaltiger Duftstoffe am höchsten ist.

BLÜTEN

Man pflückt sie morgens, wenn der Tau verdunstet, die Blüte aber von der Sonne noch nicht ausgetrocknet ist. Zum Trocknen bindet man sie zusammen oder legt sie auf ein Tuch

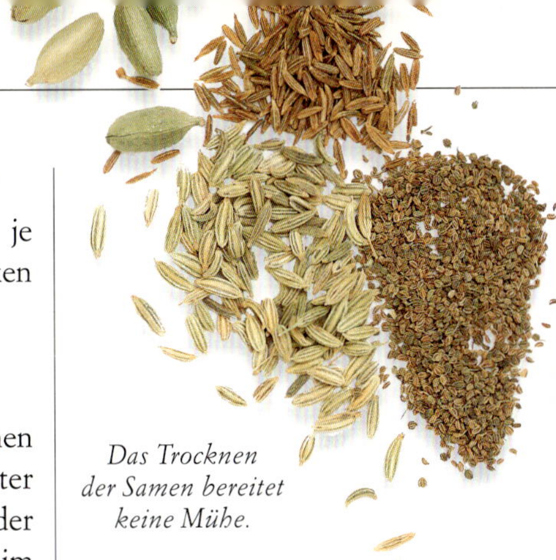

Das Trocknen der Samen bereitet keine Mühe.

oder ein Stück neutrales Papier. Verwenden Sie kein bedrucktes Papier, denn die Druckerschwärze verdirbt die Blüte. Auch sollte man die zarten Blüten nicht direkter Sonneneinstrahlung oder künstlich erzeugter Wärme aussetzen.

SAMEN

Samen werden am späten Nachmittag oder frühen Abend gesammelt, wenn die Pflanze am trockensten ist. Brechen Sie den Stengel ab, stecken Sie die Samenkapsel kopfüber in eine Tüte und hängen Sie sie mit dem Kopf nach unten auf, bis sie völlig getrocknet ist. Dann fallen die Samen meist von selbst heraus und sammeln sich in der Tüte.

WURZELN

Aus Gründen des Artenschutzes sollte man Wurzeln nicht von wildwachsenden Pflanzen nehmen, sondern nur von selbst gezogenen. Im Herbst enthalten die Wurzeln die meisten Inhaltsstoffe. Die Wurzeln mehrjähriger Stauden wie Roter Sonnenhut und Alant kann durch Teilen der Wurzelstöcke gewinnen. In anderen Fällen – beispielsweise beim Löwenzahn mit seiner langer Pfahlwurzel – muß man neu aussäen, um im folgenden Jahr ernten zu können.

Man hebt die Wurzel vorsichtig aus dem Boden und schüttelt die Erde ab. Dann kann man sie behutsam unter fließendem, kaltem Wasser waschen und trockentupfen, falls dies erforderlich ist. Das Trocknen erfolgt an einem warmen, gut belüfteten Ort. Drehen Sie die Wurzel jeden Tag um. Wenn sie trocken ist, entfernen Sie die restliche Erde mit einer weichen Bürste.

Auf keinen Fall dürfen Sie die Wurzel schälen, weil dabei wertvolle Wirkstoffe verlorengingen. Deshalb zerschneidet man sie erst dann, wenn man sie verwenden möchte.

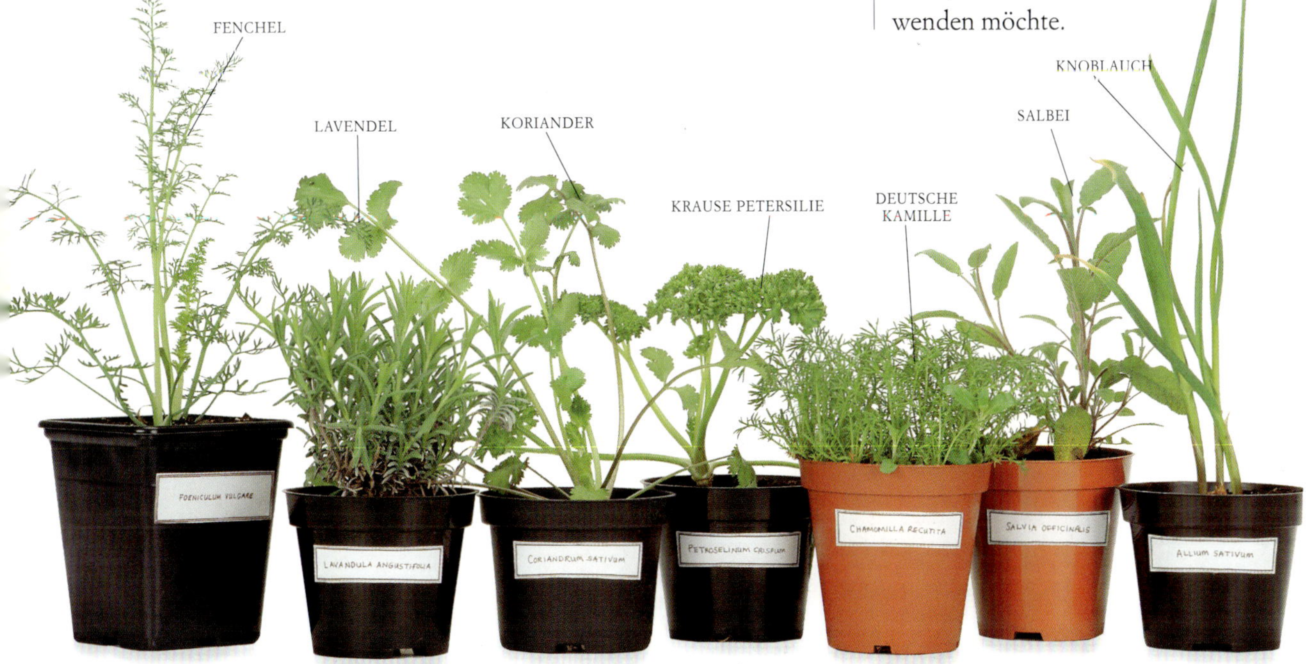

WILDWACHSENDE PFLANZEN

Früher konnte man Pflanzen bündelweise draußen in der Natur sammeln, aber heute ist das nicht mehr so einfach. In landwirtschaftlich genutzten Gegenden werden auch auf Wiesen Pestizide gespritzt und Kunstdünger gestreut. Außerdem gibt es viele Pflanzen, die vom Aussterben bedroht sind, auf der Roten Liste stehen und nicht gesammelt werden dürfen. Selbst entlegene oder einst schwer zugängliche Gebiete sind Touristenziele geworden, so daß diese Schutzmaßnahmen erforderlich und das Pflanzensammeln eingeschränkt wurde. Auf der für Deutschland gültigen Roten Liste stehen neben den ausgestorbenen auch all die Pflanzen, die entweder vom Aussterben bedroht oder stark oder potentiell gefährdet sind.

Die Nachfrage nach Heilpflanzen ist groß und nimmt in dem Maße zu, wie Wissenschaft und Verbraucher sich dafür interessieren. Der steigende Bedarf kann allein von der freien Natur nicht mehr gedeckt werden, und viele Pflanzen wie Sonnenhut oder sogar Johanniskraut müssen kultiviert werden. Zwar steckt der kommerzielle Anbau von Heilpflanzen – von Ausnahmen abgesehen – noch in den Anfängen, aber er entwickelt sich, und viele Pflanzen sind inzwischen in Gärtnereien, die mit organischen Anbaumethoden arbeiten, erhältlich. Trotzdem müssen wildwachsende Pflanzen geschützt werden, um die Artenvielfalt zu erhalten.

Jedes Land hat zu diesem Zweck eigene Vorschriften erlassen, die man kennen muß, um zu wissen, welche Pflanzen gesammelt werden dürfen und bei welchen das Sammeln eingeschränkt oder verboten ist. Nehmen Sie auf ihre Ausflüge auch einen Pflanzenführer mit, damit Sie die einzelnen Pflanzen genau identifizieren können. Sammeln Sie bedacht-

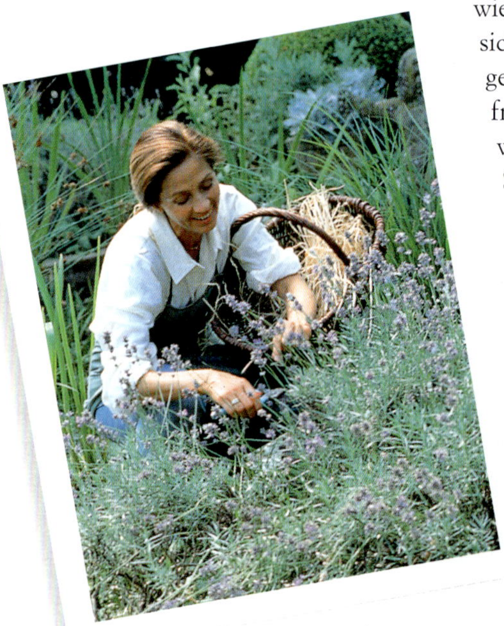

Sammeln Sie wildwachsende Kräuter mit Bedacht und nur in der benötigten Menge.

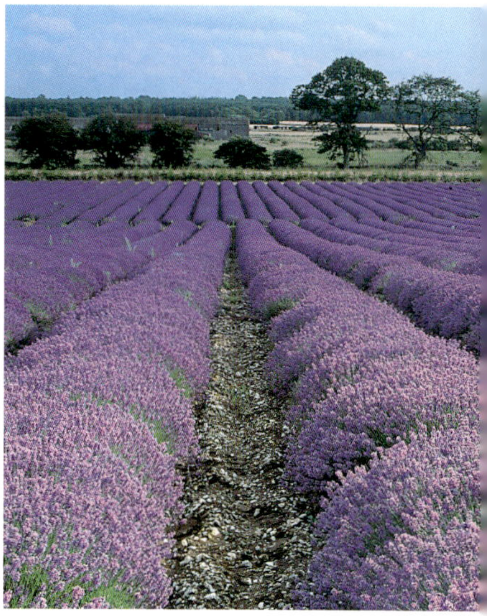

Großflächiger Anbau von Heilpflanzen ist erforderlich, um den steigenden Bedarf zu decken.

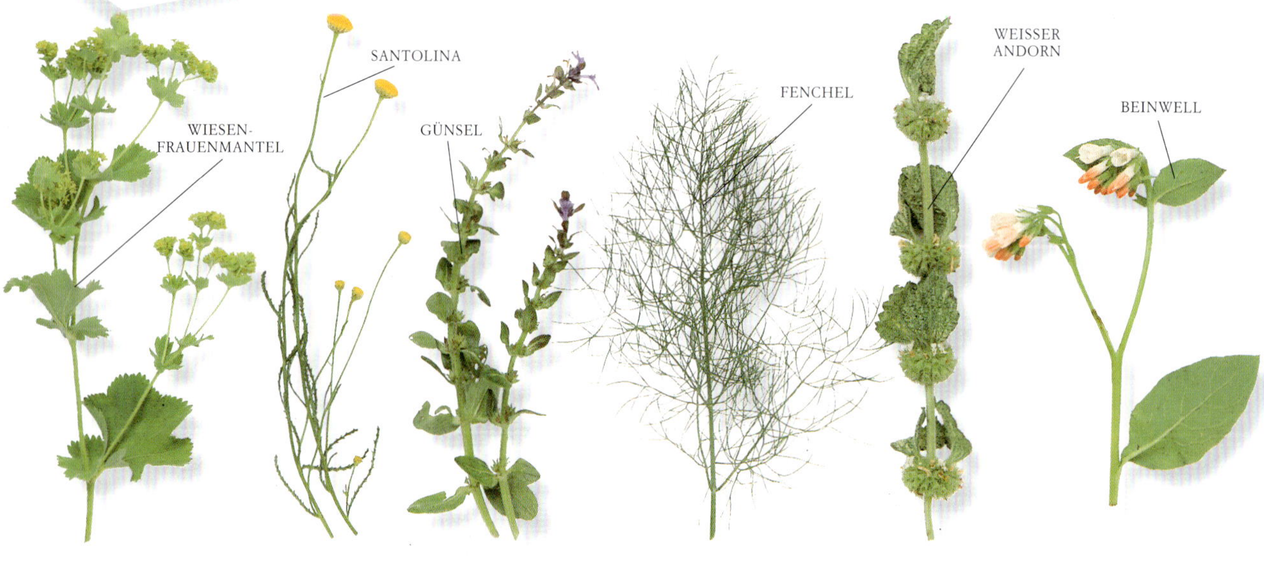

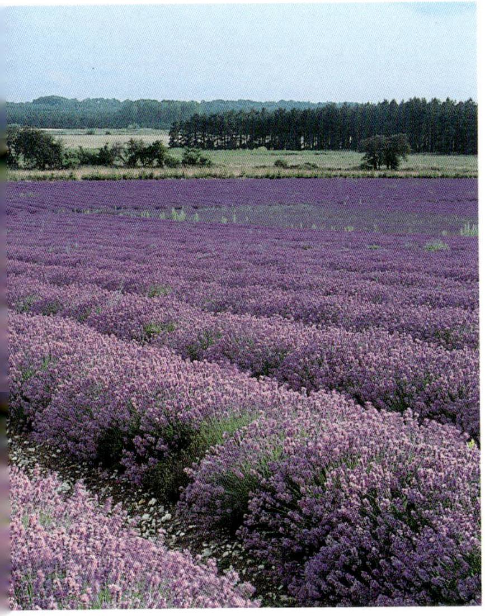

sam und nur so viele Pflanzen, wie Sie benötigen. Sammeln Sie nicht an Straßenrändern, wo Hunde frei herumlaufen, wo Chemikalien gespritzt werden und wo die Umwelt durch Emissionen verschmutzt ist. Entnehmen Sie die Teile nur kräftigen Pflanzen, deren Wachstum dadurch nicht beeinträchtigt wird.

GENAUE BESTIMMUNG

Viele Pflanzen sehen einander sehr ähnlich und lassen sich nur bestimmen, wenn sie blühen oder Früchte tragen. Manche Arten aus der Familie der Doldenblütler sind giftig, und man meidet sie lieber, wenn man seiner Sache nicht ganz sicher ist.

Sammeln Sie nach Möglichkeit nur Pflanzen, die Sie gut kennen. Löwenzahn, Mädesüß, Beinwell, Klette, Lindenblüten und Ampfer sind leicht zu identifizieren.

PFLANZEN EINKAUFEN

Getrocknete Pflanzen, sowohl Blätter als auch Wurzeln, bekommt man in darauf spezialisierten Geschäften. Weil die deutschen Namen zu Mißverständnissen führen können, benutzen Sie die lateinische Bezeichnung; sie ist genauer.

Dank des großen Zuspruchs, dessen sich natürliche Heilmittel erfreuen, ist die Palette von Produkten auf Pflanzenbasis schier unüberschaubar geworden. Es gibt zahlreiche Kosmetika, die Pflanzenextrakte unterschiedlicher Qualität enthalten, im allgemeinen bemühen sich aber die Hersteller von Pflanzenheilmitteln um qualitätvolle Produkte aus standardisierten Herstellungsverfahren. Gesetzliche Bestimmungen schützen uns zwar vor Werbung mit Versprechungen und Angeboten, die nicht den Tatsachen entsprechen, aber wie bei allen Verbrauchsgütern gilt auch hier: Augen auf beim Kauf.

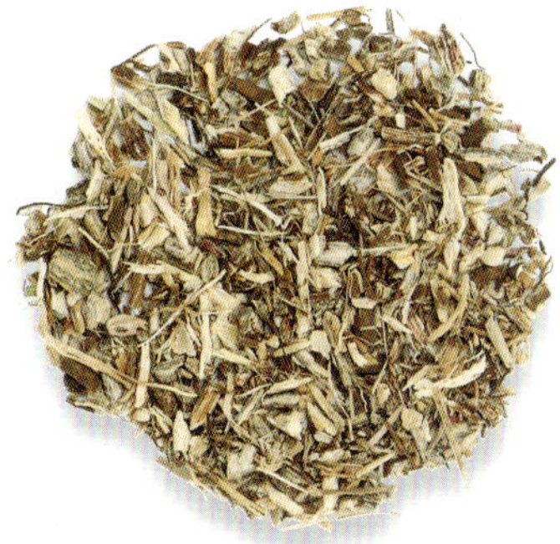

In Naturkost- und Ökogeschäften kann man getrocknete Kräuter bedenkenlos kaufen.

Pflanzliche Heilmittel werden auch als Nahrungsergänzungsmittel angeboten, sollten aber wie Medizin angewendet werden. Dasselbe gilt für Pflanzenwirkstoffe, die als Tabletten und Kapseln sowie in anderen Formen erhältlich sind.

Achten Sie beim Kauf von Pflanzenheilmitteln darauf, daß sie die benötigten Wirkstoffe in therapeutischer Dosierung enthalten. Verantwortungsbewußte Hersteller lassen ihre Präparate prüfen und legen den Packungen Gebrauchsanweisungen bei, aus denen hervorgeht, wie hoch der Anteil der jeweiligen Wirkstoffe ist. Halten Sie sich an die Dosierungsangaben und achten Sie besonders auf Hinweise zu Einschränkungen und Nebenwirkungen.

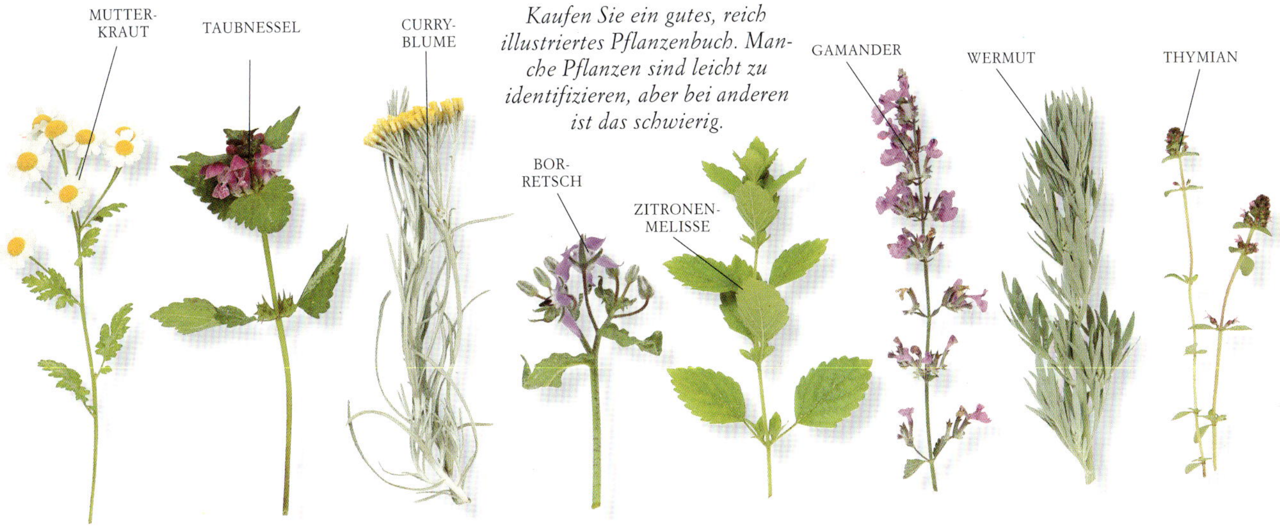

Kaufen Sie ein gutes, reich illustriertes Pflanzenbuch. Manche Pflanzen sind leicht zu identifizieren, aber bei anderen ist das schwierig.

Pflanzenheilmittel zubereiten

Es gibt viele Gründe – sowohl praktischer als auch philosophischer Natur –, Pflanzenarzneien selbst zuzubereiten. Sie haben die Gewähr, daß die Zutaten sauber und von bester Qualität sind, besonders wenn sie aus dem eigenen Garten stammen. Auch der Preis spielt eine Rolle, denn selbstgefertigte Heilmittel kosten einen Bruchteil dessen, was Sie beim Kauf dafür aufwenden müßten. Und Spaß macht die Zubereitung auch – vor allem Kindern.

ALLGEMEINE REGELN

Bevor Sie mit der Zubereitung beginnen, legen Sie alle Zutaten und Hilfsmittel griffbereit zurecht.

Absolute Sauberkeit

Sterilisieren Sie Gläser und Metallgefäße, indem Sie sie 20 Minuten in Wasser kochen oder 20 Minuten bei mittlerer Hitze in den Backofen stellen. Oder verwenden Sie ein geeignetes Desinfektionsmittel. Auch Deckel und Verschlüsse müssen sauber sein. Falls in den Schraubverschluß eine Dichtungsscheibe eingesetzt ist, nehmen Sie sie heraus, sofern sie sich nicht reinigen läßt. Manchmal werden Flaschen und Verschlüsse separat verkauft, und häufig kann man zwischen verschiedenen Verschlußarten wählen. Wenn Sie die Flaschen wiederverwenden wollen, kaufen Sie gleich die passenden Verschlüsse dazu und bestellen Sie einen Vorrat an Dichtungsscheiben.

Rezeptangaben beachten

Die doppelte Menge Pflanzenteile macht den Extrakt nicht wirksamer und kann sogar die Zubereitung erschweren. Beschriften Sie die Behälter ausführlich und genau, indem Sie die Bezeichnung der Pflanze angeben und den Tag der Zubereitung. Anwendungsart und Dosierung sind weitere nützliche Hinweise.

Richtig aufbewahren

Verwenden Sie dunkelgrüne oder braune Glasflaschen – keine aus Kunststoff. Bewahren Sie sie außerhalb der Reichweite von Kindern auf.

Lassen Sie sich beim Teetrinken Zeit, das Aroma einzuatmen. Sie werden spüren, wie es den Körper belebt.

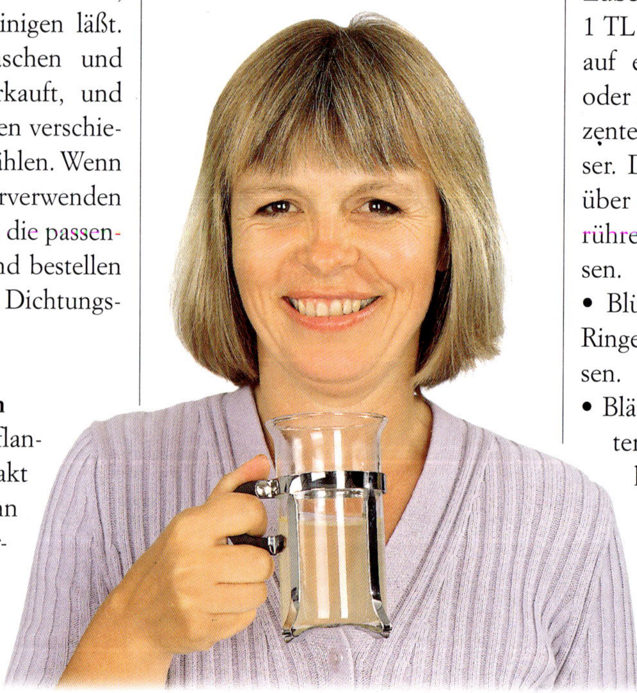

WÄSSRIGER AUSZUG

Mit Wasser ist die Zubereitung der Heilmittel am einfachsten. Die Einnahme ist unkompliziert und bekömmlich, auch für Kinder und Menschen mit geschwächter Konstitution.

AUFGÜSSE (TEES)

Manche Pflanzentees sind eine erfrischende und angenehme Alternative zu indischem oder chinesischem Tee. Andere Abkochungen sind dagegen gewöhnungsbedürftig.

Zubereitung

1 TL (5 g) getrocknete Pflanzenteile auf eine Tasse kochendes Wasser oder 30 g trockene oder 45 g Pflanzenteile auf 500 ml kochendes Wasser. Das saubere, kochende Wasser über die Pflanzenteile gießen, umrühren, gut zudecken und ziehen lassen.

- Blüten – Kamille, Lindenblüten, Ringelblume : 3 Minuten ziehen lassen.
- Blätter – Rosmarin, Thymian, Petersilie usw.: 3 bis 5 Minuten ziehen lassen.
- Dicke Blätter, Samen und Wurzeln – Fenchel, Gewürznelken, Alantwurzel: 5 bis 8 Minuten ziehen lassen.
- Abseihen und trinken.

Pflanzentees werden ohne Milch und Zucker getrunken. Wenn nötig, kann mit Honig gesüßt werden. Lassen Sie den Pflanzen genug Zeit, um ihre Wirkung zu entfalten.

Dosierung

Normale Menge für Erwachsene: Dreimal täglich 1 Tasse. Bei akuten Beschwerden achtmal täglich 1 Tasse einen bis drei Tage lang, bis sich Besserung einstellt. Als Stärkungsmittel zur Vorbeugung genügt in der Regel zweimal täglich 1 Tasse. Bei chronischen Beschwerden kann es erforderlich sein, den Tee einige Monate lang einzunehmen, auch wenn sich schon nach drei bis sechs Wochen Besserung abzeichnet.

Dosierung für Kinder

Je nach Alter: Kindern über 15 Jahre gibt man die Erwachsenendosis, Kinder von 7 bis 8 Jahren erhalten die halbe Erwachsenenmenge, und Kleinkindern flößt man die Flüssigkeit teelöffelweise ein.

Auszüge in der oben genannten Stärke können auch als Lotion und für Umschläge angewendet werden.

ABKOCHUNG

Aus festen Pflanzenteilen wie Wurzeln, Rinde und Samen werden die Wirkstoffe durch Abkochen extrahiert. Diese Lösungen sind kräftiger als die von Auszügen.

Das Verhältnis von Pflanzenteilen zu Wasser ist dasselbe wie bei der Teezubereitung.

Zubereitung

• 30 g getrocknete oder 45 g frische Pflanzenteile auf 500 ml Wasser.

Die Zutaten fein hacken oder zerstoßen. Wenn die Teile zum Schneiden zu hart sind, weicht man sie über Nacht in einem halben Liter Wasser ein. Das Wasser für die Abkochung aufheben und die Teile fein hacken. Teile und Wasser in einen Tiegel geben, zudecken und langsam zum Kochen bringen. Nach dem Aufkochen 10 Minuten köcheln lassen. Durch ein Sieb gießen und Wasser hinzugeben, bis die Menge wieder 500 ml beträgt.

Dosierung

Normale Erwachsenenmenge: eine halbe Tasse zwei- bis dreimal täglich. Kinder entsprechend weniger (siehe oben). Abkochungen bleiben im Kühlschrank mehrere Tage frisch.

MITTEL FÜR TIERE

Die Behauptung, Pflanzenarzneien seien für Tiere genauso unschädlich wie für Menschen, weil es sich um natürliche Heilmittel handelt, ist falsch. Bei Tieren verläuft der Stoffwechsel anders als beim Menschen, und sie haben auch völlig andere Krankheiten. Bevor man es mit Heilmitteln selbst versucht, sollte man zur Sicherheit den Tierarzt zu Rate ziehen. Bei leichteren Störungen eignen sich Sonnenhut für Entzündungen und Hauterkrankungen aller Art, Kamille für Verdauungsbeschwerden, Ringelblume für Wunden, Bisse und Ausschläge.

Zubereitung

1 Tasse Pflanzenauszug oder -abkochung bei schwacher Hitze auf 2 TL (10 ml) einkochen. Die gleiche Menge Weingeist dazugeben, gut schütteln und abfüllen. 20 ml Lösung reichen für eine lange Zeit.

Dosierung

Kätzchen und Katzen 2–10 Tropfen zweimal täglich, große Hunde 30 Tropfen zweimal täglich.

SIRUP

Siruplösungen sind besonders nützlich bei Husten und Kinderkrankheiten.

Zubereitung

Zunächst bereitet man eine Abkochung zu (*siehe oben*). Man läßt sie ohne Deckel köcheln, bis die Menge etwa auf die Hälfte eingekocht ist (ca. 200–250 ml) und rührt 500 g braunen Zucker oder Honig darunter. Weiter köcheln lassen, bis sich Zucker oder Honig aufgelöst haben und die Lösung glatt ist. Nicht aufkochen lassen und aufpassen, daß der Zucker nicht anbrennt. Lösung in saubere Glasflaschen umfüllen. Sirupe halten sich mehrere Monate.

Dosierung

Erwachsene: 2 TL drei- bis sechsmal täglich. Kinder: 1 TL drei- bis viermal täglich.

Thymian-Hustensaft *siehe S. 94.*

CREMES

Cremes sind eine Emulsion aus Öl und Wasser. Sie dienen zum Heilen und zur Pflege der Haut. Cremes sind leichter und wirken kühlender als Salben.

Alle geruchlosen Hautcremes von guter Qualität können mit pulverisierten Pflanzen, Pflanzenauszügen und -abkochungen sowie ätherischen Ölen und Ölauszügen vermischt werden.

Zubereitung

Auf 30 ml Grundsalbe kommen:

• 5–10 Tropfen ätherisches Öl
• 5–10 ml Ölauszug
• 5–10 ml starke Abkochung oder Tinktur
• 1–3 gestrichene TL fein zerriebene Pflanzenteile
• ½–1 gestrichener TL zerstoßenes Gewürz

Verwenden Sie jeweils nur EINE der genannten Zutaten. Geben Sie sie unter Rühren tropfenweise zur Creme und verrühren Sie alles zu einer homogenen Masse.

Pflanzenauszüge mit Alkohol

Mit Alkohol extrahierte Pflanzenauszüge heißen Tinkturen. Alkohol besitzt wärmende Eigenschaften und extrahiert und konserviert die heilkräftigen Inhaltsstoffe von Pflanzen. Tinkturen lassen sich lange aufbewahren, und immer mehr Pflanzenarzneien werden so hergestellt. Alkohol wirkt appetitanregend und verstärkt die Eigenschaften verdauungsfördernder Pflanzen. Aber für süße, kühlende und schleimlösende Pflanzenarzneien ist Wasser das geeignetere Medium. Um die Inhaltsstoffe der Pflanzen zu extrahieren, wird Alkohol in unterschiedlicher Verdünnung verwendet. Resinate und Tannin brauchen hochprozentigen Alkohol, manche Aromastoffe lassen sich auch in Essig oder Bier binden. Die unten genannten Verdünnungen eignen sich für den Hausgebrauch.

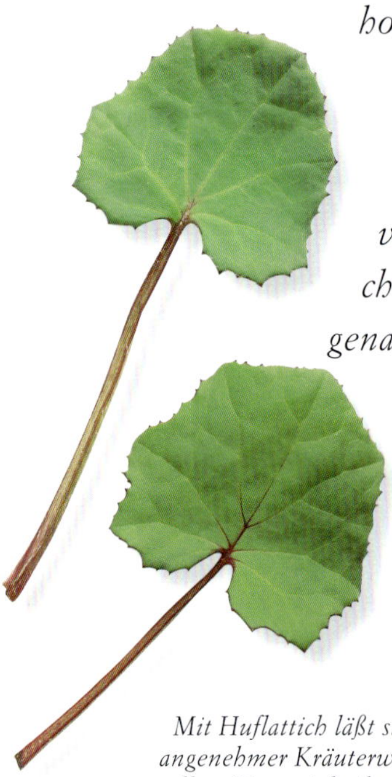

Mit Huflattich läßt sich ein angenehmer Kräuterwein herstellen. Man trinkt ihn bei hartnäckigem, trockenem Husten.

Manche Menschen vertragen keinen Alkohol oder lehnen den Genuß aus Glaubensgründen ab. Klären Sie dies, bevor Sie Tinkturen verabreichen.

Es wird nur allzu leicht übersehen, daß zu medizinischen Zwecken eingenommene Tinkturen, ein Weintonikum oder verdauungsfördernde Aperitiva Alkohol enthalten. Tinkturen sind ebenso hoch- oder niedrigprozentig wie entsprechende Alkoholika, was berücksichtigt werden muß, wenn man sich hinters Steuer eines Autos setzt.

TINKTUREN

Tinkturen sind antiseptisch und eignen sich für die innere wie auch für die äußere Anwendung, zum Beispiel als Mundwasser, für Spülungen, Kompressen, Salben und Bäder.

Zubereitung
200 g getrocknete oder 400 g frische Pflanzenteile.
250 ml Flüssigkeit aus 3 Teilen Wodka und 2 Teilen Wasser.
Pflanzenteile in ein sauberes Glasgefäß geben und die Flüssigkeit darübergießen. Gefäß verschließen und an einem dunklen, kühlen Ort zwei Wochen stehen lassen. Gelegentlich schütteln. Lösung durch ein feines Leintuch filtern, in eine Flasche abfüllen und mit Bezeichnung und Datum beschriften.

Dosierung
Normale Erwachsenenmenge: dreimal täglich 1 TL bei chronischen Beschwerden; 1 TL sechsmal täglich bei akuten Beschwerden (sofern nicht anders verordnet).

KRÄUTERWEINE

Rezepte für die Zubereitung von Weinen auf Beeren- und Kräutergrundlage, zum Beispiel aus Holunderbeeren oder Huflattich, findet man in einschlägigen Büchern. Bei den hier genannten Rezepten läßt man die Zutaten in einem Wein von guter Qualität ziehen. Appetitanregende und stärkende Weine sowie Aperitifs können auf diese Weise zubereitet werden.

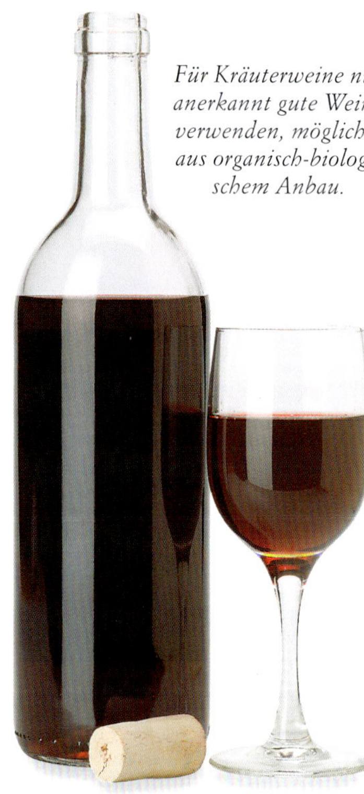

Für Kräuterweine nur anerkannt gute Weine verwenden, möglichst aus organisch-biologischem Anbau.

Manche Menschen reagieren allergisch auf Substanzen und Chemi-

REZEPT

Brennessel-Bier

- 500 g Malzextrakt
- 1 Tasse (175 g) brauner Zucker
- 1 kg Brennesselblüten
- 4 Liter Wasser
- 15 g Hefe

Zubereitung
Malz und braunen Zucker in Wasser auflösen. Die Brennesselblüten waschen und in 2 l Wasser 30 Minuten kochen. Auskühlen lassen, durch ein Sieb in einen sauberen Eimer gießen, weitere 2 l Wasser und die Hefe dazugeben und 5 bis 6 Tage gären lassen.
Nach dem Gärprozeß, sobald sich alles gesetzt hat, in Flaschen umfüllen. Im Hals etwa 5 cm Luft lassen. Fest verkorken und zwei Wochen stehen lassen.

REZEPT

Christophs Verdauungswein Zum Stärken und Aufwärmen

- 1 Flasche Wein
- 5 cm frische Ingwerwurzel, gerieben
- 1 Stück Zimtrinde
- 8 Kardamomkörner, zerstoßen
- 1 Zweig Rosmarin
- 1 Prise Gewürzmischung (nach Wunsch)

Zubereitung
Weinflasche entkorken, etwas Wein ausgießen, die Zutaten in die Flasche füllen und wieder verkorken. Zwei Wochen stehen lassen, gelegentlich schütteln. Durchseihen und in saubere Flasche umfüllen.

Dosierung
1 Südweinglas (ca. 1/8 l täglich zum Aufwärmen und als Stärkungsmittel; oder in 250 ml Wasser verdünnen zur Vorbegung gegen Erkältungen.

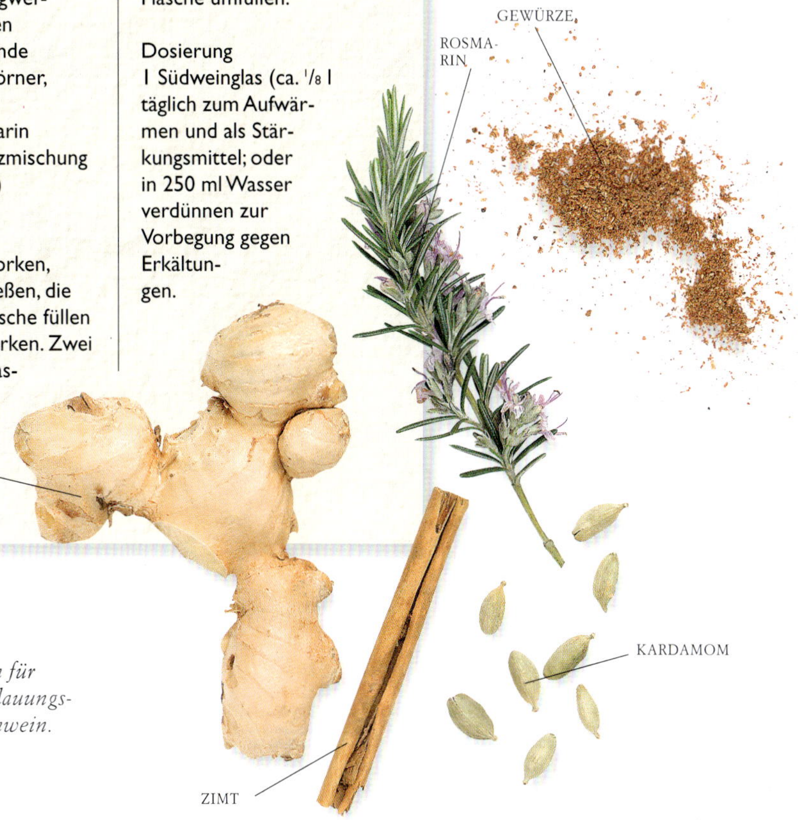

Die Zutaten für Christophs Verdauungs- und Aufwärmwein.

kalien, die bei der Weingewinnung eingesetzt werden. Nehmen Sie also nur Weine von anerkannter Qualität, möglichst aus biologischem Anbau.

MEDIZINISCHE ESSIGE

Essig ist eine milde Säure und wird als Konservierungsmittel verwendet. Bei innerlichem Gebrauch wirkt er kühlend, reinigend und leicht harntreibend, bei äußerer Anwendung antiseptisch und kühlend.

Thymianessig
Dieser Kräuteressig ist ein nützliches Heilmittel und allgemeines Antiseptikum. Er hilft bei Halsentzündungen, Zahnfleischbeschwerden und Husten.

Zubereitung
Ein Glasgefäß mit getrocknetem oder frischem Thymian füllen. Mit Apfelessig aufgießen. An einen kühlen Ort stellen und ab und zu schütteln. Nach zwei Wochen abseihen, in Flaschen umfüllen und beschriften.

Dosierung
Einen Teil Essig mit drei Teilen Wasser verdünnen und als Lotion bei Infektionen wie Fußpilz oder Mundsoor anwenden. Für Scheidenduschen mit zehn Teilen Wasser verdünnen.

Beerenessig
Dieser rubinrote Essig ist ein ausgezeichnetes Mittel gegen Husten, zum Lösen von Schleim und gegen Fieber bei Kindern. Für dieses Rezept werden traditionell Heidelbeeren oder Himbeeren verwendet.

Zubereitung
Die gewaschenen Beeren in eine Schüssel geben. Mit Apfel- oder Weinessig auffüllen, bis alle Beeren bedeckt sind.

Dosierung
1–2 TL Beerenessig in Wasser morgens, um auf die Beine zu kommen und zur Reinigung des Magen-Darm-Trakts.

1 TL Beerenessig in Wasser (nach Wunsch mit Honig) gegen Husten und leichtes Fieber.

Ölauszüge

Ölauszüge von Pflanzen werden als Mittel zum Einreiben und Massieren verwendet oder, mit Bienenwachs eingedickt, als Cremes und Salben. Öle und Fette besänftigen und glätten die Haut. Manche, wie das Öl von Mandel und Kokosnuß, führen der Haut Nährstoffe zu. Andere, wie Vaseline, erzeugen eine Schutzschicht und schützen die Haut vor Auskühlung. Für Pflanzenauszüge mit Öl sind leichte Öle wie Sonnenblumenöl und Traubenkernöl aromatischeren wie Olivenöl vorzuziehen, dessen Eigengeruch die natürlichen Duftstoffe der Pflanze überlagert. Früher hat man tierische Fette wie Talg und Schmalz verwendet.

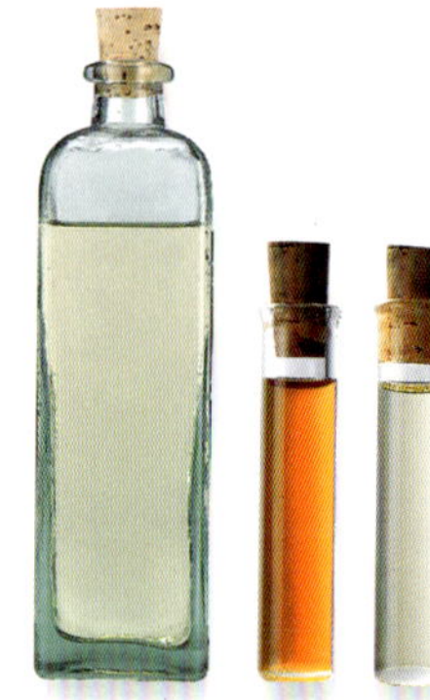

Ölauszüge aus geeigneten Pflanzen bilden die Grundlage weiterer Heilmittel.

Die folgenden Zubereitungsmethoden können für alle Fettstoffe angewendet werden. Bei Blättern und Wurzeln sind zwei Auszüge erforderlich, bei Gewürzen und Samen einer. Zarte Blüten braucht man nur mit dem Öl in die Sonne zu stellen.

ÖLAUSZÜGE VON BLÄTTERN, WURZELN UND STENGELN

Für diese Zubereitung geeignete Pflanzen sind unter anderem Beinwell, Salbei, Rosmarin, Thymian, Birkenlaub und Alant.

Sie brauchen dazu:

- Frische oder getrocknete Pflanzenteile. Die Mengen können Sie selbst bestimmen.
- Reines Pflanzenöl, Schmalz oder Vaseline.
- Wasserbad oder Druckkochtopf.
- Heizquelle.

Zubereitung

Nehmen Sie ein Kochgefäß mit einem gut schließenden Deckel. Die Hälfte der Pflanzenteile ins Gefäß streuen und vollständig mit Öl bedecken. Den Topf ins Wasserbad oder in den Druckkochtopf stellen und zwei Stunden köcheln lassen. Mischung nicht direkter Hitze aussetzen, damit das Öl nicht anbrennt. Nach zwei Stunden abseihen und die Pflanzenbestandteile wegwerfen. Das Öl hat die Farbe gewechselt und einige der Inhaltsstoffe der Kräuter aufgenommen.

Den Vorgang mit den übrigen Pflanzen wiederholen. Dabei den Ölauszug vom ersten Mal verwenden, ins Wasserbad stellen und zwei Stunden köcheln lassen. Nochmals gründlich abseihen. Das Öl hat nun eine kräftige Farbe angenommen.

In saubere Flaschen umfüllen, beschriften und datieren. Wenn Sie frische Pflanzen genommen haben, bleibt ein wäßriger Rückstand unter dem Öl zurück. Entfernen Sie ihn, sonst verdirbt das Öl.

Die Haltbarkeit verbessert sich, wenn man 10 Prozent Weizenkeimöl oder Vitamin-E-Öl dazugibt.

Für Ölauszüge gibt es vielseitige Verwendungsmöglichkeiten, beispielsweise als Salbe.

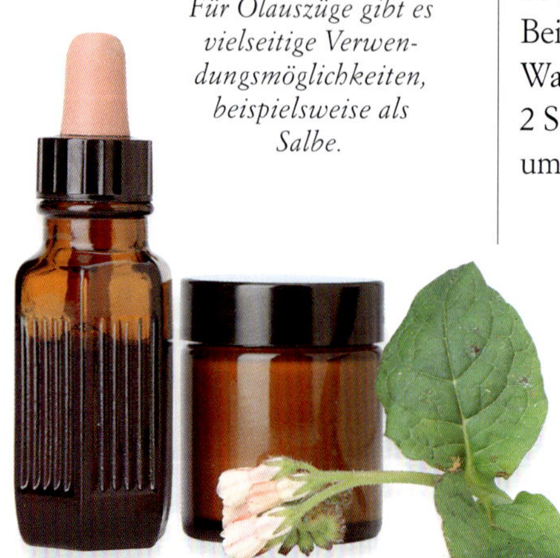

Ölauszüge mit Gewürzen

Verwenden Sie gemahlene Gewürze wie Cayennepfeffer, Senfkörner, oder Gewürznelken. Gewürze wirken intensiver als Pflanzenteile, und es genügen kleinere Mengen.

Zubereitung

Die benötigten Mengen richten sich nach der Größe des verwendeten Gefäßes. In der Regel nimmt man 60 g Gewürz auf 500 ml Pflanzenöl. Beides ins Kochgefäß geben und im Wasserbad wie oben beschrieben 2 Stunden köcheln lassen. Abseihen, umfüllen und beschriften.

VORSICHT

Keine »pfeffrigen« Öle auf rissige Haut oder an den Augenrändern auftragen. Nach Gebrauch Hände waschen.

Ölauszüge mit Blüten
Die Blüten von Rose, Linde oder Johanniskraut, um nur einige zu nennen, sind zu zart, um durch Hitzeeinwirkung mit Öl extrahiert zu werden. Sonnenwärme liefert bessere Ergebnisse.

Zubereitung
Die Blüten in eine saubere Glasschüssel geben. Mit Öl bedecken und vier Wochen in die Sonne stellen. Der Ölauszug aus Johanniskraut verfärbt sich rot. In manchen Fällen muß man den Vorgang mehrmals wiederholen, damit die Lösung genügend Blütenwirkstoffe enthält. Den letzten Auszug abseihen, in eine saubere Flasche umfüllen, beschriften und datieren.

Die folgenden Heilmittel werden mit Ölauszügen hergestellt:

Salbe
Zum Lindern und Heilen. Diese Salben ziehen nicht in die Haut ein, sondern bilden eine Schutzschicht auf der Oberfläche. Beinwellsalbe ist ein geschätztes Heilmittel. Die Wirkungsweise kann erhöht werden, wenn man 4 Tropfen ätherisches Öl von Rosmarin oder Lavendel daruntermischt. Damit behandelt man Schnittwunden, Prellungen, Verstauchungen, Gliederschmerzen und steife Gelenke. Die Salbe reichlich auftragen.

Zubereitung
2 ½ EL (40 ml) Pflanzenölauszug
1 TL (5 g) Bienenwachs
2–8 Tropfen ätherisches Öl (nach Wunsch)
Das Bienenwachs klein zerteilen und im Wasserbad im Öl völlig auflösen. Die Mischung in ein sauberes Glasgefäß umfüllen, beschriften und datieren.

Liniment
Liniment ist eine fast flüssige, Öl und Alkohol enthaltende Salbe. Es wird in die Haut eingerieben, um Schmerzen oder Steifheit zu lindern. Ein Liniment aus Ringelblumen- und Sonnenhuttinktur mit Ölauszügen von Johanniskraut und Lorbeer ist für viele Heilzwecke geeignet.

Zubereitung
4 EL (60 ml) Pflanzenölauszug
4 EL (60 ml) Tinktur
5–10 Tropfen ätherisches Öl (nach Wunsch)
Vermischen, in saubere Flasche füllen und beschriften. Vor Gebrauch kräftig schütteln.

Lippensalbe
Eine besonders im Winter sehr hilfreiche Salbe zum Schutz der Lippen aus gleichen Teilen Kamille, Ringelblume und Rosenblüten.

Zubereitung
Ölauszug mit den Pflanzenteilen sowie 3 Teilen Kakaobutter und 1 Teil Weizenkeim- oder Mandelöl im Wasserbad zubereiten. 2 Stunden köcheln lassen. Abseihen und in sauberes Glasgefäß füllen. Beschriften und datieren.

ÄTHERISCHE ÖLE

Diese flüchtigen, aromatischen Inhaltsstoffe werden aus den Blüten extrahiert (zum Beispiel Rose und Jasmin), aus den Blättern (Rosmarin) oder Wurzeln (Ingwer). Ätherische Öle sollte man niemals unverdünnt oder innerlich anwenden. In der Natur kommen ätherische Öle in einer Konzentration von 5 Prozent oder weniger vor, und mit diesem Verdünnungsgrad kann man beginnen. In stärkerer Verdünnung sind sie noch wirksamer.

WARNUNG: Ätherische Öle können bei Asthmakranken Asthmaanfälle auslösen.

Die folgenden Heilmittel sind aus ätherischen Ölen hergestellt:

Spray
5 Tropfen ätherisches Öl auf einen halben Liter Wasser zur Kühlung der Haut oder als Raumspray.

Massageöl
5 Prozent ätherisches Öl, der Rest kaltgepreßtes pflanzliches Trägeröl. Ein hilfreiches Allzweck-Heilmittel gegen überanstrengte oder schmerzende Muskeln.

Badeöl
5–15 oder mehr Tropfen ätherisches Öl in die Badewanne. Rosmarinöl eignet sich besonders gut. Entspannt in die Wanne legen und tief atmen, um einen freien Kopf zu bekommen, den Blutkreislauf anzuregen und das Wohlbefinden zu steigern. Nicht zu heiß baden; das Bad ermüdet sonst mehr als daß es anregt.

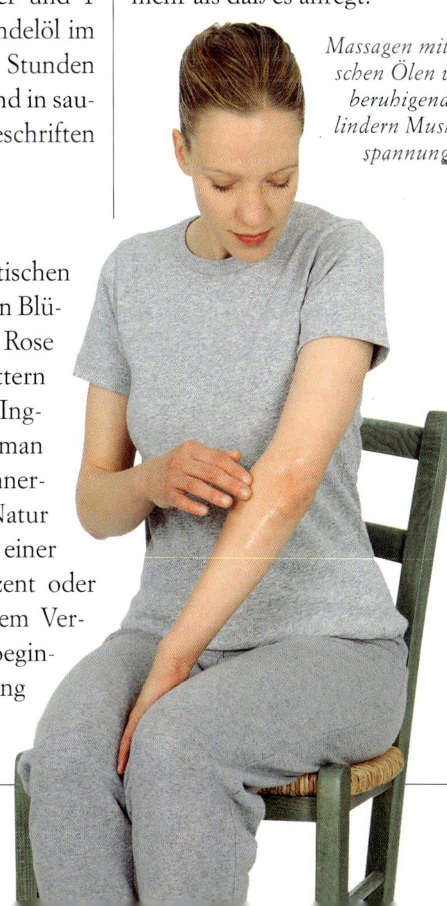

Massagen mit ätherischen Ölen wirken beruhigend und lindern Muskelverspannungen.

Anwendungsformen

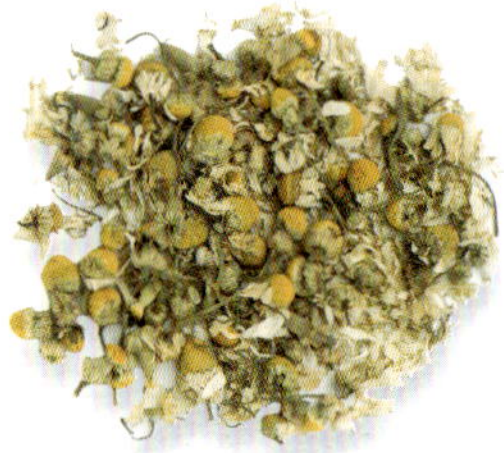

Kamille wird oft als alleiniges Heilmittel angewendet.

Bei der Anwendung von Pflanzenheilmitteln zu Hause wird in der Regel eine bestimmte Pflanze als alleiniges Mittel eingestzt. Dabei gibt es verschiedene Möglichkeiten. Beispielsweise wird Kamillentee getrunken, um streßfördernde Unruhe zu bekämpfen, oder man legt kalte Kamillen-Kompressen auf trockene, juckende Augen. Diese Anwendungsvielfalt ermöglicht es, das richtige Mittel gezielt und wirkungsvoll, mit einem Minimum an Nebenwirkungen zu verwenden.

Mit nur einem einzigen Heilmittel behandeln zu können ist eine der Segnungen der Pflanzenmedizin. Die Therapieformen sind vielfältig.

Pasten

Pasten dienen dazu, Fremdkörper oder Entzündungen aus der Haut zu ziehen. Furunkel, Holzsplitter und Abszesse können auf diese Weise behandelt werden. Mit Pasten wird auch die Hitze aus geschwollenen, entzündeten oder gezerrten Gelenken oder Muskeln herausgezogen. Alle Pasten bestehen aus einem Grundmaterial, das als Trägersubstanz wirkt. Das können Isländisch Moos, Ulme, Eibischwurzel, Hafer, weißer Ton oder Vulkanerde und Heilerde sein.
Um eine einfache Heilpaste für Furunkel zuzubereiten, vermischt man 4 EL Ringelblumentinktur mit 2 TL pulverisierter Eibischwurzel und gibt nach Bedarf Wasser dazu. Die Mischung streicht man dick auf die Haut und legt eine Bandage darüber. Die Paste wird, falls erforderlich, alle vier Stunden erneuert.

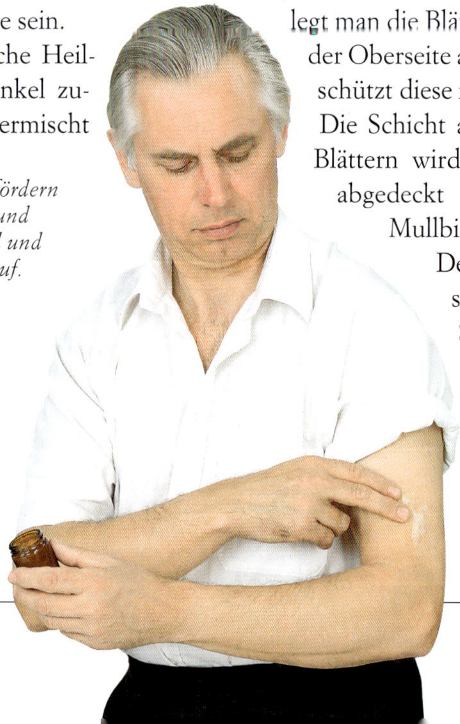

Pflanzenpasten fördern den Heilprozeß und saugen Furunkel und Entzündungen auf.

Breiumschläge

Breiumschläge werden angewendet zur Beruhigung und zum Wärmen von Verletzungen, zum Aufsaugen von Ergüssen und zur Durchblutungsförderung. Man blanchiert frische (oder tiefgefrorene) Beinwellblätter in kochendem Wasser, um sie aufzuweichen. Weil die Unterseite der Blätter mit Härchen überzogen ist, welche die Haut reizen könnten, legt man die Blätter entweder mit der Oberseite auf die Haut oder schützt diese mit Mull.
Die Schicht aus zwei bis drei Blättern wird mit Plastikfolie abgedeckt und mit einer Mullbinde festgemacht. Der Breiumschlag soll vier bis sechs Stunden während der Nacht einwirken. Bei Bedarf wiederholen.

Gurgelmittel

Durch Gurgeln lassen sich Beschwerden durch einen entzündeten Rachen wirksam lindern. Es hilft auch bei Zahnfleischproblemen, lockeren Zähnen, schlechtem Mundgeruch, Mundgeschwüren und Soor. Man gurgelt häufig, täglich viermal oder öfter. Für Gurgellösungen eignen sich:

- Tinkturen 1:5 mit Wasser;
- Tees von normaler Stärke;
- Abkochungen 1:1 mit Wasser;
- Kräuteressig 1:4 mit Wasser;
- 1 Prise Kochsalz wirkt beruhigend, 1 Prise Cayennepfeffer verleiht allen genannten Lösungen antiseptische Wirkung.
- Salbeitee ist ein besonders geeignetes Mittel für die Mundhygiene und kann zum Gurgeln oder Mundspülen täglich angewendet werden.

Trockene Inhalationen

Fenchelsamen und Anissamen sowie Thymian zu gleichen Teilen verreiben und auf glühende Holzkohle streuen. Die eingeatmeten Dämpfe helfen bei Atembeschwerden. Anwendung nachts oder bei Bedarf. **Vorsicht bei Asthmakranken!**

Dampfinhalationen

Therapeutische Anwendung, um Kopf und Nebenhöhlen zu klären.

Kochendes Wasser über aromatische Pflanzen (zum Beispiel Salbei, Pfefferminze, Lavendel, Rosmarin, Thymian) gießen und die aufsteigenden Dämpfe einatmen. Einige Tropfen ätherisches Öl steigern die Wirkung. Auch hilfreich, wenn die Monatsblutung sich verzögert oder von Schmerzen oder Krämpfen begleitet ist. Gesicht über den Dampf halten und entspannen.

Räucherstäbchen

Man kauft sie oder stellt sie selbst her. Der Rauch reinigt die Raumatmosphäre und erleichtert das Atmen.

Vorsicht bei Asthmakranken!

Raumsprays

Eine Mischung aus Tee, verdünnter Tinktur (1 Teil Tinktur auf 10 Teile Wasser) und einigen Tropfen ätherischen Öls ergibt ein erfrischendes Raumspray. Man kann die Zutaten auch einzeln anwenden. Nehmen Sie dazu eine Sprühflasche wie zum Anfeuchten von Zimmerpflanzen. Raumsprays, frisch und feucht, erleichtern das Atmen und halten den Bakterienanteil der Raumluft niedrig.

Ein entspannendes, desinfizierendes Spray für Kinder mit Husten:

- 1 Tasse Kamillentee,
- 3 Tropfen Eukalyptusöl,
- 3 Tropfen Lavendelöl.
- Die Lösung alle vier Stunden und vor dem Zubettgehen im Raum versprühen.

Hand- und Fußbäder

Dabei kann es sich um die Hauptanwendung einer Therapie handeln, die alle sechs Stunden wiederholt wird, oder um eine allgemeine vorbeugende Maßnahme ohne zeitliche Einteilung.

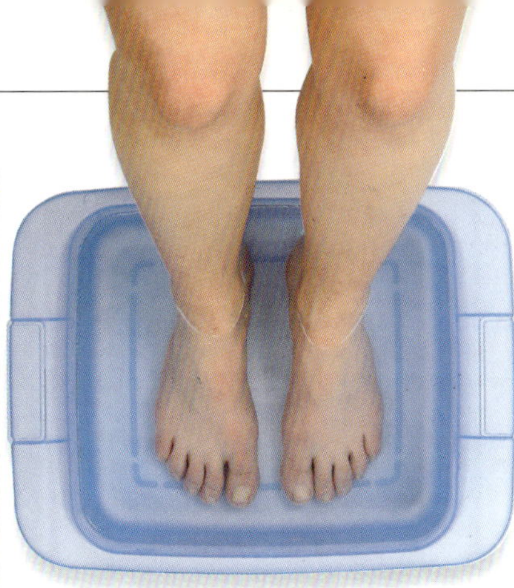

Warme Hand- und Fußbäder lindern steife und schmerzhafte Gelenke und stärken den Blutkreislauf.

Tees werden in normaler Stärke verwendet oder mit der gleichen Menge Wasser verdünnt. Tinkturen werden im Verhältnis 1:8 mit Wasser verdünnt. Bei ätherischen Ölen gibt man 5 Tropfen auf einen halben Liter Wasser.

Gegen steife Hände hilft Rosmarintee mit einer Prise Cayennepfeffer. Handbäder sollten Körpertemperatur haben. Die betroffenen Glieder 10–20 Minuten im Wasser lassen.

Fußbad mit Senf

1 TL Senfpulver, in einem halben Liter Wasser aufgelöst, wirkt anregend auf den Blutkreislauf und verhindert, daß die Kälte in die Knochen kriecht.

WARNUNG: Senf ist stark reizend. Nur auf intakte Haut auftragen.

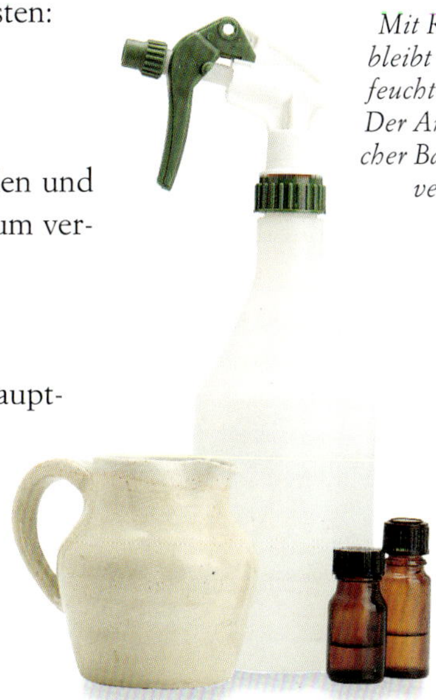

Mit Raumsprays bleibt die Atemluft feucht und gesund. Der Anteil schädlicher Bakterien wird verringert.

Waschungen, Kompressen und Lotionen

Pflanzenarzneien können unmittelbar auf der Haut angewendet werden, als Einreibemittel, Kompresse oder Umschlag. In Frage kommen:

- Tees in normaler Stärke;
- Abkochungen 1:1 mit Wasser;
- Tinkturen 1:4 mit Wasser;
- Kräuteressig mit 6 Teilen Wasser verdünnt.

Als Lotion: sparsam auf die betroffene Stelle auftragen und trockenklatschen. Lotion aus Ringelbumentee ist ein ausgezeichnetes Mittel zum Reinigen kleiner Schnittwunden, anderer offener Wunden, von Bissen und Ausschlägen.

Kalte Wickel beruhigen, saugen Hitze, Entzündungen und Reizungen auf. Vor der Anwendung Lösung im Kühlschrank kühlen oder zerstoßene Eiswürfel dazugeben. Ein sauberes Tuch in die Lösung tauchen und um die betroffene Körperstelle binden. Zudecken, damit die Kompresse nicht verrutscht. Alle zwei Stunden oder öfters erneuern. Kalte Kompressen aus Kamillentee sind hilfreich bei Krampfadern. Heiße Umschläge mit Rosmarin oder Ingwer lindern Krämpfe und Muskelverspannungen.

Abwechselnd heiße und kalte Umschläge stärken den Blutkreislauf und saugen Abszesse auf.

Alle Lotionen (mit Ausnahme von Essiglösungen) können für Augenbäder und Umschläge bei übermüdeten Augen verwendet werden. Die Lösungen immer frisch ansetzen und nach einmaligem Gebrauch wegschütten.

Materia Medica

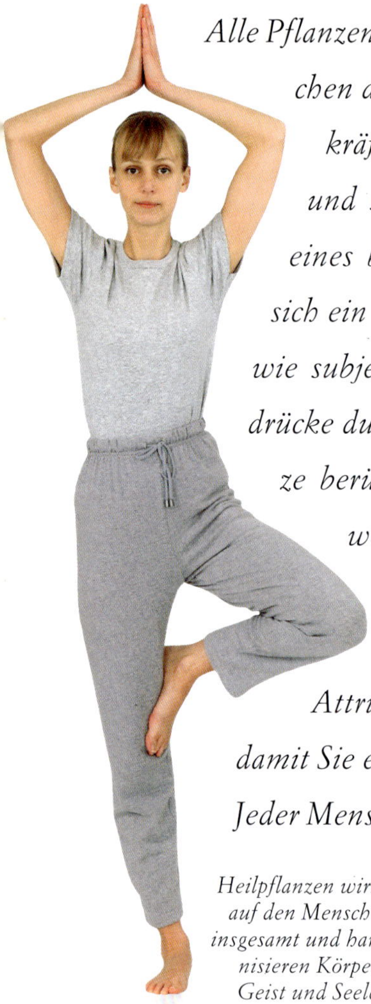

Heilpflanzen wirken auf den Menschen insgesamt und harmonisieren Körper, Geist und Seele.

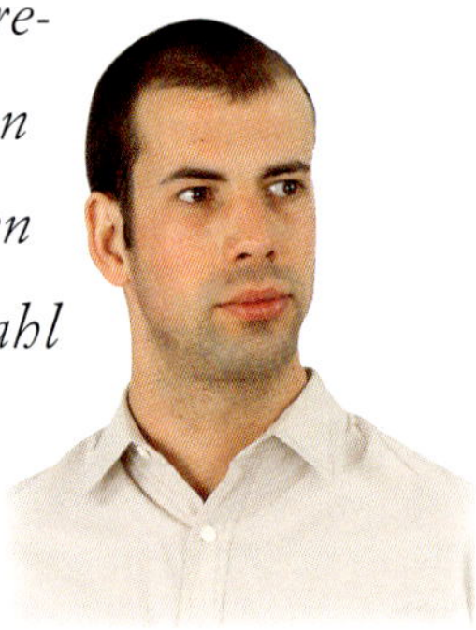

Die Stimmung des Patienten ist ein entscheidender Faktor bei der Auswahl des Heilmittels.

Alle Pflanzen beeinflussen unsere Stimmungen und Gefühle. Sie sprechen die innere Lebenskraft unmittelbar an und leisten einen kräftigenden und ausgleichenden Beitrag zum körperlichen und seelischen Wohlbefinden. Dies gilt es bei der Auswahl eines bestimmten Heilmittels zu bedenken. Machen Sie sich ein Bild von der Pflanze, indem Sie sie aus objektiver wie subjektiver Sicht beurteilen. Ergänzen Sie diese Eindrücke durch eine unmittelbare Probe, indem Sie die Pflanze berühren, ihren Geschmack und Geruch prüfen. Sie werden die antiseptischen Eigenschaften des Thymian schmecken und die Wärme von Angelika riechen. Sehen Sie sich genau an, wie die Pflanzen wirken, wie man sie anwendet und mit welchen Attributen sie ausgestattet sind – warm oder kalt, beruhigend oder anregend –, damit Sie ein Gespür für jedes Mittel und seinen therapeutischen Nutzen bekommen. Jeder Mensch reagiert auf eine Krankheit anders. Bevor man ein Heilmittel anwendet, muß man wissen, wie sich die Erkrankung auf den Patienten auswirkt. Manche Menschen nehmen es ihrem Körper übel, daß er sie »im Stich gelassen« hat. Sie wehren sich gegen ihn und die Krankheit und erschweren den Heilprozeß. Andere verlieren den Mut und schwächen damit den Willen zur Genesung. Apathie behindert die Lebenskraft, ohne die eine rasche Genesung nicht möglich ist. Der seelische Zustand des Patienten beeinflußt sein Wahrnehmungsvermögen und die Selbstdiagnose. Manchmal hat man die Wahl zwischen mehreren Diuretika oder Relaxantien, und bei der Entscheidung für das eine oder andere Mittel kommt es auf den Charakter und die Vitalität des Patienten an. Ein Heilmittel ist dann gut gewählt, wenn es nicht nur dem Krankheitsbild des Patienten, sondern ebenso seinem Persönlichkeitsbild entspricht. Mit entsprechender praktischer Erfahrung wird man diese Entscheidungen intuitiv treffen können.

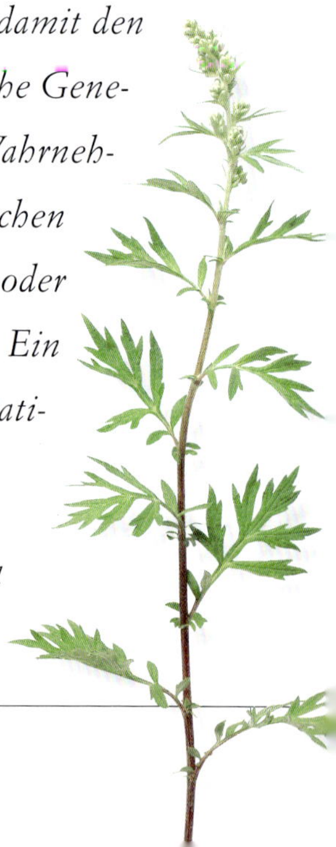

Mit den Sinnen des Tastens, Schmeckens und Riechens erstellen Sie ein Charakterprofil der Heilpflanze.

Benutzung der Materia Medica

Dieser Abschnitt des Buches enthält 36 Charakterprofile der gebräuchlichsten Heilpflanzen. Sie enthalten, neben einer ausführlichen Beschreibung jeder Pflanze, Angaben über Standorte und Fundstellen sowie eine Abbildung, damit Sie sie leichter identifizieren können. Eine umfassende Liste von Verwendungsmöglichkeiten hilft bei der Auswahl der Heilmittel im Einzelfall. Informationen über Wirkungsweise, Charakter und biochemische Eigenschaften der Pflanze vermitteln wichtige Einblicke in die Besonderheiten und Möglichkeiten der Pflanzenheilkunde.

Bei den hier beschriebenen Pflanzen sind bei richtiger Anwendung in der Regel keine Nebenwirkungen zu erwarten. Nutzen Sie die aus diesem Buch und anderen Quellen gewonnenen Kenntnisse und ergänzen Sie sie durch die praktischen Erfahrungen, die Sie mit Heilpflanzen gemacht oder die sich in Ihrer Familie überliefert haben. Lassen Sie sich bei der Auswahl und Anwendung der Arzneien von Umsicht leiten. Wenn Sie sich Ihrer Sache nicht völlig sicher sind, brechen Sie die Therapie ab und holen Sie gegebenenfalls fachkundigen Rat ein.

Die wichtigsten Anwendungsgebiete im häuslichen Umfeld werden aufgeführt, ergänzt durch Empfehlungen zu Dosierung und Therapie.

Überlieferungen, Mythen und Praktiken erhellen die Geschichte der Pflanze.

Die Vorstellung der 36 Pflanzen in der Materia Medica erfolgt nach einem einheitlichen Prinzip, damit Sie sich leichter zurechtfinden.

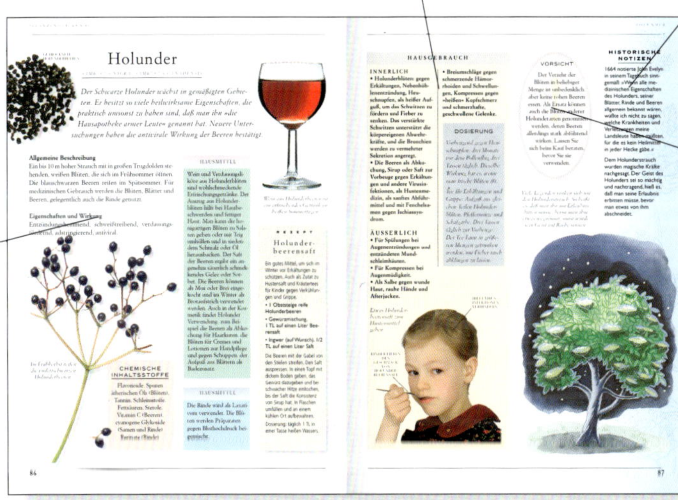

Jede Doppelseite enthält eine allgemeine Beschreibung der Pflanze mit ausführlichen Hinweisen auf Aussehen und Standorte.

In besonderen Fällen wird mit Warntafeln auf mögliche Gegenindikationen aufmerksam gemacht.

EIGENSCHAFTEN DER HEILPFLANZEN

Es gibt keine festen Regeln, um die Eigenschaften von Pflanzen zu bestimmen. Wenn es heißt, Kamille sei »gut« für streßbedingte Kopfschmerzen, dann ist das zwar richtig, aber nicht die ganze Wahrheit. Man könnte auch Aspirin nehmen. Aber Kamille und Aspirin sind dennoch nicht das Gleiche, und schon gar nicht ist das eine ein Ersatz für das andere. Aspirin hat eine ganz spezifische Wirkung; bei Kamille kommen weitere Faktoren hinzu. Kamille lindert nicht nur den Kopfschmerz. Sie wirkt überdies beruhigend auf den Organismus ein, denn sie ist eine Pflanze mit wärmenden Eigenschaften, ohne zu stimulieren wie beispielsweise Ingwer. Sie hat ein leicht bitteres Aroma, das für die Leber bekömmlich ist und den Verdauungsprozeß anregt. Kamille beruhigt die Nerven und damit Geist und Körper zugleich.

Damit beide harmonisch zusammenwirken, bedarf es möglicherweise auch der klärenden Sonnenwärme der Ringelblume, der kühlen Gründlichkeit des Labkrauts (*Galium verum*) oder der herben, etwas aufdringlichen Frucht des Wacholders.

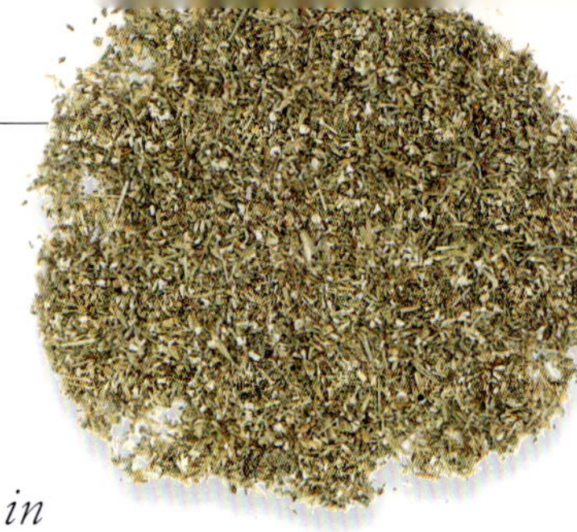

GETROCKNETE BLÜTEN DER SCHAFGARBE

Schafgarbe

ACHILLEA MILLEFOLIUM

Diese Heilpflanze wurde schon in frühesten Zeiten in vielen Kulturen hoch geschätzt und zur Heilung von Wunden benutzt. Außerdem gibt es neben der Schafgarbe kein besseres Mittel gegen Fieber. Volkstümliche Bezeichnungen sind unter anderem Berufungskraut und Deutscher Bertram.

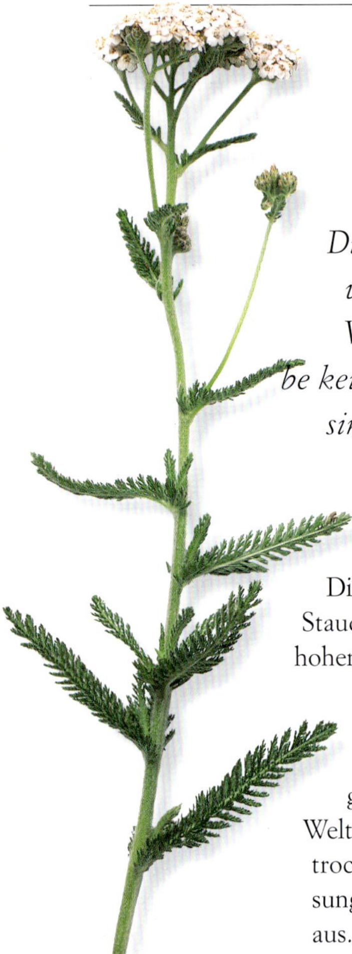

Die kleinen, weißen Blüten der Schafgarbe öffnen sich im Spätsommer.

Allgemeine Beschreibung

Die schöne, aromatisch riechende Staude hat flache Blütenstände auf hohen Stengeln mit weißen oder rosa Blüten und blüht im Spätsommer. Sie gedeiht wildwachsend oder als Züchtung in allen gemäßigten Klimazonen der Welt. Die Schafgarbe bevorzugt trockene Standorte, ist aber anpassungsfähig und breitet sich kräftig aus. Die langen Stiele mit den gefiederten Blättern sind ein vertrauter Anblick an Weg- und Wiesenrändern. Wenn man ihr genügend Platz gibt, entwickelt sie sich prächtig. Für Staudengärten hat man rotblühende Züchtungen mit längerer Blütezeit entwickelt. Sie findet auch als Trockenblume Verwendung. In der Pflanzenheilkunde wird die gesamte Pflanze verarbeitet.

Eigenschaften und Wirkung

Blutstillend, antiseptisch, adstringierend, entzündungshemmend, schweißtreibend, blähungshemmend, krampflindernd. Stärkungsmittel für die Venen.

HEILMITTEL

Blutungen – Teeauszug der frischen Pflanze in reichlichen Mengen.

Ebenfalls hilfreich bei Nierenentzündung, Bluthochdruck und Thrombosen sowie als Adjuvans bei Strahlentherapie.

HAUSMITTEL

Im biologischen Anbau wird Schafgarbentee zum Kompost gegeben, um die Verrottung zu beschleunigen.

Einige gehackte Blätter werden zum Würzen von Salaten verwendet.

Aus dem Kraut läßt sich ein wohlschmeckendes, bekömmliches Bier zubereiten.

Um das I-Ging, das chinesische Wahrsagebuch zu lesen, werden traditionsgemäß Schafgarbenstengel benutzt.

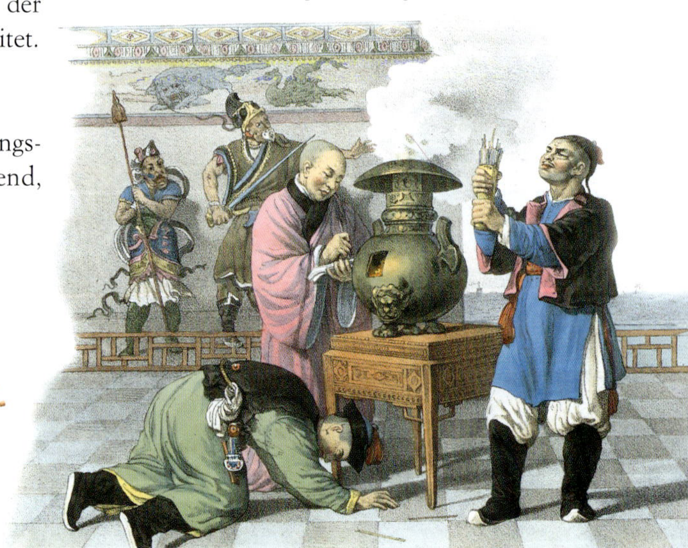

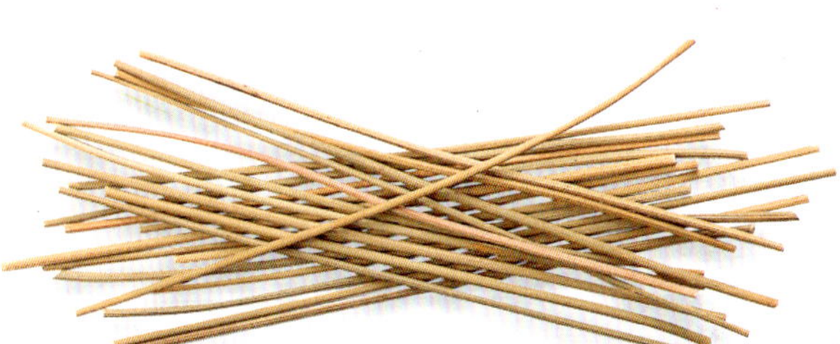

SCHAFGARBENSTENGEL

HAUSGEBRAUCH

INNERLICH

- **Gegen Hämorrhoiden – innerlich und äußerlich**
- **Gegen Fieber, um den Schweiß zu treiben und die Temperatur zu senken; Scharfgarbe ist ein nützliches Mittel für Kinder mit Fieber.**
- **Zur Anregung der Zirkulation, gegen kalte Füße und Venenentzündungen.**
- **Gegen Menstruationsschmerzen sowie Bauchschmerzen durch Verstopfung, vorangegangene Krankheiten und Infekte.**

ÄUSSERLICH

- **Als Creme oder zum Waschen entzündeter Wunden und nässender Ekzeme.**
- **Als Wundkraut zum Stillen von Blutungen.**

DOSIERUNG

In Akutfällen Einnahme nach Belieben. Bei chronischen Beschwerden 3 Tassen Tee täglich.

Tinktur: 20 Tropfen bis 1 TL (5 ml) je nach Umständen.

Tee aus gleichen Teilen Holunderblüten, Pfefferminze und Schafgarbe schmeckt angenehm und ist sehr hilfreich bei Grippe und anderen fiebrigen Erkrankungen. Den Tee heiß und häufig trinken – bis zu 1 Tasse alle zwei Stunden.

Um bei Venenentzündungen rasche Linderung zu erzielen, 30 Tropfen Roßkastanie (Aesculus hippocastanum) *zu einem halben Liter Schafgarbentee geben und im Tagesverlauf trinken. Die gleiche Mischung kann auch für Umschläge benutzt werden.*

Ätherisches Öl der Schafgarbe hilft bei Krampfadern.

Zum Stillen von Blutungen einige Blätter kauen, damit sie weich und sauber werden, und unmittelbar auf die Wunde legen. Aus Gründen der Hygiene nur zur Eigenbehandlung vorgesehene Blätter kauen.

Bei Zahnschmerzen die frische Wurzel kauen.

Bei Gelenkschmerzen Schafgarbe als Badezusatz oder für Kompressen verwenden.

REZEPT

Schafgarben-Blütenarznei

Dieses spezielle Heilmittel hat schützende Funktionen. Es hilft Therapeuten, die dazu neigen, Infekte von ihren Patienten »aufzuschnappen«, und Patienten, die sich einer Strahlentherapie unterziehen.

- Schafgarbenblüten
- 50 ml Weingeist
- 100 ml-Flasche aus braunem Glas
- Meerwasser

Das Salzwasser von einem sauberen Strand holen.

Die Arznei nach der Sonnenmethode zubereiten (siehe S. 102).

VORSICHT

Schwangere sollten kein ätherisches Öl anwenden. In den ersten Monaten hohe Dosen der Arznei aus frischen Pflanzenteilen meiden.

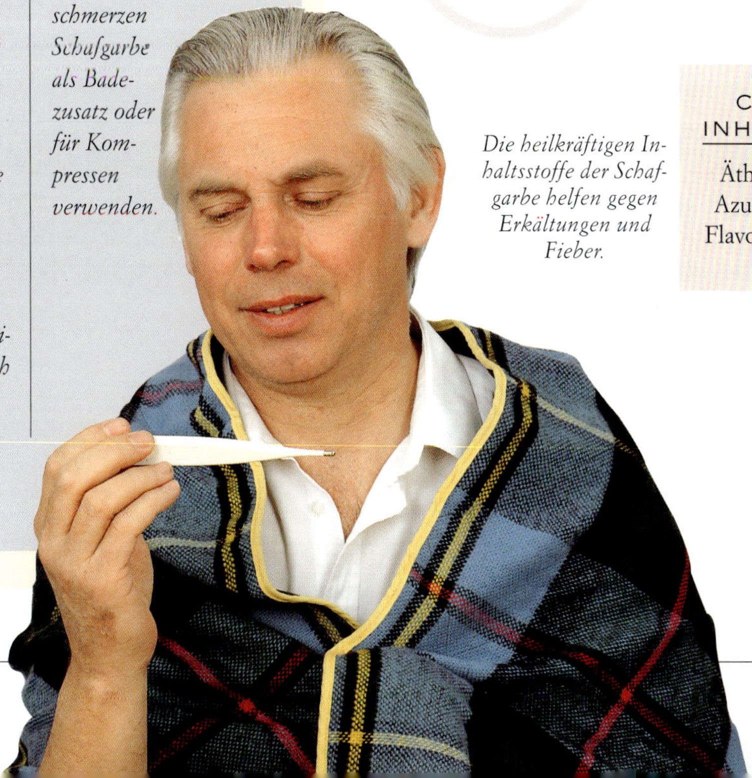

Die heilkräftigen Inhaltsstoffe der Schafgarbe helfen gegen Erkältungen und Fieber.

HISTORISCHE NOTIZEN

Der botanische Name *Achillea* bezieht sich auf den griechischen Feldherrn Achilles, der mit Schafgarbe Speerwunden heilte.

Schafgarbe wurde zur Behandlung von Fieber als Chininersatz benutzt.

Bei den Indianerstämmen Nordamerikas wurde Schafgarbe verbrannt, um böse Geister zu vertreiben.

Um die Stimme von Schafgarbe zu verstehen, kaut man ein Stückchen Wurzel und behält es im Mund. Tee aus Blättern und Blüten erzählt die Geschichte weiter.

Bei der Befragung des I-Ging werden Schafgarbenstengel benutzt. Die Hexagramme werden durch Werfen der Stengel und ihre Lage ausgewählt.

CHEMISCHE INHALTSSTOFFE

Ätherisches Öl sowie Azulene und Eugenol, Flavonoide, Bitterstoffe, Tannin.

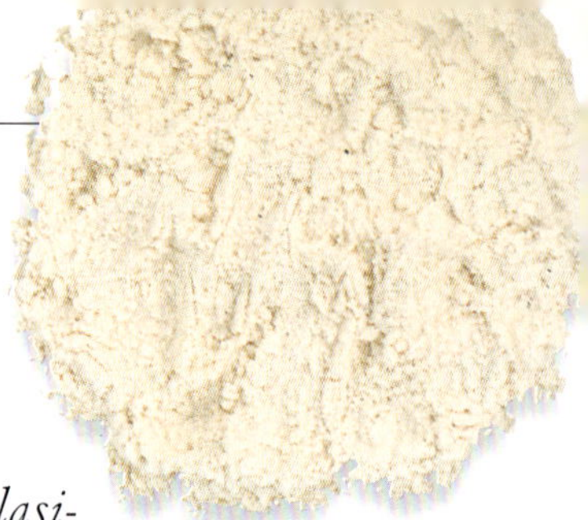

KNOBLAUCHPULVER

Knoblauch

ALLIUM SATIVUM

Dieses häufig benutzte Küchenkraut war einst in Zentralasien heimisch und wird heute in den meisten Klimazonen kultiviert. Die Knoblauchknolle besteht aus mehreren einzelnen Zehen, die von einer pergamentartigen Schale umhüllt sind. Knoblauch riecht intensiv und hat eine eigentümliche Schärfe.

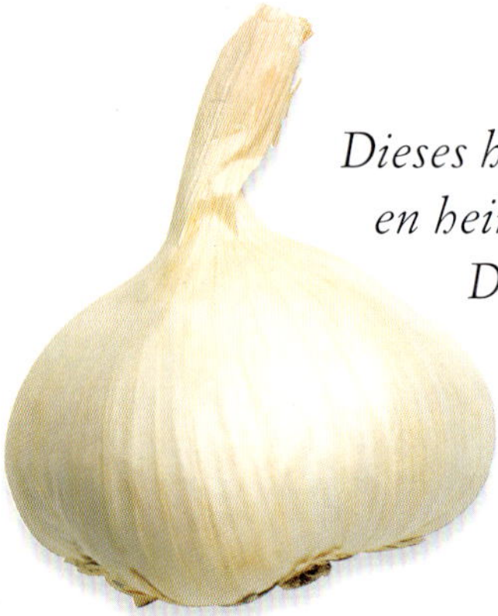

Die Knoblauchknolle besteht aus mehreren Zehen mit rötlich-weißer Haut.

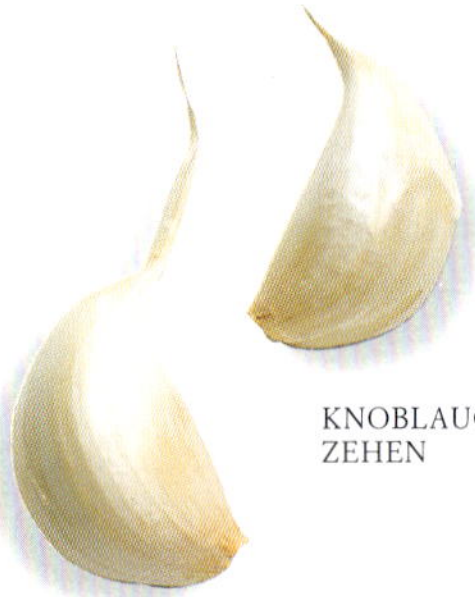

KNOBLAUCH-ZEHEN

Allgemeine Beschreibung
Die Pflanze hat kugelförmige Blütenstände auf hohem Stengel. Sie bevorzugt nährstoffreiche, durchlässige Böden. Die Arznei wird aus der Knolle gewonnen.

Eigenschaften und Wirkung
Antiseptisch, antiviral, pilzhemmend, krampflindernd, Expektorans, Antiallergikum, senkt Blutdruck, Blutzucker- und Cholesterinspiegel, regt den Kreislauf an.

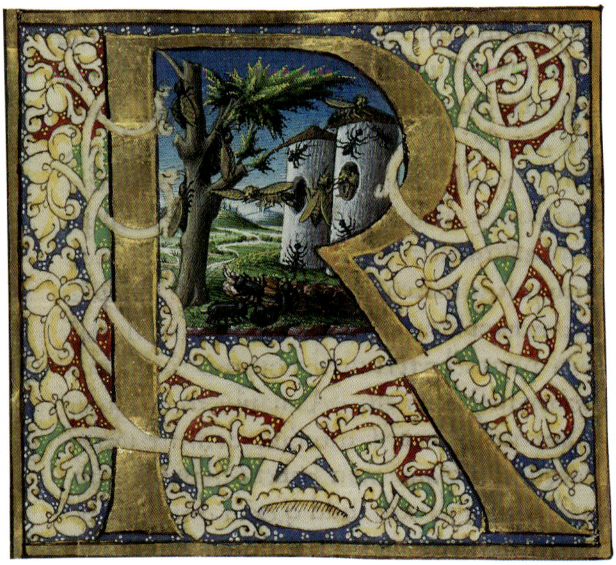

HEILMITTEL

Knoblauch wird von Therapeuten genauso angewendet wie in der Hausmedizin. Es gibt keine zusätzlichen Anwendungsmöglichkeiten.

HAUSMITTEL

Auch als Würzpflanze entfaltet Knoblauch seine heilkräftige Wirkung auf das Kreislaufsystem.

Speiseöl mit Knoblauch und Apfelessig ergibt eine schmackhafte Salatsauce für Menschen mit schwacher Verdauung.

REZEPT

Knoblauchhonig

In dieser Zubereitung ist der Genuß von Knoblauch angenehm und wird auch von Kindern akzeptiert. Weil Knoblauch und Honig antiseptische Eigenschaften haben, ist diese Mischung ein Allheilmittel und sollte in jedem Haushalt griffbereit stehen. Man verwendet es bei Erkältungen, Infekten und Allergien – auch zur Vorbeugung.

- 2 Knoblauchknollen, geschält und zerdrückt
- 500 g Honig

Knoblauch und etwas Honig in einen Mörser geben und verreiben, bis der Knoblauch fast durchsichtig wird. Den restlichen Honig dazugeben und gut vermischen. In einem sauberen Glasgefäß aufheben.

Dosierung: Zur Vorbeugung 1 TL täglich; zur Behandlung von Infekten 3 TL täglich. Gegen Halsentzündung und leichte Erkältungen mit heißem Wasser, Zitronensaft oder anderen Pflanzentees verdünnen.

Honig ist ein bewährtes Antiseptikum. Eine Mischung mit Knoblauch ergibt ein wirksames Erkältungsmittel.

CHEMISCHE INHALTSSTOFFE

Neben ätherischem Öl Allicin, Garlicin und Allistatin, B-Vitamine, Selen, Germanium, Flavonoide.

HAUSGEBRAUCH

INNERLICH

- Knoblauch ist ein ausgezeichnetes Heilmittel bei Kreislaufproblemen. Es reinigt und kräftigt die Blutgefäße und sorgt für normalen Blutdruck.
- Verringert das Risiko von Kreislaufproblemen bei Diabetikern.
- Schützt das Herz.
- Desinfiziert und entfernt Schleim aus den Lungen; hilft bei infektiösem Husten, Bronchitis und Asthma mit zähem Schleim.
- Beugt Erkältungen, Grippe oder anderen Virusinfektionen vor. Lindert die Symptome von Nebenhöhlenentzündung, Heuschnupfen und heftigem Niesreiz.
- Fördert den Fettstoffwechsel (als Nahrungsbestandteil).
- Tötet Würmer im Darmtrakt.

ÄUSSERLICH

- Als Ölauszug für Infekte der Ohren und Nase (als Tropfen).
- Als Ölauszug zum Einreiben der Brust (bei Kindern mit Husten oder Erkältungen).
- Scheidenentzündung.
- Als Saft gegen Warzen und Pilzinfektionen.
- Umschläge bei Abszessen.

DOSIERUNG

Knoblauch verdankt seine medizinischen Kräfte den aromatischen Inhaltsstoffen. Desodorierte Präparate wirken weitaus schwächer. Um den Geruch zu neutralisieren, ißt man Petersilie.

Präparate aus pulverisiertem Knoblauch eignen sich für die längere Einnahme am besten. Die Kapseln lösen sich erst im Darm auf, so daß man nicht aufstoßen muß. Beachten Sie die Gebrauchsanweisungen auf der Packung. Zur Vorbeugung von Erkältungen und Husten Dosis kurzzeitig verdoppeln.

Für kurzzeitige Anwendung gegen Husten, Infekte und Würmer nimmt man Knoblauchhonig, oder man röstet einige Zehen in der Schale und ißt davon so viele wie man verträgt.

Als Wurmmittel für Kinder eine oder zwei Knoblauchzehen in einer Tasse Milch aufkochen und täglich drei Wochen lang zu trinken geben.

VORSICHT

Frischer Knoblauch kann den Magen reizen. In solchen Fällen empfiehlt sich die Einnahme von Kapseln oder eine der hier genannten Zubereitungen.

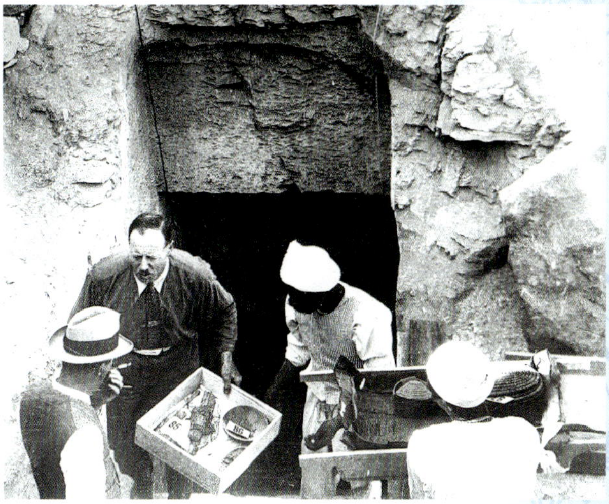

Knoblauch war schon im alten Ägypten bekannt. In der Grabkammer Tutenchamuns im Tal der Könige hat man Reste von Knoblauchzehen gefunden.

VERWANDTE PFLANZEN

Zwiebel, Lauch und wilde Knoblaucharten haben dieselben Eigenschaften wie Knoblauch, nur schwächer. Zwiebeln sind feuchter und kühler, enthalten mehr Schleimstoffe und eignen sich deshalb besser für Kinder. Zwiebelsirup wird nach demselben Rezept zubereitet wie Knoblauchhonig. Kleinkindern gibt man 1–3 TL täglich. Zwiebelsaft kann man auf entzündete Mitesser und Gerstenkörner streichen. In manchen ländlichen Gegenden wird Lauchsuppe gegen Beschwerden durch feuchtkaltes Wetter empfohlen.

HISTORISCHE NOTIZEN

Knoblauch wird seit Jahrhunderten als stärkendes und entzündungshemmendes Nahrungsmittel benutzt.

Früher war Knoblauch das Allheilmittel armer Leute, die sich keine ärztliche Versorgung leisten konnten.

In südlichen Ländern aß man Knoblauch, um bei Feldarbeiten die Hitze besser ertragen zu können.

In der Grabkammer des Pharaos Tutenchamun hat man Knoblauchzehen gefunden.

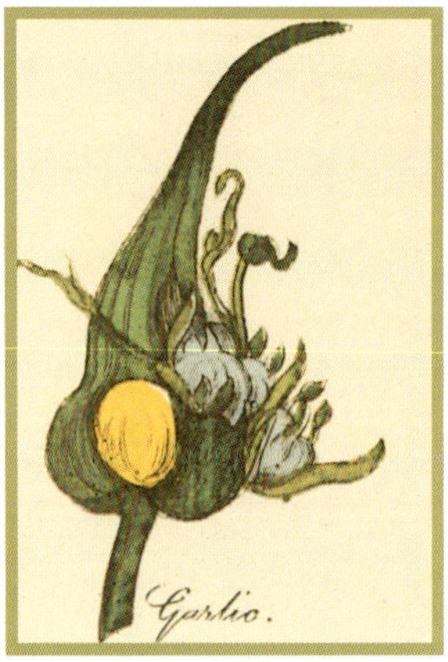

In seinem Pflanzenbuch beschreibt Culpeper Knoblauch als vielseitiges Heilmittel.

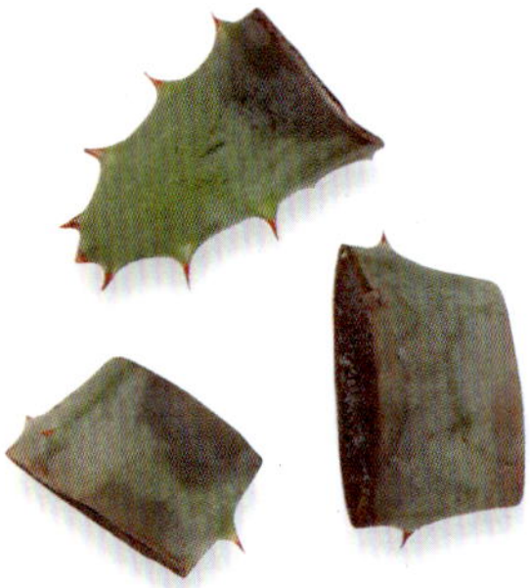

FRISCHE ALOE-BLÄTTER

Aloe

ALOE VERA

Die Aloe stammt ursprünglich aus Afrika und wird heute in vielen Ländern angebaut. Sie gedeiht in milden, frostfreien Gebieten und ist eine dekorative, pflegeleichte Zimmerpflanze. Man sollte sie in der Küche stehen haben, um sie bei Brandwunden benutzen zu können.

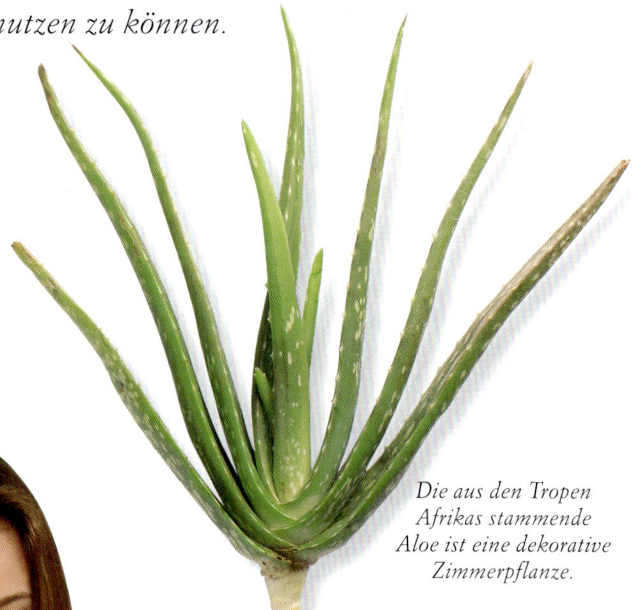

Die aus den Tropen Afrikas stammende Aloe ist eine dekorative Zimmerpflanze.

Allgemeine Beschreibung

Aloe oder *Aloe vera* ist eine in den Tropen verbreitete Gattung der Liliengewächse mit langen, dicken, fleischigen, dunkelgrünen, gelbgestreiften Blättern. Meistens wird der frische oder konservierte Saft der Blätter verwendet (Gel), gelegentlich auch das ganze Blatt und andere Aloe-Arten.

Eigenschaften und Wirkung

Das Gel unterstützt den Heilvorgang, ist entzündungshemmend, antiseptisch und antimykotisch. Aus dem gesamten Blatt gewonnene Extrakte wirken kühlend und helfen bei Verstopfung und Menstruationsbeschwerden.

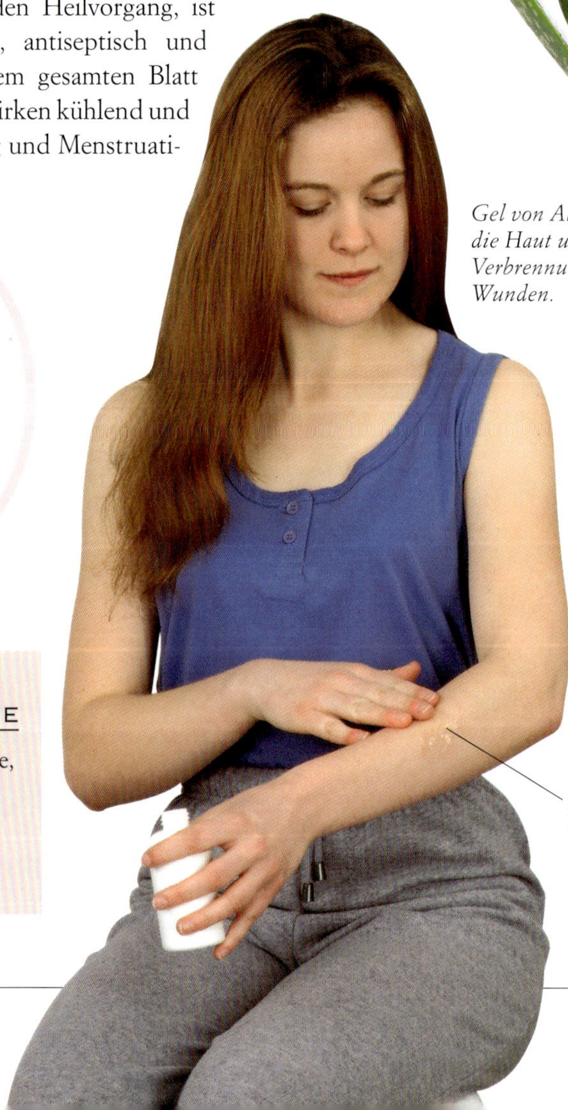

Gel von Aloe kühlt die Haut und heilt Verbrennungen und Wunden.

DIREKT AUF DIE SCHNITTWUNDE STREICHEN

VORSICHT

In der Schwangerschaft nicht innerlich anwenden, denn Anthrachinon wirkt abführend. Hohe Dosierung kann zu Erbrechen führen.

HEILMITTEL

Verstopfung und Darmstörungen bei Krebs und Immunschwäche.

HAUSMITTEL

Die Aloe liefert eine kräftige Purpurfarbe. Die Blütenessenz hat belebende Wirkung bei Menschen mit geistiger Erschöpfung durch kreative Betätigung.

CHEMISCHE INHALTSSTOFFE

Schleimstoffe, Resinate, Anthrachinon, Aminosäuren und Vitamine.

HAUSGEBRAUCH

INNERLICH

- **Für den inneren Gebrauch bei Candidamykose, Verdauungsschwäche, Abgeschlagenheit, Blutarmut infolge von Stoffwechselstörungen, Blähungen, Magengeschwüren und Zahnfleischerkrankungen.**
- **Der gelbe Saft ist ein Abführmittel.**
- **Tee oder Tinktur aus dem gesamten Blatt hilft gegen hartnäckige Verstopfung, Spulwürmer und Leberschwellung.**

ÄUSSERLICH

- **Den bitteren, gelben Saft aus den Blattansätzen auf die Fingernägel streichen, um das Knabbern zu verleiden.**
- **Als Kompresse bei schmerzhaften, entzündeten Gelenken.**
- **Das farblose Gel hilft bei Brandwunden, Sonnenbrand, Strahlenverbrennungen, Insektenstichen, Kontaktallergien beim Umgang mit Pflanzen, Dermatitis, Ekzemen, entzündeter und juckender Haut, Unterschenkelgeschwür, Ausschlag, Gürtelrose, Augengeschwüren, Schuppen und juckender Kopfhaut, Hautpilzerkrankungen, Fußpilz, Mundgeschwüren und Beschwerden durch neue Zahnprothesen.**
- **Aloe-Gel oder die Tinktur daraus kann Linimenten beigefügt werden, um damit Glieder-, Muskel- und Gelenkschmerzen zu behandeln.**

DOSIERUNG

Frisches Gel ist das beste Mittel für die Haut. Man schneidet aus dem oberen Teil des Blattes eine Scheibe heraus und drückt das Gel unmittelbar auf die Haut. Am angeschnittenen Ende des Blattes bildet sich eine Schutzschicht, so daß man es mehrmals verwenden kann. Auf manchen Märkten werden frische Aloeblätter angeboten. Sie lassen sich zu Hause an einem kühlen Ort Monate lagern. Oder man schneidet die Blätter in Scheiben und legt sie in den Kühlschrank.

Viele Aloepräparate und -kosmetika sind in Apotheken und Drogerien erhältlich.

Das Gel kann auch innerlich angewendet werden. Gabe: 1–2 TL (15–30 ml).

Als Abführmittel benutzt man das getrocknete, pulverisierte Blatt. Gabe: 100 mg. Tinktur: 1/2 bis 1 1/2 TL (2–8 ml). Bei hartnäckiger, chronischer Verstopfung 1/2 TL (2 ml) zweimal täglich. Die Einnahme muß gemeinsam mit einem blähungshemmenden Mittel wie Ingwer und Zimt erfolgen, um Krämpfen vorzubeugen. Es genügen schon einige Tropfen Ingwertinktur. Fertigpräparate gibt es in Apotheken.

HEILPLFASTER AUS FRISCHEN ALOEBLÄTTERN

Das Aloeblatt der Länge nach durchschneiden, dann in etwa 5 cm lange Stücke zerteilen. Jedes Stück in Folie einschlagen. Die Stücke locker in einen Gefrierbeutel geben, damit sie nicht aneinander festfrieren. Wenigstens 20 Stück zubereiten. Beutel ins Gefrierfach legen. Die Blätterstücke bleiben sechs bis neun Monate frisch.

Vor dem Gebrauch Plastikhülle entfernen und das Blattstück mit der fleischigen Seite auf die Haut legen und gleichmäßig über die betroffene Stelle reiben. Auftauen ist nicht erforderlich. Täglich ein bis zwei Mal wiederholen. Zur Kühlung und zum Aufsaugen Blattstück auswickeln, fleischige Seite auf die Haut legen und mit einer weichen Bandage fixieren. Falls erforderlich, alle sechs Stunden erneuern.

HISTORISCHE NOTIZEN

Schon die alten Griechen und Römer kannten Aloe-Gel als ausgezeichnetes Mittel bei Wunden, Verbrennungen und entzündeten Hautausschlägen.

In arabischen Ländern gilt die Pflanze als Symbol für Geduld.

Das in der Bibel erwähnte Aloeholz hat mit *Aloe vera* nichts gemeinsam. Es handelt sich um Adlerholz (*Aquilaria agallocha*), ein Seidelbastgewächs aus der Familie der Myrtenartigen. Das Holz dieses in Indien und Malaysia heimischen Baums verbrennt wohlriechend und wird ähnlich wie Weihrauch verwendet.

Schon im antiken Griechenland war die Aloe als Heilpflanze bekannt und wurde zur Wundbehandlung genutzt.

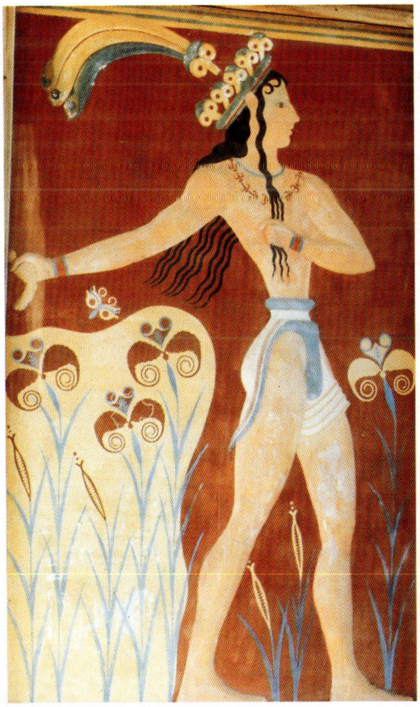

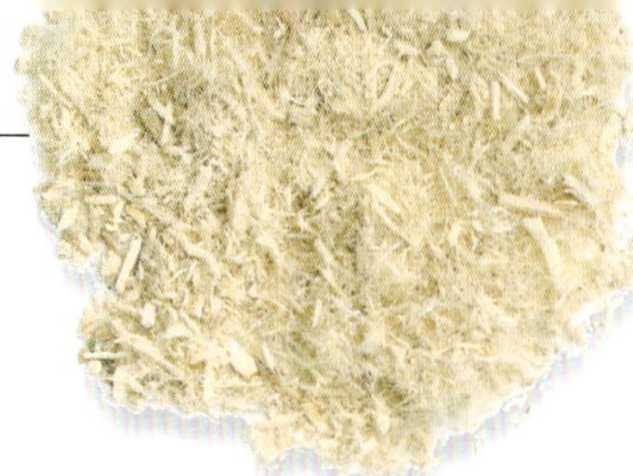

GETROCKNETE EIBISCH-BLÜTEN

Eibisch

ALTHEA OFFICINALIS

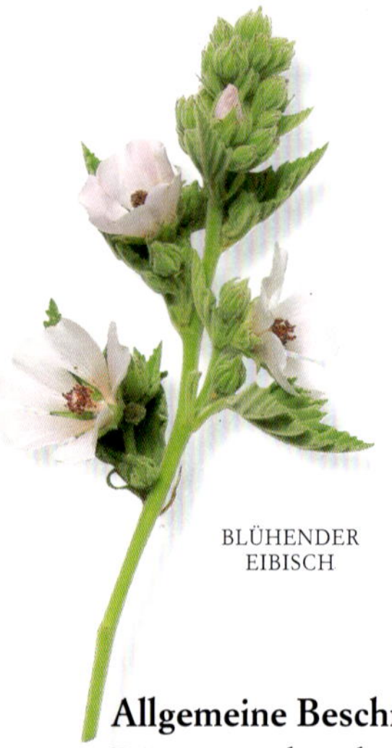

BLÜHENDER EIBISCH

Der Echte Eibisch enthält medizinisch wirksame Schleimstoffe. Die botanische Bezeichnung Althaea *kommt vom griechischen* altho *= heilen. Ursprünglich aus China stammend, wurde der Eibisch von den alten Ägyptern genutzt. Man hat ihn früher hauptsächlich wegen seiner süß schmeckenden Wurzeln kultiviert und bei der Zubereitung von Süßspeisen verwendet.*

Allgemeine Beschreibung
Diese wunderschön blühende, ausdauernde Pflanze hat rosa, weiße oder dunkelrote Blüten und wächst in feuchten Gegenden mit gemäßigtem Klima. In der Heilkunde werden die Wurzeln und Blätter genutzt.

Eigenschaften und Wirkung
Schleimlösend, beruhigend, einhüllend, kräftigend. Das klassische Mittel gegen Erkältungskrankheiten der Atemwege.

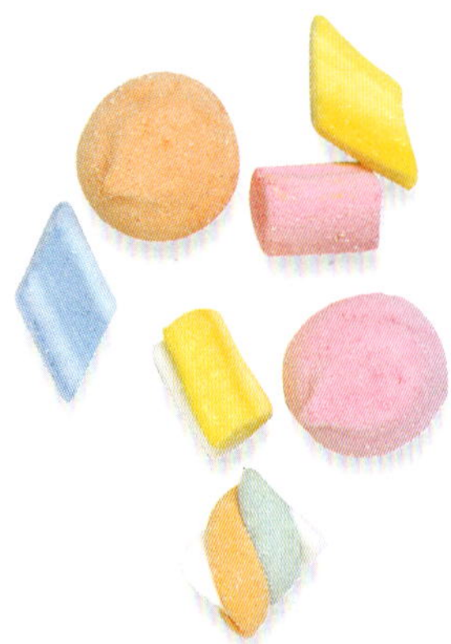

Der Echte Eibisch lieferte die Grundstoffe für Süßspeisen.

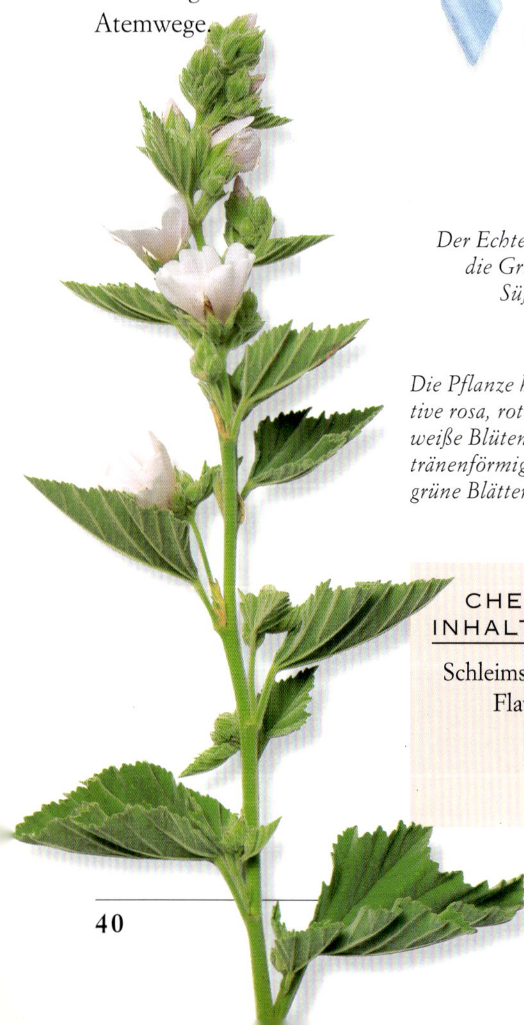

Die Pflanze hat dekorative rosa, rote oder weiße Blüten und tränenförmige, graugrüne Blätter.

CHEMISCHE INHALTSSTOFFE

Schleimstoffe, Tannin, Flavonoide.

HAUSMITTEL

Eibischblätter können als Gemüse gegessen werden, indem man sie wie Spinat zubereitet oder gemischten Salaten beifügt. Früher wurden sie von stillenden Müttern benutzt, um die Milchproduktion anzuregen. Eibischblätter und Brennessel, gekocht mit Zwiebeln und Kartoffeln, ergeben eine schmackhafte, nahrhafte Suppe. Die Blüten aller Malvenarten werden als Zutaten zu Salaten verwendet und ergeben einen erfrischenden Kräutertee. Die Samen schmecken nußartig und können unbegrenzt gegessen werden. Die gekochten und mit Zwiebeln angebratenen Wurzeln ergeben ein wohlschmeckendes Gemüse.

HEILMITTEL

Eibisch wird von Therapeuten genauso angewendet wie in der Hausmedizin, und es sind keine weiteren Anwendungsmöglichkeiten bekannt.

REZEPT

Purpurroter Hustensaft

Besonders Kinder fliegen auf die rote Farbe dieses Hustensafts.

- 3 Handvoll tiefrote Blüten
- 5 cm Zimtstange (nach Wunsch)
- Genügend Honig, um die Zutaten damit zu bedecken

Blüten in eine Schale geben und leicht niederdrücken. Mit Honig bedecken und zwei Wochen ziehen lassen. In saubere Flaschen füllen, beschriften und kühl aufbewahren.

Dosierung: 1–2 TL bei Bedarf gegen trockenen Reizhusten und zur Lösung des Schleims.

HAUSGEBRAUCH

INNERLICH

- Eibisch ist schleimlösend und lindert Beschwerden der Lunge, des Verdauungsapparats und der Harnorgane.
- Bei Bronchitis, unproduktivem, trockenem Husten, Mundgeschwüren (als Mundwasser), Heiserkeit, Gastritis, Magen-Darm-Geschwüren, Zwerchfellhernie, Durchfall, Verdauungsstörungen, trockener Verstopfung, Nierenbeschwerden, Nierensteinen und -grieß, Blasenentzündung.
- Gegen trockene Haut den Pflanzenauszug mehrere Monate lang einnehmen.
- Als Teeauszug gegen Austrocknung nach langen Flugreisen.

ÄUSSERLICH

- In Umschlägen oder als Zugsalbe für Holzsplitter, zum Reinigen von Wunden und zum Öffnen von Furunkeln, Abszessen und Geschwüren.
- Für Waschungen und Kompressen bei nässenden Hautauschlagen.
- Gegen Insektenbisse und -stiche die gepulverte Wurzel mit etwas Wasser zu einer Paste anrühren und auftragen. Die betroffenen Stellen können unmittelbar mit frischen Blättern eingerieben werden.

DOSIERUNG

Unbeschränkt anwendbar, um Linderung herbeizuführen. Für beste Wirkung 30 g Wurzel in 500 ml kaltem Wasser über Nacht einweichen und am nächsten Tag trinken.

Eibisch wird oft nicht allein angewendet, sondern in Kombination mit anderen Heilkräutern. Beispielsweise mit Thymian gegen Husten, mit Kamille und Beinwell gegen Zwerchfellhernie, mit Salbei gegen schmerzende Brüste (innerlich und äußerlich), mit Klebkraut, Thymian oder Fenchel gegen Zystitis, mit Maiskolbenseide und Löwenzahn gegen Nierensteine und Harnverhaltung.

Die gepulverte Wurzel ist eine ausgezeichnete Grundlage für Umschläge und warme Wickel, denn sie halt die Wärme lange. Für eine Ausziehsalbe gegen Mitesser gibt man einen Teil gepulverte Wurzel zu fünf Teilen einer guten Hautsalbe.

VERWANDTE PFLANZEN

Neben dem Echten Eibisch gibt es noch weitere Malvenarten, die als Zierpflanzen dienen und für medizinische Zwecke genutzt werden können. Dazu gehören die Blätter und Blüten der aus Asien stammenden Stockrose (Althaea rosea) *sowie die buschige Sommer-Lavatere* Lavatera trimestris *aus Südeuropa. Die Wilde Malve* Malva sylvestris *und andere Arten wachsen wild sowie als Einjahresblume in Gärten. Aus ihren Blüten läßt sich ein erfrischendes Sommergetränk zubereiten.*

HISTORISCHE NOTIZEN

Bei vielen Völkern wurde die Malve zur Ernährung und medizinisch genutzt. Die Samen werden in der chinesischen Medizin angewendet.

Die in englischsprachigen Ländern bekannte Süßigkeit »Marshmallows« bestand früher aus kandierten Wurzeln, wurde auch als Hustenmittel verwendet. Heute werden Marshmallows aus Zucker, Mehl und Bindemittel gemacht.

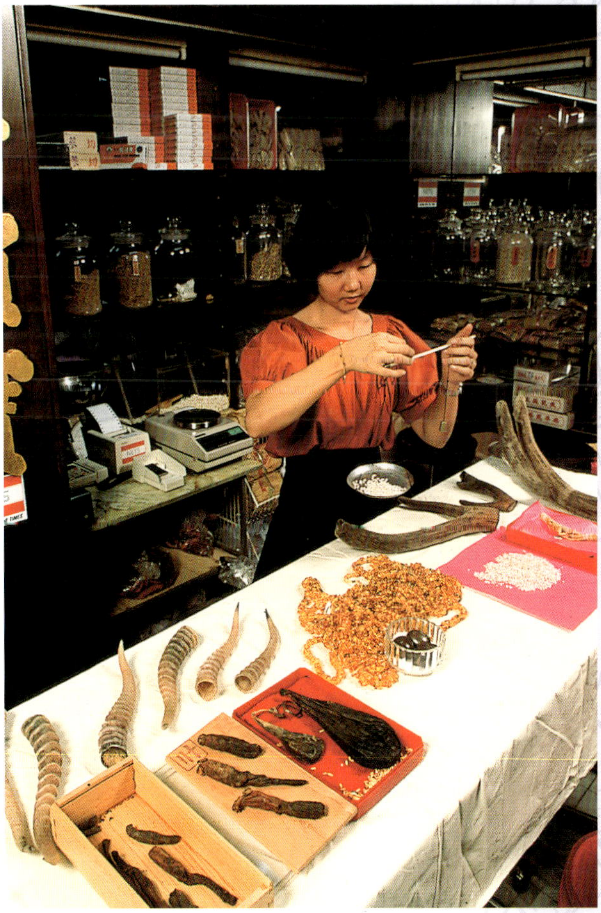

In der chinesischen Medizin werden die Samen verschiedener Malvenarten seit alters her für Heilzwecke genutzt.

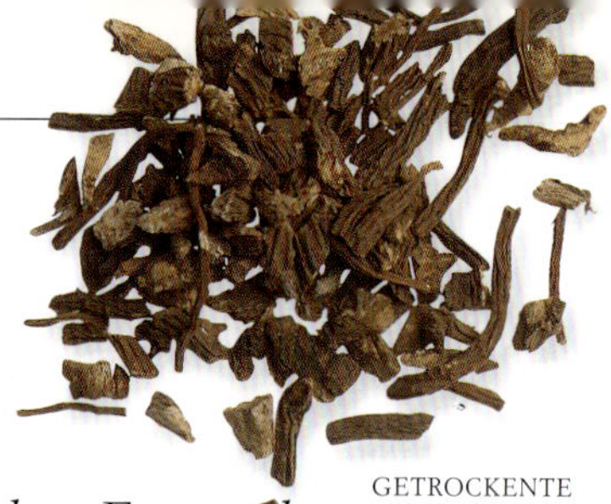

GETROCKENTE ENGELWURZ

Angelika

ANGELICA ARCHANGELICA

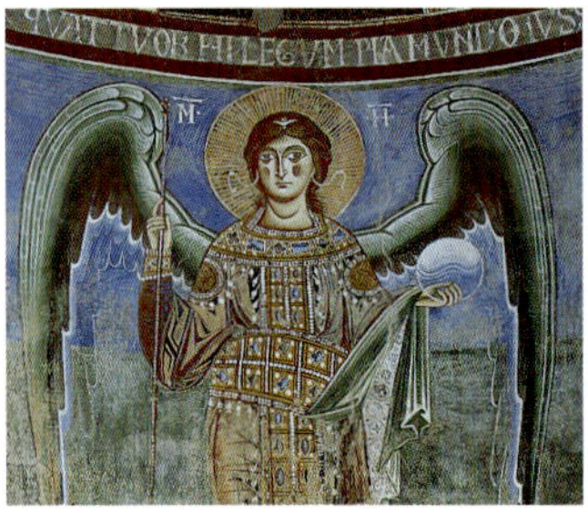

Der Erzengel Raphael überbrachte die Botschaft von den Heilkräften der Angelika.

Angelika oder Echte Engelwurz wird mit dem Erzengel Raphael in Verbindung gebracht, der im 10. Jahrhundert einem Mönch im Traum erschienen sein und gesagt haben soll, daß die Pflanze ein Heilmittel gegen die Pest sei. Man nannte sie Erzengelwurz und verwendete sie vorbeugend gegen die Seuche.

Allgemeine Beschreibung

Die hochwüchsige Pflanze besitzt kleine, gelblichgrüne Blüten, die auf hohen Stengeln in Dolden angeordnet sind und einen angenehmen Geruch verströmen. Das über Nord- und Mitteleuropa sowie Asien verbreitete, auch wildwachsende Kraut wird im Kräutergarten kultiviert und für Speisen und Liköre verwendet. Es werden die Samen, Wurzeln und Stengel genutzt. Auf der ganzen Welt gibt es etwa 70 verschiedene Arten, die demselben Zweck dienen, aber die einheimischen sind vorzuziehen.

Eigenschaften und Wirkung

Kreislaufanregend, krampflindernd, blähungshemmend, antiseptisch, schleimlösend, harntreibend, schweißtreibend, hilfreich bei Menstruationsbeschwerden, Bittertonikum. Allgemein wärmend und kräftigend.

HEILMITTEL

Die Pflanze wird auf die gleiche Weise angewandt wie als Hausmittel.

Neuere Untersuchungen haben ergeben, daß Angelika der Ausbreitung von Krebs entgegenwirken kann.

CHEMISCHE INHALTSSTOFFE

Ätherisches Öl, Bitterstoffe, Furanocumarine, Resinate, Tannin.

HAUSMITTEL

Die Blätter ergeben ein aromatisches Würzkraut für Salate. Die jungen Stengel können geschält und wie Gemüse zubereitet werden, aber wegen des strengen Geschmacks nur in geringen Mengen. Regelmäßige Einnahme soll die Abneigung gegen Alkohol fördern. Die gepulverten Samen können als Insektenmittel verwendet werden, besonders gegen Kopfläuse; sie wirken am besten bei Sonnenschein.

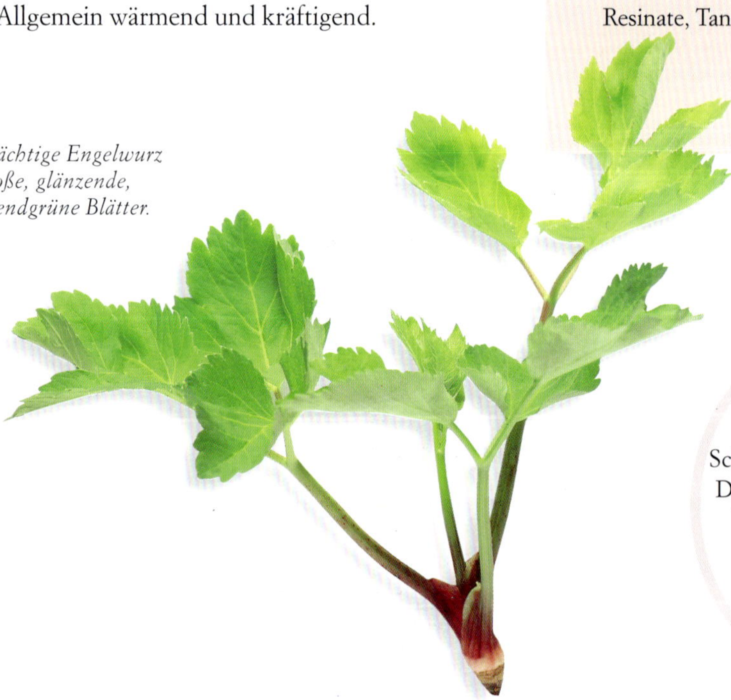

Die prächtige Engelwurz hat große, glänzende, leuchtendgrüne Blätter.

VORSICHT

Angelika nicht in der Schwangerschaft anwenden. Die Berührung der Pflanze bei Sonnenschein kann Hautausschlag hervorrufen.

HAUSGEBRAUCH

INNERLICH
- **Verdauungsstörungen, Appetitlosigkeit, Blähungen, Leberbeschwerden, Magenkolik.**
- **Menstruationsschmerzen mit verzögerter Blutung.**
- **Bronchitis und Husten mit zähem, eitrigem Schleim.**
- **Hilfreich bei Asthma.**
- **Halsentzündungen, Erkältungen, Grippe und Fieber.**
- **Rekonvaleszenz, allgemeine Schwäche, chronische Müdigkeit, starkes Kältegefühl. Ein hilfreiches allgemeines und verdauungsförderndes Stärkungsmittel für Menschen mit frostiger Konstitution.**

ÄUSSERLICH
- **Das ätherische Öl für Massagen bei Gelenksteife und Muskelschmerzen.**

DOSIERUNG

Die Samen helfen bei Verdauungsstörungen. Man kaut sie oder verwendet sie als Auszug oder Tinktur.

Am mildesten schmecken die Stiele und Blätter. Sie eignen sich als Auszug oder Sirup besonders für Kinder.

In den Wurzeln sind die Inhaltsstoffe am stärksten konzentriert. Man benutzt sie als alleiniges Mittel oder zusammen mit anderen Wurzeln bei chronischer Schwäche und Beschwerden durch Kälte (siehe Alant, S. 70–71).

Abkochung: 15 g auf 1/2 l Wasser, im geschlossenen Gefäß zehn Minuten köcheln lassen. 2 bis 3 Tassen täglich. Von der Tinktur 2 bis 3 TL täglich.

Kompressen aus zerdrückten Wurzeln gegen Kopfschmerz und Gelenkschmerzen.

VERWANDTE PFLANZEN

CHINESISCHE ANGELIKA

In der chinesischen Medizin werden mehrere Angelikaarten verwendet, aber am besten bekannt ist Dang Gui (Angelica sinensis)*, auch »Frauenginseng« genannt. Er wird genauso angewendet wie die anderen Arten, gilt aber darüber hinaus als spezifisches Stärkungsmittel für Frauen. Die hilfreiche Wirkung zeigt sich vor allem bei folgenden Beschwerden: Menstruationskrämpfe mit verspäteter, zu schwacher Blutung, Blutarmut, niedriger Blutdruck, dickflüssige, weiße Ausscheidungen aus der Vagina. Außerdem wird er als Stärkungsmittel nach Entbindungen verabreicht und, gemeinsam mit anderen Kräutern, bei früh einsetzender Menopause.*

In Tablettenform erhältlich. Oft ist das Kraut neben Vitaminen und Spurenelementen in Nahrungsergänzungsmitteln enthalten.

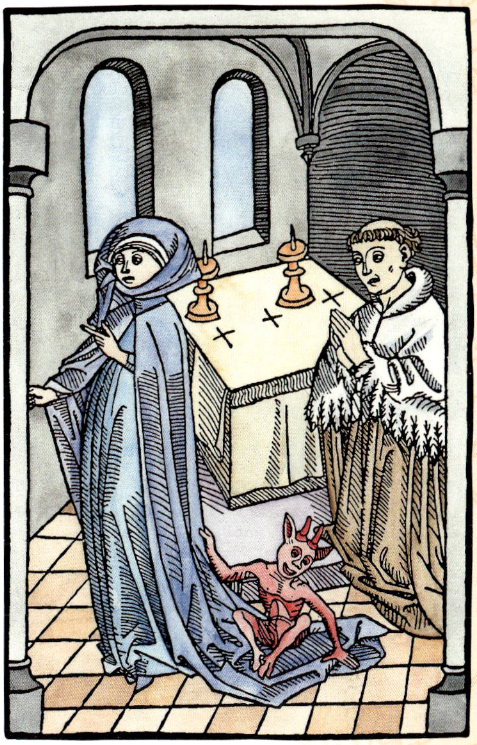

Der Saft der Angelikawurzel diente früher als Schutz vor Hexerei und Teufelswerk.

REZEPT

Kandierte Angelika

Kandierte Angelika diente früher als medizinisches Hustenmittel, das die Brust wärmt und Beschwerden lindert.

Die Stengel in 2–3 cm lange Stücke schneiden, in Zuckerwasser weich kochen. Abseihen. Nochmals in Zuckerlösung aus 500 g Zucker auf 250 ml Wasser eine Stunde köcheln lassen. Abseihen. Eintrocknen lassen. Mit Zucker bestreuen und in einem luftdicht schließenden Gefäß aufbewahren.

Dosierung: Alle zwei bis drei Stunden ein Stück Stengel kauen.

HISTORISCHE NOTIZEN

In den Augen von Kräuterheilern galt Angelika als ein Stärkungs- und Heilmittel mit fast übernatürlicher Wirkung. Sie behandelten damit gefährliche Infektionskrankheiten wie Typhus, Fleckfieber und die Pest sowie die Bisse tollwütiger Hunde und verabreichten es als Gegengift und Schutz vor Hexerei. Culpeper fand die Wirkung »bewundernswert«.

Bei den amerikanischen Indianerstämmen galt zerquetschte Angelika als Mittel gegen Schmerzen und schmerzhafte Schwellungen. Die Kompressen wurden auf die gegenüberliegende Körperstelle gelegt, um den Schmerz durch den Körper zu ziehen, bevor sie ihn beseitigten.

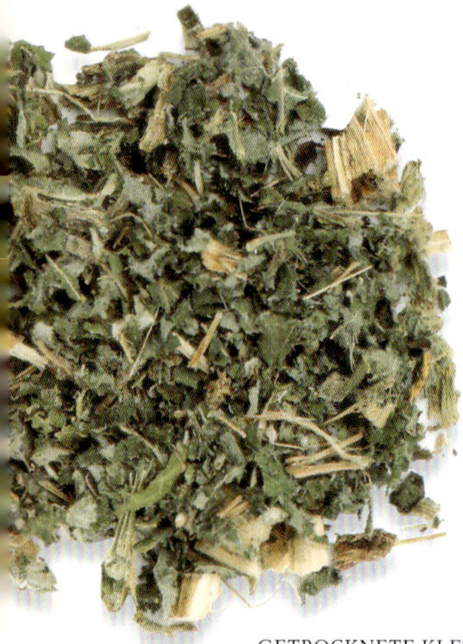

GETROCKNETE KLETTE

Klette

ARCTIUM LAPPA

Die Große Klette hat ihren Namen von den vielreihig angeordneten, an der Spitze hakenförmig gekrümmten Hüllblättern, die sich am Fell von Tieren und an der Kleidung festhaken. Wegen ihrer reinigenden Eigenschaften ist sie seit dem Altertum als Heilpflanze in Gebrauch.

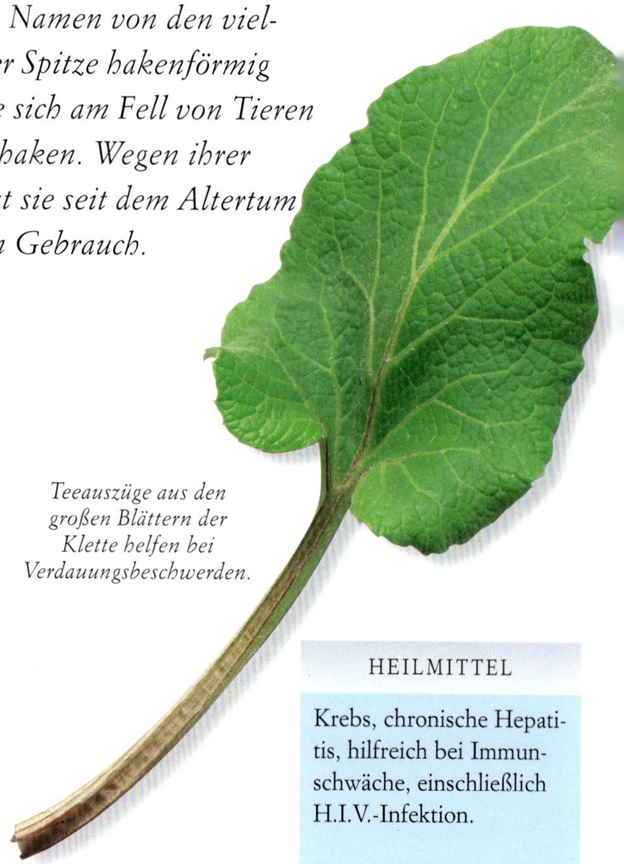

Teeauszüge aus den großen Blättern der Klette helfen bei Verdauungsbeschwerden.

Allgemeine Beschreibung
Die Große Klette ist eine zweijährige Pflanze von stattlichem Wuchs mit großen, auf der Unterseite samtigen Blättern und kugelförmigen Blütenköpfen mit rosa, rotpurpurnen, bisweilen auch weißen Röhrenblüten, die der Distel ähneln. Die in Europa verbreiteten Arten sind untereinander nahe verwandt und nicht leicht zu unterscheiden. Zum Glück können alle als Heilpflanzen genutzt werden. Es werden die Wurzeln, Blätter und Samen verwendet. Manche Kräuterkundler ziehen die Samenkapseln vor, die in unreifem Zustand geerntet werden.

Eigenschaften und Wirkung
Bewirkt Stoffwechselumstimmung, reinigt Blut und lymphatisches System, Bittertonikum, antibiotisch, harntreibend, schweißtreibend. Mildes Abführmittel. Nährstoffreich (Wurzel).

HEILMITTEL

Krebs, chronische Hepatitis, hilfreich bei Immunschwäche, einschließlich H.I.V.-Infektion.

REZEPT

Eingelegte Klettenstengel

Süßsaure Klettenstengel sind eine japanische Speise und werden zu Reisgerichten gereicht. Durch die Gewürze wird der süße Geschmack betont, was die Pflanze vielseitig verwendbar macht und ihre aphrodisierenden Eigenschaften hervorhebt.

Junge Blattstengel (die man am besten im Frühsommer erntet) schälen, in gleich lange Stücke zerteilen und in kochendem Wasser blanchieren.

Für 1 Tasse Klettenstengel nimmt man:

- 1 Tasse Apfelessig
- 2 EL Zucker
- 1/2 TL Zimtpulver
- Prise gepulverte Gewürznelken

Klettenstengel in ein Gurkenglas geben. Die übrigen Zutaten in einem Tiegel aufkochen, umrühren und über die Klettenstengel gießen. Verschließen und beschriften.

VORSICHT

Während der Schwangerschaft Klette nicht in größeren Mengen einnehmen. Sie kann eine vorübergehende Verschlimmerung von Symptomen bewirken. Falls dies nicht erwünscht ist, Dosis verringern und ärztlichen Rat einholen.

HAUSMITTEL

Die großen Blätter bieten Schutz, wenn man im Freien vom Regen überrascht wird.

CHEMISCHE INHALTSSTOFFE

Bitterstoffe, Flavonoide, Tannin, Spuren ätherischer Öle. Fettstoffreiches Öl (Samen). Inulin und Schleimstoffe (Wurzeln).

HAUSGEBRAUCH

DOSIERUNG

Klette wendet man vorzugsweise in kleinen Dosen über längere Zeit hinweg an.

Wurzeln und Samen werden abgekocht; aus den Blättern wird ein Auszug zubereitet. Man trinkt 2 Tassen Tee täglich sechs Monate lang. Abkochung: 30 ml täglich. Tinktur: 2–3 TL täglich.

Klette wird häufig mit anderen Pflanzen gemischt: mit Löwenzahnwurzel bei Arthritis und Hauterkrankungen; mit Wurzel des Krausen Ampfers bei Schuppenflechte und anderen hartnäckigen Ausschlägen; mit Sonnenhut bei Furunkeln und Infekten der Haut.

In der chinesischen Medizin werden die Samen gegen Halsentzündungen und Virusinfektionen eingesetzt.

Regelmäßige Einnahme der Samenabkochung soll das Gesamtrelief der Haut verfeinern und glätten.

INNERLICH

- **Die Blätter und grünen Samenkapseln enthalten die meisten Bitterstoffe und helfen bei Verdauungsstörungen und Hauterkrankungen.**
- **Arthritis, Rheuma und Gicht.**
- **Hauterkrankungen; Akne, Mitesser, Furunkel, Ekzeme und Schuppenflechte. Für Waschungen gegen entzündete Mitesser.**
- **Chronische Verstopfung.**
- **Schwache Verdauung und Appetitlosigkeit.**
- **Mundgeschwüre, als Tee für Mundspülungen.**
- **Reguliert den Cholesterinspiegel.**
- **Bei Harnretention in Verbindung mit Löwenzahn.**

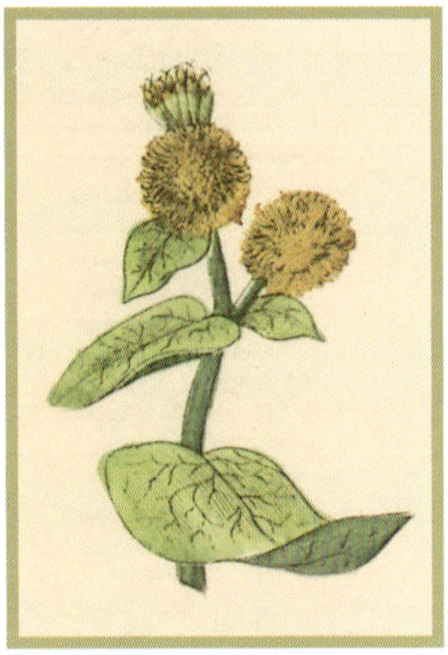

KLETTE

Bei regelmäßiger Einnahme von Klette werden die reinigenden, antiseptischen und kräftigenden Eigenschaften wirksam.

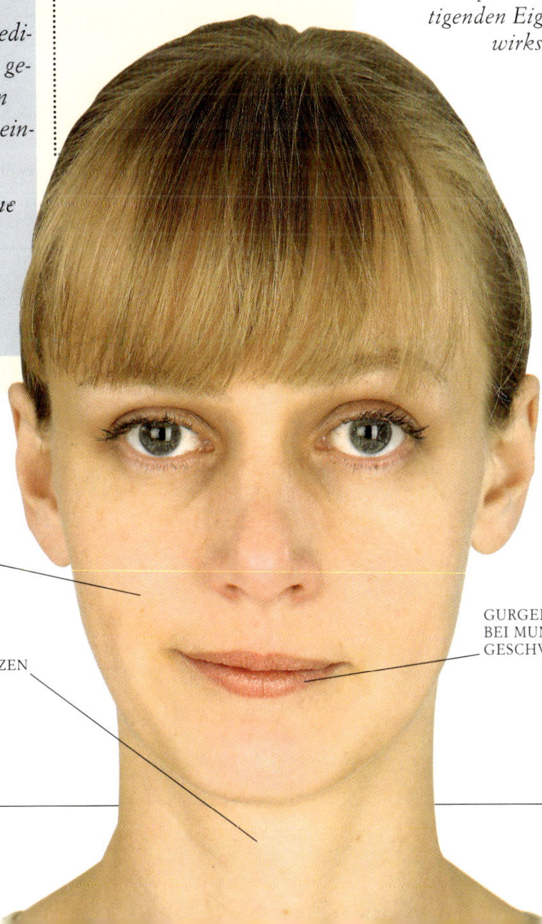

HISTORISCHE NOTIZEN

Diese reinigende Pflanzenmedizin wurde seit alters her dazu benutzt, jegliche Art von Giften aus dem Körper auszuscheiden. In Kräuterbüchern aus dem 17. Jahrhundert werden die Blätter als Kompressen bei »Sehnenschrumpfung« empfohlen, die mit Wein eingenommenen Samen gegen Ischias und die kandierten Stengel gegen Auszehrung.

In seinem Lustspiel *Wie es euch gefällt* beschreibt Shakespeare die Volksbelustigung, mit Kletten nach anderen Leuten zu werfen.

Im Norden Englands war Klette mit Löwenzahn ein traditionelles Stärkungsmittel für das Herz, mit denselben stärkenden, reinigenden und belebenden Eigenschaften wie Sarsaparille oder Kolablätter. Es wird heute noch als Erfrischungsgetränk angeboten, hat aber mit dem ursprünglichen Herztonikum nur noch wenig gemein und enthält keine der medizinisch wirksamen Inhaltsstoffe.

In Ostasien wird die Wurzel als Gemüse verzehrt und gilt als Aphrodisiakum für ältere Menschen. Zum gleichen Zweck hat man in Europa die geschälten jungen Stengel gekocht und wie Spargel gegessen.

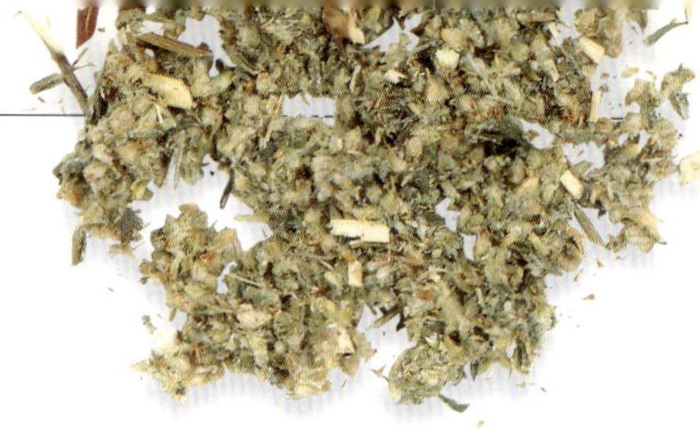

GETROCKENETER BEIFUSS

Beifuß

ARTEMISIA VULGARIS

Beifuß oder Wilder Wermut galt im Mittelalter als magisches Mittel gegen Hexen und Dämonen. Die zwischen 50 und 170 cm hohe Pflanze wächst auf Unkrautfluren und an Wegrändern und bietet dem Wanderer Schutz, Hilfe und Kraft auf seinem Lebenspfad.

Allgemeine Beschreibung

Der Gemeine Beifuß ist eine aromatisch duftende Staude mit unterseits weißfilzigen, fiederteiligen Blättern. Die rötlichbraunen Blütenköpfe sind so klein, daß sie leicht übersehen werden. Beifuß ist in Europa, Asien und Nordamerika verbreitet, wo er in staudenreichen Unkrautfluren, an Ufern und Wegen wächst. Wie der Wermut (*Artemisia absinthium*) wird er seit der Antike als Heil- und Gewürzpflanze geschätzt. Für die Heilmittelzubereitung wird die gesamte Pflanze verwendet, insbesondere die Spitzen, die gleich nach Beginn der Blüte geerntet werden.

Eigenschaften und Wirkung

Mild anregendes, nervenstimulierendes Mittel, hilfreich bei Menstruationsbeschwerden, schweißtreibend, galletreibend, Bittertonikum.

HEILMITTEL

Epilepsie, Parkinsonsche Erkrankung, Unfruchtbarkeit.

HAUSMITTEL

Beifuß und verwandte Arten werden in der chinesischen Medizin für Moxastäbchen verwendet. Man bindet die Stengel auch zu Räucherstäbchen für Reinungszeremonien zusammen. Unter dem Kopfkissen beflügeln sie die Träume und schützen vor Alpträumen.

Beifuß regt den Appetit an und dient als Küchengewürz für Braten und Geflügel. Vertreibt Motten und andere Insekten. Die Blütenessenz des Beinwells fördert die Wahrnehmung und wirkt ausgleichend auf die Psyche.

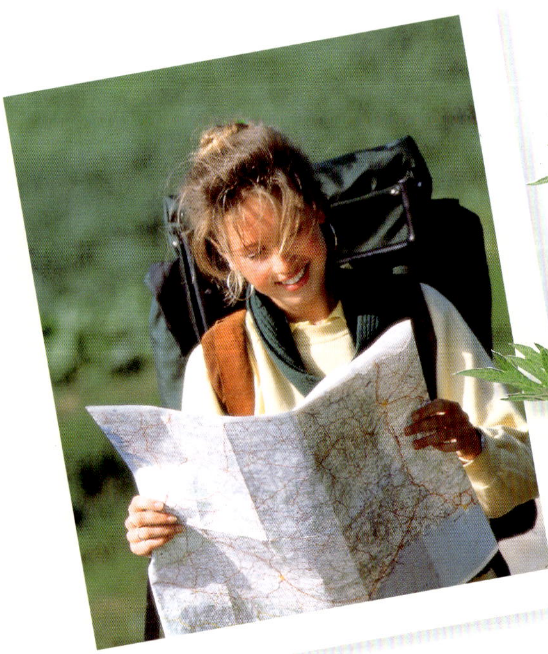

Gegen Müdigkeit auf Wanderungen etwas Beifuß kauen.

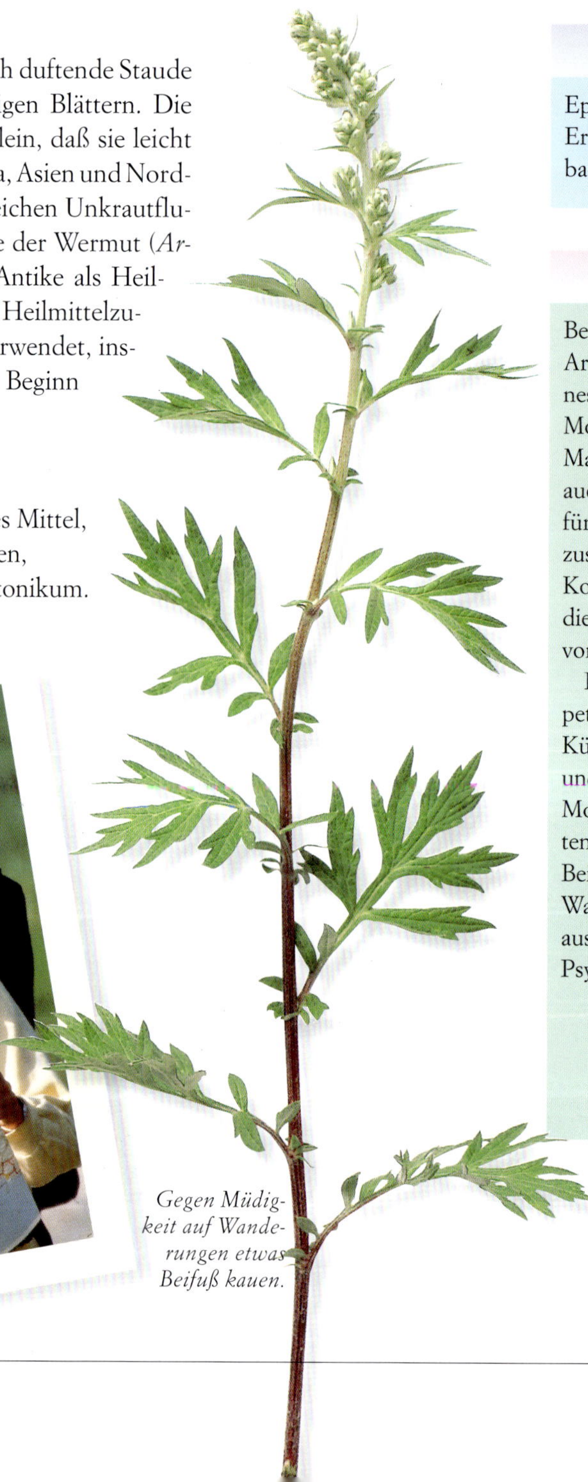

In manchen alten Kulturen war der aromatische Beifuß den Göttern geweiht.

HAUSGEBRAUCH

INNERLICH
- **Verzögerte und schmerzhafte Regelblutungen. Unregelmäßige Menstruation mit geringer Blutausscheidung.**
- **Anfangsstadium von Erkältungen und Fieber.**
- **Verdauungsbeschwerden mit Appetitlosigkeit und Krämpfen.**
- **Leberbeschwerden mit Übelkeit und starkem Kopfschmerz.**
- **Depressionen bei Leberbeschwerden und Verdauungsstörungen.**
- **Nervosität bei Erschöpfung und Abgeschlagenheit.**
- **Hilfreiches Mittel für Arthritis und Gicht.**
- **Wurmbefall.**

ÄUSSERLICH
Wickel mit Beifußessig bei Prellungen oder geschwollenen, entzündeten Gelenken.

DOSIERUNG

Teeauszug: 1–2 Tassen täglich. Gegen Fieber eine halbe Tasse alle vier Stunden.

Tinktur: 1/2–1 TL (2–5 ml) dreimal täglich.

Drei oder vier Blätter langsam kauen gegen Erschöpfung. Bei Ermüdung auf Wanderungen nach Beifuß an Wegrändern Ausschau halten. Einige Blätter oder Blüten pflücken und gründlich kauen. Müdigkeit wird vergehen und der Pfad weniger beschwerlich erscheinen, denn der bittere, aromatische Ge-schmack klärt die Ge-danken und das Sehvermögen.

REZEPT

Räucherstäbe

Geeignet sind alle *Artemisia-Arten.*

Man sammelt die Spitzen, bevor sich die Blüten öffnen. Alle Stengel etwa 15 cm lang schneiden. Einen oder zwei Tage trocknen lassen. 2–3 cm starke Bündel machen und mit Baumwollfaden zusammenbinden. Keine Kunstfasern verwenden. Zum Gebrauch an einem Ende anzünden, Flamme ausblasen und das Kraut schwelen lassen.

Müde Wandersleute benutzten Beifuß als Heilmittel gegen müde, schmerzende Füße, indem sie ihn in die Schuhe legten.

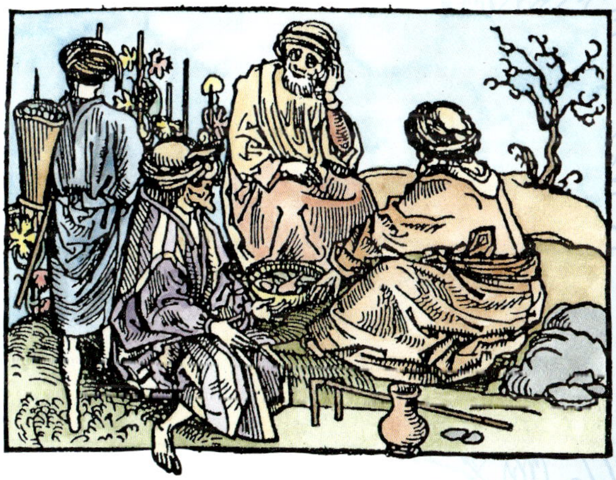

HISTORISCHE NOTIZEN

Beifuß wurde früher von Wanderern gegen Ermüdung benutzt sowie zum Schutz vor bösen Geistern und Angriffen wilder Tiere. Römische Legionäre legten Beifuß in die Schuhe, damit sie keine Fußschmerzen bekamen. Im Mittelalter hatte Beifuß als »Johanniskraut« beträchtliche magische Bedeutung.

Beifuß wurde als Tabak der Matrosen und armen Leute bezeichnet, weil man ihn, zusammen mit anderen Kräutern, in der Pfeife rauchte. Auch als Geschmacksstoff in Bier soll er zeitweise benutzt worden sein.

VERWANDTE PFLANZEN

Auf der Welt gibt es etwa 200 Artemisia-*Arten. Alle haben die gleichen Eigenschaften und unterscheiden sich nur durch die Stärke der Wirkung. Die einzelnen Arten sind schwer zu unterscheiden, so daß kundiger Rat von erfahrener Seite erforderlich sein kann. Für den Hausgebrauch eignet sich der Gemeine Beifuß am besten. Die Wirkung des Wermuts (*Artemisia absinthium*) ist wesentlich stärker, und die Pflanze diente im 19. Jahrhundert verbreitet zur Herstellung von Wermutwein und Absinthlikör, die, über längere Zeit genossen, zu Vergiftungserscheinungen führten. Estragon (*Artemisia dacunculus*) wird kultiviert und als Küchengewürz, besonders für Saucen und Kräuteressig, verwendet. Die in den südwestlichen USA weit verbreitete Steppenpflanze »sagebrush« ist mit* Artemisia tridentata *identisch, keineswegs mit Salbei (*Salvia officinalis*), obwohl die Übersetzung (sage = Salbei) dies vermuten lassen könnte.*

VORSICHT

In der Schwangerschaft und Stillzeit auf Beifuß verzichten. Längere Einnahme nur auf ärztliches Anraten.

CHEMISCHE INHALTSSTOFFE

Ätherisches Öl, Bitterstoffe, Flavonoide, Resinate, Tannin.

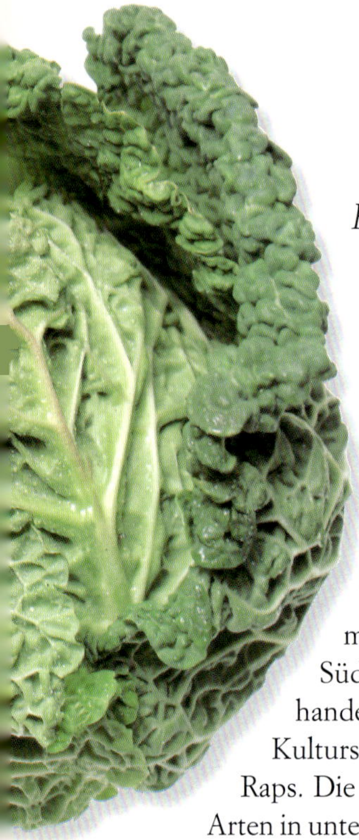

Kohl

BRASSICA OLERACEA (BRASSICA SYLVESTRIS)

Kohl ist nicht nur ein wertvolles Gemüse, die Pflanze verfügt auch über medizinische Eigenschaften. Aus verschiedenen Kohlarten lassen sich auf einfache Weise Pflanzenarzneien herstellen. Die innere Anwendung dient hauptsächlich der Reinigung des Organismus. Für den äußeren Gebrauch eignen sich die Blätter als Kompressen bei entzündlichen Schwellungen.

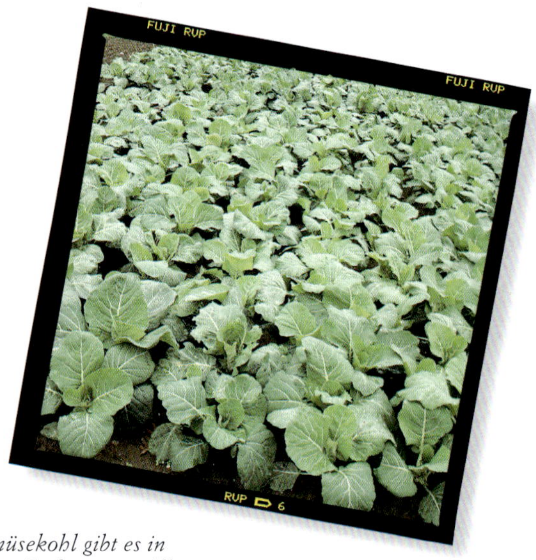

Gemüsekohl gibt es in vielen Züchtungen. Alle eignen sich für den medizinischen Gebrauch.

Allgemeine Beschreibung

Wildformen sind an den Mittelmeerküsten, an der Adria und in Südengland verbreitet. Anderswo handelt es sich um Selbstaussaaten von Kultursorten, zum Beispiel verwilderten Raps. Die Kultivierung hat eine Vielfalt von Arten in unterschiedlichen Farben und Strukturen hervorgebracht: Ölraps, Weiße Rübe, Teltower Rübchen und vor allem Gemüsekohl wie Grünkohl, Kohlrabi, Rosenkohl, Wirsing, Brokkoli, Blumenkohl, Chinakohl. Alle verfügen über wichtige Inhaltsstoffe.

Eigenschaften und Wirkung

Kühlend, lindernd, schwach schleimlösend. Nährstoffreich. Entgiftend, neutralisiert Säuren, mildes Abführmittel.

REZEPT

Sauerkraut

Im Sauerkraut bleiben die Nährstoffe des Kohls erhalten. Früher galt Sauerkraut als Nahrung für den Winter, wenn es kein anderes frisches Gemüse oder Obst gab. Das Einmachen und Fermentieren von Sauerkraut ist etwas umständlich und bedarf einiger Erfahrung.

Man nimmt 2 TL (10 ml) Salz auf jeweils 500 g dünn gehobelten Weißkohl, vermischt alles gut, gibt den Kohl in einen großen Steinguttopf, legt ein Tuch darüber und darauf ein Brett mit einem Stein. Wenn die Fermentation einsetzt, wird das Wasser täglich abgeschöpft. Das Tuch häufig auswaschen und die Temperatur unter 16 °C konstant halten. Die Fermentation dauert etwa einen Monat. Danach kurz aufkochen, in Gläser umfüllen und mit schwacher Lake übergießen.

Anwendung mit der Nahrung: 1 TL täglich in Suppen, Brühen, Aufläufen oder zu kaltem Fleisch.

HEILMITTEL

Sauerkrautsaft begünstigt die Darmbakterienflora und regt die Darmtätigkeit an.

HAUSMITTEL

Umschläge: Die Kohlblätter ganz lassen und gegebenenfalls nur die dicke mittlere Rippe herausbrechen. Blätter blanchieren oder weich machen und auf die betroffene Stelle legen. Mit Plastikfolie oder Mullbinde befestigen. Über Nacht einwirken lassen. Damit die Schwellung zurückgeht, alle 4 Stunden erneuern, bis Besserung eintritt.

HAUSGEBRAUCH

INNERLICH

- **Kühlend bei Fieber.**
- **Abkochung von Kohl mit Honig hilft Kindern mit Husten.**
- **Magengeschwüre, Gastritis und Sodbrennen.**
- **Nach übermäßigem Genuß von Nahrungsmitteln ist eine leichte Diät mit Kohlsud während ein bis zwei Tagen weniger anstrengend als Fasten.**
- **Gegen Übersäuerung, Gicht und Arthritis; gut bei Blasenentzündung.**

ÄUSSERLICH

- **Geschwollene Gelenke, alle heißen Schwellungen und Abszesse. Schmerzen durch Verstauchungen und in den Brüsten.**
- **Kohlsud auf heiße, juckende oder gereizte Haut aufstreichen. Kohlsaft bei leichteren Verbrennungen, Sonnenbrand und Frostbeulen.**
- **Fördert den Fettstoffwechsel und unterstützt die Verdauung.**

DOSIERUNG

Kohlwasser als Abkochung: 1 Tasse dünn geschnittenen Kohl in 4 Tassen Wasser 10 Minuten köcheln lassen und abseihen. Einnahme nach Belieben oder 1/2 Tasse zweimal täglich. Als wärmende Zutat kann eine Prise Gewürz beigefügt werden: Koriander, Kümmel, Muskatnuß oder Muskatblüte.

Zur Reinigung 1 Tasse gehackte, süße Äpfel, 1 Tasse gehackten Kohl und 1 TL Kümmel in 1 Tasse Wasser vermischen. Bei sehr schwacher Hitze 10 Minuten köcheln lassen. Sud abseihen und mit Wasser auf 3 Tassen Flüssigkeit strecken. Den Tag über nach Belieben trinken.

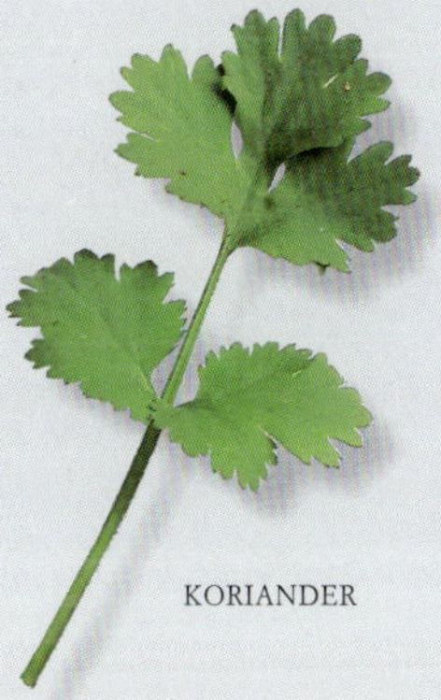

KORIANDER

HISTORISCHE NOTIZEN

Kohl dient seit langer Zeit als Nahrungsmittel und für medizinische Zwecke. 1653 lobte der englische Arzt und Naturkundler Culpeper Gemüsekohl mit den Worten »gekocht und mit der Brühe verzehrt, erweitert er die Körperöffnungen. ... zu Fleisch genossen, schützt er vor Magendrücken und den schädlichen Auswirkungen des Alkoholgenusses. ... man bade damit die schmerzenden, geschwollenen und gichtigen Gelenke ...; heilt alle kleinen Beschädigungen und Beschwerden der Haut, die auf ihr ausbrechen und jucken und brennen ...; reinigt und entgiftet das Gedärm ...; hilft gegen Trübsinn und Verdrießlichkeit.«

Beim Bau der chinesischen Mauer bekamen die Arbeiter fermentierten Kohl zu essen, damit sie kräftig und gesund blieben.

CHEMISCHE INHALTSSTOFFE

Reich an Spurenelementen wie Calcium, Kieselsäure, Magnesium und Eisen. Ein Kilo Kohl enthält mehr Calcium als ein Liter Milch. Außerdem Vitamin A, B, C und E. Schleimstoffe und Senfölglykoside.

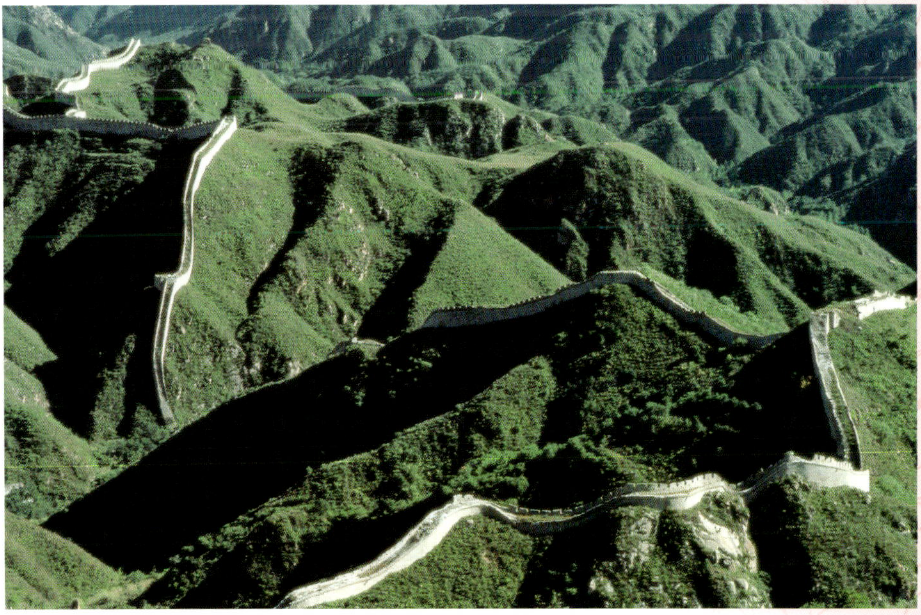

Beim Bau der chinesischen Mauer wurden die daran beteiligten Arbeiter mit fermentiertem Kohl bei Kräften und guter Gesundheit gehalten.

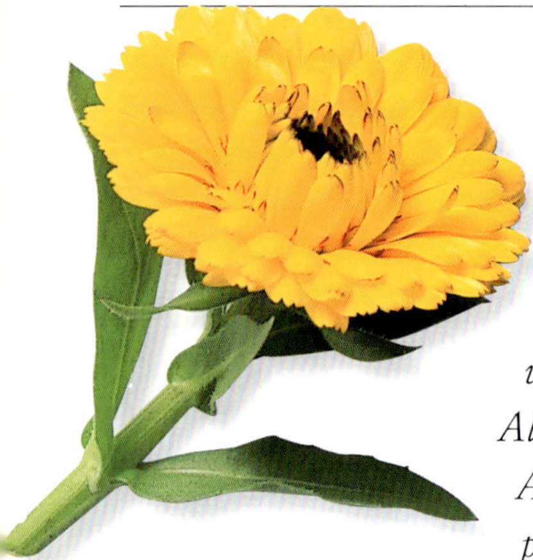

Ringelblume

CALENDULA OFFICINALIS

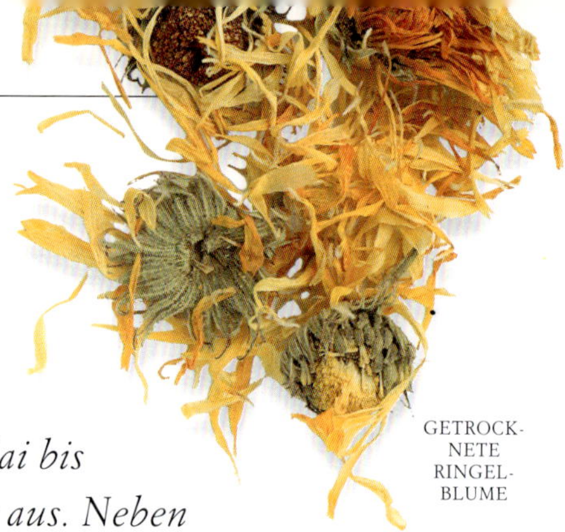

GETROCK-
NETE
RINGEL-
BLUME

Die Ringelblume ist eine üppig wuchernde Gartenblume, blüht von Mai bis Allerheiligen und sät sich jedes Jahr neu aus. Neben Arnika und Johanniskraut ist sie eine bewährte Wundheilpflanze, die innerlich und äußerlich angewendet wird. Die Blütenblätter kann man zu Salaten und Suppen verwenden.

Die Ringelblume hat goldgelbe oder rot-orangefarbene Blüten.

Allgemeine Beschreibung

Die beliebte Gartenblume stammt ursprünglich aus Südeuropa, gedeiht aber in jedem gemäßigten Klima. Sie bevorzugt sonnige, trockene Standorte und wächst auch in Balkonkästen und Blumentöpfen. Für medizinische Zwecke werden die Blütenblätter verwendet, vorzugsweise die leuchtend orangefarbenen, denn sie ergeben das kräftigste Heilmittel. Ringelblumenpräparate sind in Apotheken und Drogerien erhältlich, oft auch unter der Bezeichnung Calendula.

Eigenschaften und Wirkung

Kräftigt das Immunsystem, fördert den Lymphabfluß, antiseptisch, blutstillend, entzündungshemmend, pilzhemmend, belebt und heilt.

HEILMITTEL

Duschen und Pessare für »Krebsvorstadien« in Vagina und Muttermund. Innerlich als Adjuvans bei der Behandlung von Brustkrebs, entzündete Tumoren allgemein, Endometriose und Eierstockzysten.

HAUSMITTEL

Man gibt die Blütenblätter zu Brühen und Eintopfgerichten, um sie nahrhafter zu machen. Vegetarische Suppen und Pfannengerichte kann man mit einigen Blüten anreichern und schmackhafter machen. Vor dem Kochen von Reis statt Safran Ringelblumen-Blütenblätter darüberstreuen. Aus den Blüten läßt sich gelbe Farbe gewinnen. Das ätherische Öl ist ein gutes Mittel gegen Entzündungen, aber schwer zu bekommen und teuer. Für die meisten Anwendungen bietet der Ölauszug einen guten Ersatz.

VORSICHT

Nicht mit der vorwiegend in Mexiko beheimateten, als Balkon- und Gartenblume beliebten Tagetes verwechseln, denn diese hat andere Eigenschaften und sollte nicht innerlich angewendet werden. Als Salbe gegen Hühneraugen ist sie jedoch gut geeignet, auch zur Einfassung von Gemüsebeeten, um Schädlinge fernzuhalten.

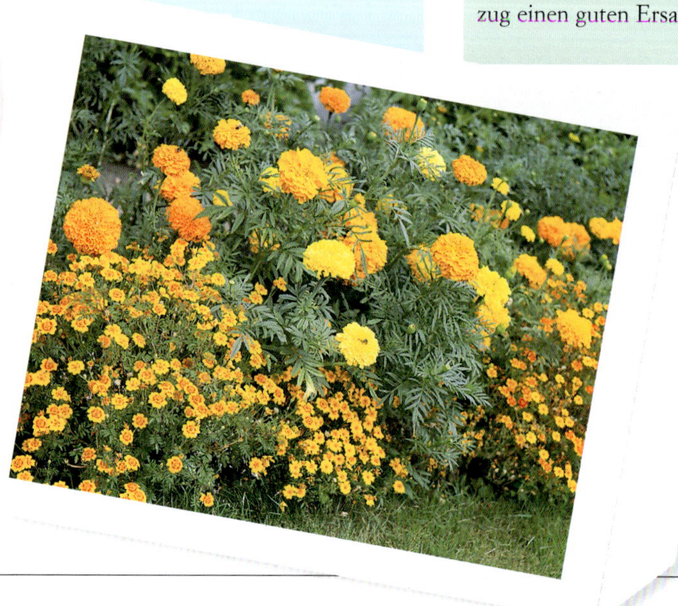

Wegen ihrer reichen und langen Blüte ist die Ringelblume eine vor allem in ländlichen Gärten hochgeschätzte Sommerblume.

HAUSGEBRAUCH

ÄUSSERLICH
- Ein sehr nützliches alleiniges Heilmittel für Hauterkrankungen, insbesondere entzündete und infizierte Wunden, Schnitte, aufgebrochene Frostbeulen und infizierte Hautausschläge.
- Mit Tinktur Mitesser, Entzündungen, Schnitte, Prellungen, Flechten und andere Pilzinfektionen austrocknen und heilen.
- Als Salbe für Hautausschläge, Krampfadern, aufgerauhte und rissige Haut, Afterjucken, Soor und aufgesprungene Lippen. Ölauszug bei trockenen, schuppenden Ausschlägen wie Kopfgrind.
- Ringelblumen-Kompressen zur Behandlung von Entzündungen. Kompressen mit Ringelbumentee oder Tinktur bei entzündeten Schnittwunden, Furunkeln, wunden Brustwarzen und Augen.
- Mit Hamamelis (Virginische Zaubernuß) für schmerzhafte Krampfadern.

DOSIERUNG

Kann unbeschränkt eingenommen werden.

Bei Kindern mit Fieber Teeauszug aus drei bis vier Blüten in einer Tasse kochendem Wasser, eine halbe Tasse alle 2 Stunden.

Für Kompressen Auszug der Blüten in einem halben Liter Wasser, 15 Minuten ziehen lassen.

INNERLICH
- Starker Tee oder verdünnte Tinktur für Mundspülungen und zum Gurgeln bei Zahnfleischbeschwerden und Halsentzündung.
- Tee oder Tinktur für geschwollene Lymphknoten (geschwollene Drüsen), Mumps, Fieber bei Kindern, chronischer Mandelentzündung, Gastritis, Gallenblasenbeschwerden, schmerzhafte Regelblutungen, Cellulite und zur Förderung der Wundheilung nach Operationen.
- Mit Beinwell bei Verwachsungsbeschwerden und Magengeschwüren, mit Salbei vorbeugend gegen Grippe.

HISTORISCHE NOTIZEN

Im »New-Kreüterbüchlein« von Leonhart Fuchs (1543) heißt es: »Die blumen von disem kraut in wein jngenommen und getruncken / bringen den frawen jhre zeit. Es legt auch das zanwee / so mans als gesotten im mund ein zeit lang helt. Die blum in laug gelegt macht schön geelb har.«

Anblick und Duft der Ringelblume erfreuen das Herz und wirken belebend; deshalb hat man ihre Anwendung empfohlen, um »das Herz zu trösten und es bei Fieber zu schützen.«

REZEPT

Englischer Ringelblumen-Pudding

- Handvoll Ringelblumen-Blütenblätter (125 g)
- 125 g Mehl
- 125 g Brotkrumen
- 1 Tl (5 ml) Backpulver
- Prise Salz
- 125 g Rindertalg (Nierenfett), in kleinen Stücken
- 60 g Zucker
- Etwa 150 ml Milch

Die trockenen Zutaten in einer Schüssel vermischen. Nach und nach die Milch darunterrühren, bis die Mischung cremig ist. In eine eingefettete Auflaufform geben und wenigstens 2 Stunden garen lassen. Mit süßer Sauce servieren.

CHEMISCHE INHALTSSTOFFE

Resinate, ätherisches Öl in geringer Menge, Flavonoide, Schleimstoffe, Saponine.

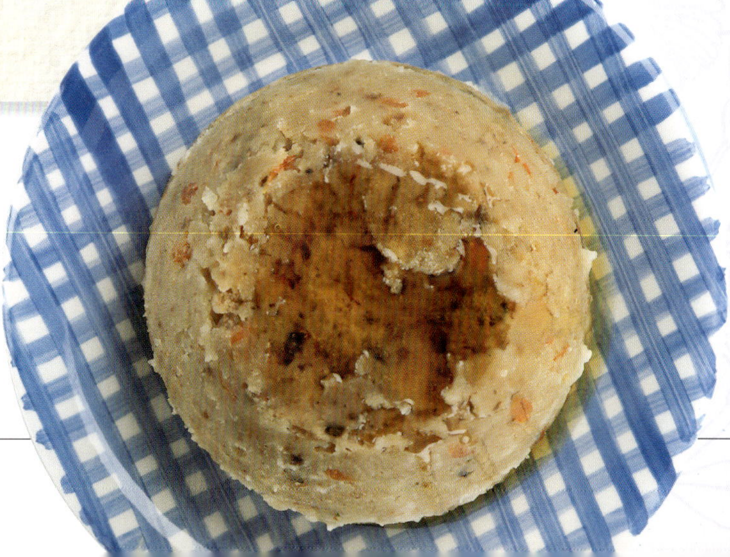

Nach einem alten englischen Rezept läßt sich aus den Blüten der Ringelblume ein nahrhafter, wohlschmeckender Pudding zubereiten.

Cayennepfeffer

CAPSICUM MINIMUM UND ANDERE ARTEN

Der besonders scharfe rote oder Chilipfeffer wird nicht nur in der Küche zum Würzen bestimmter Speisen verwendet, sondern er bringt auch medizinischen Nutzen, hauptsächlich als allgemeines Anregungsmittel und zur Stärkung der Abwehrkräfte bei beginnenden Erkältungskrankheiten.

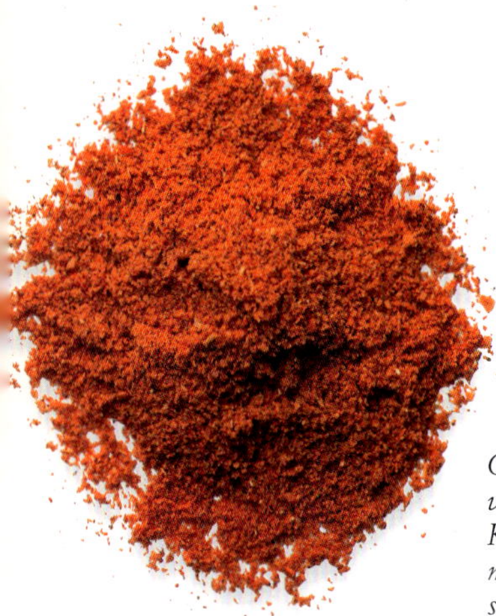

Cayennepfeffer ist ein verbreitet benutztes Küchengewürz mit medizinischen Eigenschaften.

Allgemeine Beschreibung
Für medizinische Zwecke wird die reife Frucht dieser Tropenpflanze verwendet. *Capsicum minimum* ist in Mittelamerika heimisch, wird aber inzwischen fast überall auf der Welt kultiviert. In vielen Ländern ist Cayennepfeffer fester Bestandteil der Speisenzubereitung und Eßkultur. Es gibt verschiedene Arten mit unterschiedlicher Schärfe. Auch in weniger begünstigten Klimazonen kann man ihn im Frühjahr unter Glas aussäen und die Früchte im Spätsommer ernten.

Eigenschaften und Wirkung
Ein wirksames Anregungsmittel für den Kreislauf. Schweißtreibend, krampflindernd, blähungshemmend und verdauungsfördernd, schmerzlindernd, antiseptisch.

REZEPT

Scharfes Öl

- 1 Dessertlöffel Cayennepfeffer
- 1 TL Senfpulver
- 2 TL Ingwerwurzel, gepulvert
- 2 Tassen reines Pflanzenöl (Sonnenblumen- oder Traubenkernöl)

Die Zutaten bleiben im Öl, das nach Gebrauch wieder aufgefüllt werden kann.

Das scharfe, wärmende Öl wird bei Krämpfen und Verspannungen in die Haut eingerieben. Es entspannt die Muskulatur und regt den Kreislauf an. Als Massageöl bei Muskel- und Gelenkschmerzen. Nur die betroffenen Stellen damit einreiben.

CHEMISCHE INHALTSSTOFFE

Ätherisches Öl, Flavonoide, Alkaloide einschließlich Capsaicin, Vitamin C.

HEILMITTEL

Cayennepfeffer wird in der ärztlichen Praxis auf die gleiche Weise angewendet wie in der Hausmedizin. Zusätzliche Therapieformen sind nicht bekannt.

HAUSMITTEL

Pfeffer ist eine nützliche Zutat zu schwer verdaulichen sowie Blähungen verursachenden Speisen.

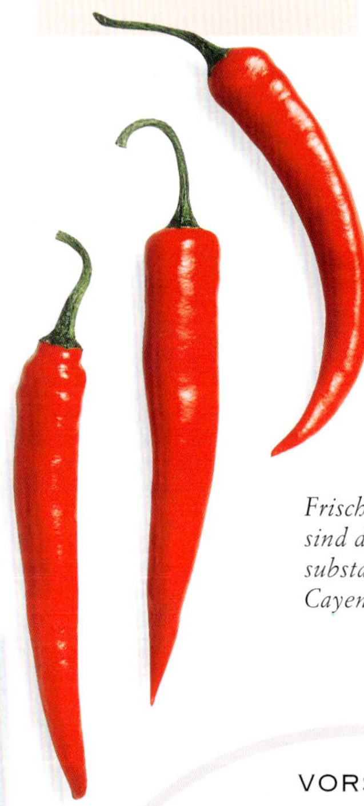

Frische rote Chilis sind die Grundsubstanz des Cayennepfeffers.

VORSICHT

Bei starker Magensäurebildung keinen Pfeffer benutzen. In der Schwangerschaft nur in geringen Mengen verwenden, so auch bei hohem Fieber, hohem Blutdruck und bei Magen-Darm-Entzündungen. Das Gewürz ist nicht für Kinder geeignet. Nach dem Umgang mit Cayennepfeffer die Hände waschen.

HAUSGEBRAUCH

Cayennepfeffer ist ein vielseitig nutzbares, wertvolles Hausmittel, wenn es sparsam verwendet wird.

INNERLICH

- **Eine hilfreiche Zutat zu allen Pflanzenheilmitteln für Kreislaufprobleme, Menschen mit zu niedrigem Blutdruck und solche, die sich vor Erkältungskrankheiten fürchten.**
- **Bei zu geringer Produktion von Verdauungssäften im Magen, bei Verdauungsbeschwerden mit Blähungen.**
- **Appetitlosigkeit nach Fieber oder bei älteren Menschen.**
- **Mildes Gurgelwasser bei rauhem Hals und Heiserkeit.**

ÄUSSERLICH

- **Örtliche Anwendung als Salbe, Liniment oder Pflaster bei Kreislaufschwäche, kalten Füßen, Neuralgien und neuralgischen Schmerzen nach Gürtelrose, Rückenschmerzen, Hexenschuß und Ischiassyndrom. Nicht aufgebrochene Frostbeulen (aufgebrochene mit Ringelblumensalbe behandeln).**

DOSIERUNG

Cayennepfeffer wird gewöhnlich anderen Heilmitteln beigefügt.

Zu Kräutertees wie Scharfgarbe oder Lindenblüten gegen Erkältungen und Fieber eine kleine Prise gepulverten Pfeffer hinzugeben.

Die Tinktur läßt sich einfach zubereiten, indem man die frischen oder getrockneten Pfefferschoten einige Tage in Wodka ziehen läßt. Man gibt 3–4 Tropfen der Tinktur in Kräutertees oder warmes Wasser und trinkt die Lösung drei- bis viermal täglich. Wer keinen Alkohol verträgt oder trinken darf, nimmt statt dessen Wasser.

Bei Abgeschlagenheit alle zwei bis drei Stunden, bis sich Besserung einstellt.

Bei Hexenschuß oder chronischen Rückenschmerzen etwas Cayennetinktur zum Einreibemittel geben: 1/4 TL (10 ml) Tinktur auf 3/4 TL (30 ml) Liniment. Sparsam auftragen und mit Plastikfolie bedecken. Ein halbe Stunde einwirken lassen. Täglich wiederholen.

Auf dem Land streut man roten Pfeffer in die Socken, um keine kalten Füße zu bekommen.

Wegen seiner wärmenden Eigenschaften ist Cayennepfeffer ein nützliches Mittel gegen Unterkühlung.

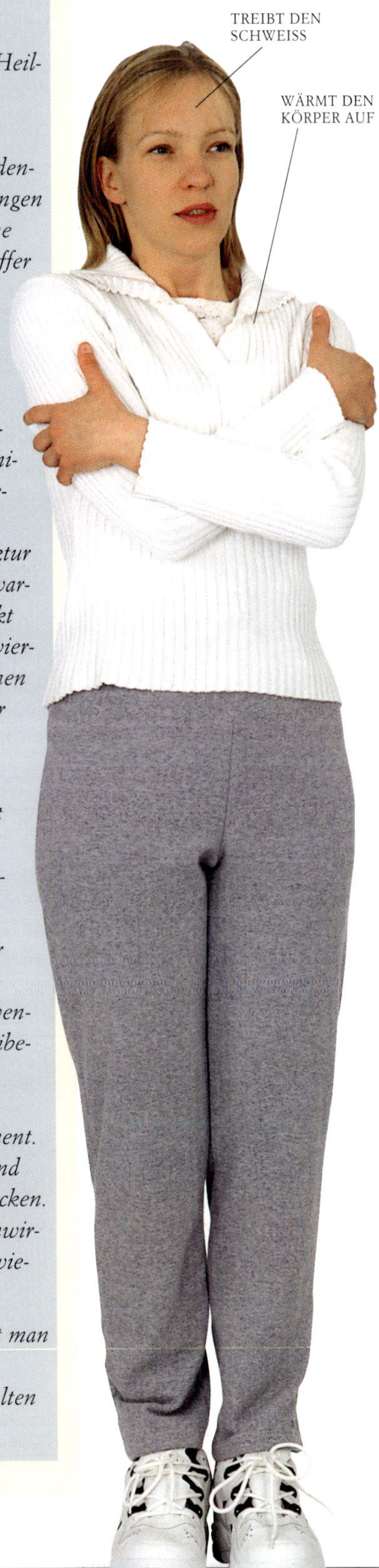

HISTORISCHE NOTIZEN

Cayennepfeffer wurde von dem amerikanischen Kräuterkundler Samuel Thompson (1769–1843) als wirksames und einfach anzuwendendes Heilmittel gegen damals grassierendes, lebensbedrohendes Fieber empfohlen. Er riet zum Gebrauch in hohen Dosen, um das Fieber auszuschwitzen, was allerdings nur bei kräftiger Konstitution und sehr starkem, akutem Fieber geschehen sollte. Bei schwächerer Konstitution und chronischem Fieber hat Cayennepfeffer nach wie vor Bedeutung, allerdings in schwächerer Dosierung.

Salben aus Cayennepfeffer und seinem Alkaloid Capsaicin wurden in Krankenhäusern zur Schmerzlinderung benutzt.

VERWANDTE PFLANZEN

*Ingwer (*Zingiber officinale*) ist ein wärmendes Mittel für Menschen, denen Pfeffer zu scharf ist. Die Wirkung verteilt sich besser als bei Cayenne und die Verdauung wird weniger belastet. Ingwer wird empfohlen am Beginn von Erkältungen, bei Menstruationsbeschwerden und Darmkrämpfen. Es ist das spezifische Heilmittel für Übelkeit, Reisekrankheit und morgendliche Übelkeit in der Schwangerschaft. Ingwer gilt traditionell als Mittel zur Anregung des Geschlechtstriebs und um wärmende, stimulierende Würze ins Leben zu bringen. Zubereitung der Tinktur aus frischer Wurzel und Wodka. Davon 10–30 Tropfen in warmem Wasser oder Kräutertee oder mit anderen Tinkturen.*

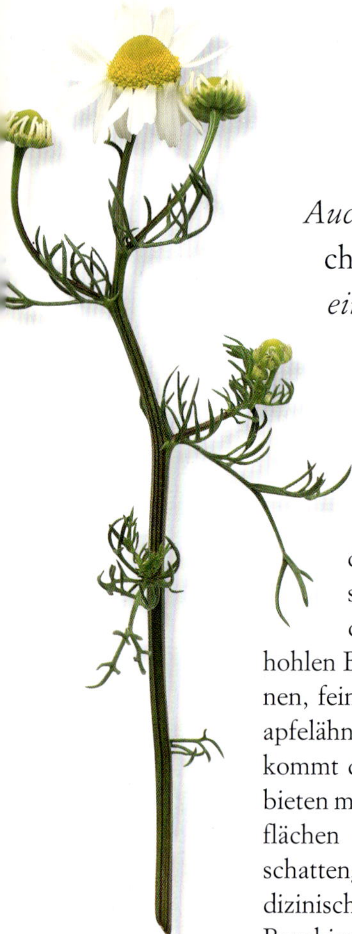

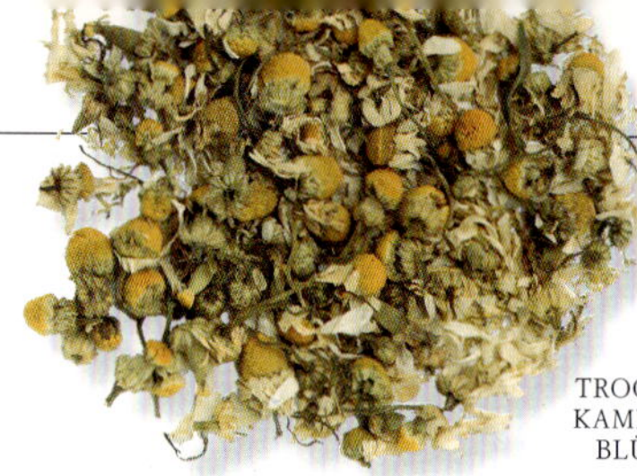

TROCKENE KAMILLEN-BLÜTEN

Kamille

CHAMOMILLA RECUTITA

Auch unter den Bezeichnungen Echte oder Deutsche Kamille und Matricaria chamomilla *bekannt. Der germanischen Mythologie zufolge soll die Kamille eines der neun heiligen Kräuter gewesen sein, welche die heidnische Gottheit Wotan der Welt vermachte. Sie ist eine der am weitesten verbreiteten Heilpflanzen und wird in vielen Gegenden kultiviert.*

Allgemeine Beschreibung
Die bis zu 60 cm hoch werdende Echte Kamille unterscheidet sich von den ähnlich aussehenden *Anthemis*-Arten durch den hohlen Blütenboden. Die leuchtendgrünen, fein zerteilten Blätter haben einen apfelähnlichen Geruch. Wildwachsend kommt die Kamille in den meisten Gebieten mit gemäßigtem Klima auf Brachflächen und an Wegrändern vor. Die schattengetrockneten Blüten haben medizinische Wirkung als Stärkungs- und Beruhigungsmittel.

Die weißen Blüten der Echten Kamille riechen nach Äpfeln.

Eigenschaften und Wirkung
Entspannend, beruhigend, krampflindernd, entzündungshemmend, antiallergisch, schmerzstillend.

HAUSMITTEL

Kamille ist ein mildes Bleichmittel und oft in Haarshampoos enthalten, um dunkles Haar heller zu machen. Auch Tee kann man als Haarspülmittel verwenden. Ätherisches Öl der Kamille von bester Qualität ist vom Inhaltsstoff Chamazulen blau gefärbt. Es ist teuer, aber sein Geld wert. Das homöopathische Präparat heiß *Chamomilla*, hat dieselben Eigenschaften und eignet sich besonders für Kinder. Die Blütenessenz hilft, emotionale Spannungen abzubauen und sich auf Meditation einzustellen.

HEILMITTEL

Für Inhalationen bei Asthma.

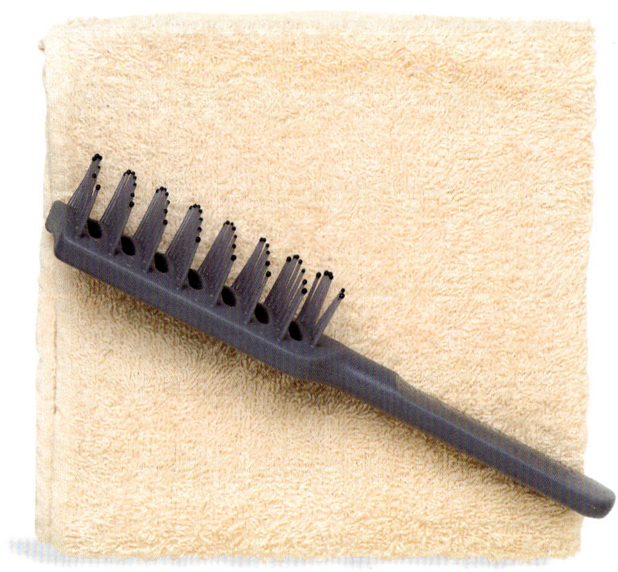

Kamille bleicht und wird dazu benutzt, dunkles Haar heller zu färben. In vielen Haarpflegemitteln ist Kamille enthalten.

VERWANDTE PFLANZEN

*Die Römische oder Hundskamille (*Anthemis nobilis*) ist eine mehrjährige Pflanze mit denselben Eigenschaften wie die Echte Kamille. Sie ist bitterer und schmeckt deshalb als Tee nicht so angenehm, ist aber insgesamt aromatischer. Eine nichtblühende* Anthemis-*Art ist in England verbreitet, wo sie Rasenkamille genannt und zu diesem Zweck verwendet wird. Wenn man über den Kamillenrasen geht, ist man vom aromatischen Duft der Pflanze eingehüllt. Im 1. Aufzug seines dramatischen Werks »König Heinrich IV.« schreibt Shakespeare: »Je kräftiger man ihn tritt, desto stärker wächst er.« Es gab Zeiten, da hat man Rasenkamille in Hochbeeten angesät und diese als Sitzbänke benutzt, nicht allein wegen des Dufts, sondern um die Schmerzen von Hämorrhoiden zu lindern. Während der Schwangerschaft sollte man Hundskamille meiden.*

HAUSGEBRAUCH

ÄUSSERLICH

- **Ölauszüge, Salben und Kompressen bei gereizter und juckender Haut sowie Ekzemen. Zum gleichen Zweck gibt man einige Tropfen des ätherischen Öls zur Grundsalbe.**
- **Kamillenessig für juckende Geschlechtsteile oder empfindliche Haut.**
- **Inhalationen gegen Heuschnupfen.**
- **Als Kompressen für übermüdete, gereizte Augen und allergische Reaktionen.**
- **Breiumschläge und warme Wickel für alle Arten krampfartiger Schmerzen.**

INNERLICH

- **Als Tee für Kleinkinder unbedenklich, sehr hilfreich bei Schlaflosigkeit, schlechten Träumen, übermäßiger Erregbarkeit und Beschwerden beim Zahnen.**
- **Beruhigt die Verdauungsorgane. Nervöse Verdauungsstörungen, Winde, Koliken, Gastritis und Entzündungen des Verdauungstrakts.**
- **Sanftes Beruhigungsmittel. Hilfreich bei Kopfschmerz durch Streß, psychosomatischen Störungen, Menstruationsschmerzen und anderen Krämpfen.**
- **Bei einsetzendem Kopfschmerz.**
- **Als Tinktur für nervöse Verdauungsstörungen.**
- **Kamille mit Rosmarin ergibt einen ausgezeichneten Tee gegen Kopfschmerz.**

DOSIERUNG

Ein wirksamer Tee zur Bewältigung von Streß; kann in größeren Mengen getrunken werden. Für medizinische Zwecke den Teeaufguß doppelt so stark wie normal ansetzen und möglichst ein geschlossenes Gefäß verwenden, damit die heilsamen Wirkstoffe sich nicht mit dem Dampf verflüchtigen.

HISTORISCHE NOTIZEN

Kamille wurde schon von den alten Ägyptern verwendet. Noch heute wird die Pflanze in Ägypten für den Eigengebrauch und Export kultiviert.

Im mumifizierten Magen des Pharaos Ramses II. hat man Blütenpollen der Kamille gefunden.

Die Bezeichnung *Chamomilla* stammt aus dem Griechischen und bedeutete »Erdapfel«, weil die Pflanze nach Apfel riecht. In Leonhart Fuchs' »New-Kreüterbüchlein« (1543) heißt es dazu: »Diß kraut so wir Teütschen Chamillen heyssen / ist in Griechischer und Lateinischer spraach genent Chamamelum / derhalben das sie ein lieblichen geschmack hat / wie ein öpffel. … Sie vertreiben die bläst und wind / auch den schmertzen der kleinen därm.«

R E Z E P T

Kräutertee

Mischung aus gleichen Teilen Kamillenblüten, Lindenblüten und Melisse. Teezubereitung auf übliche Weise (*siehe S. 24*).

Ein Kräutertee vor allem für Menschen, denen reiner Kamillentee zu fad und geschmacklos ist. Hilfreiches Mittel gegen Streß, das nach Belieben getrunken werden kann.

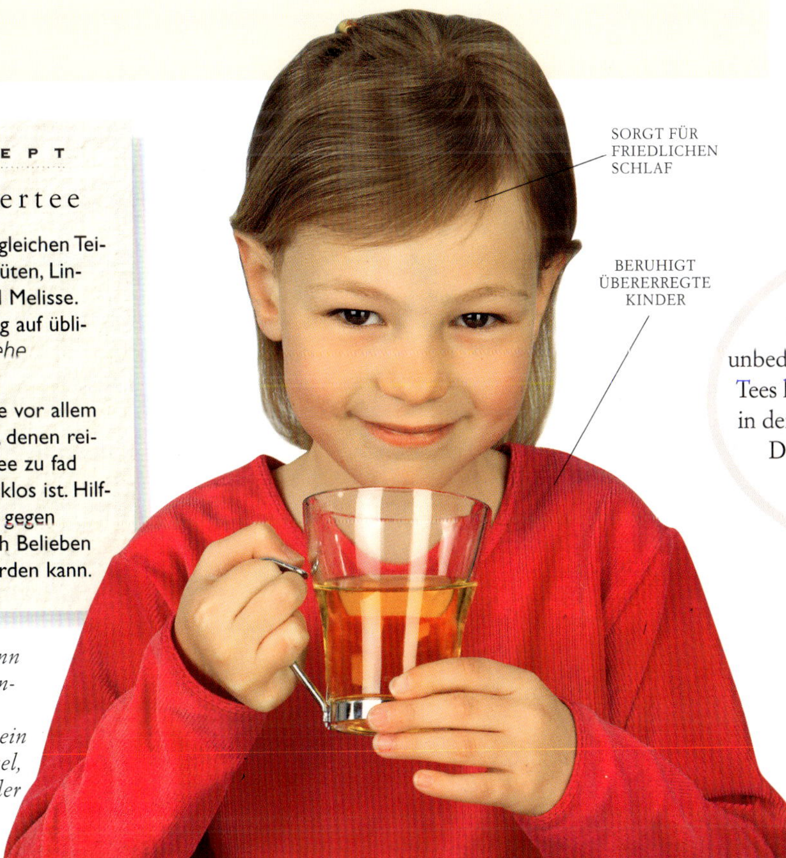

Kamillentee kann in größeren Mengen getrunken werden und ist ein wirksames Mittel, aufgeregte Kinder zu beruhigen.

VORSICHT

Die Einnahme von Kamille ist unbedenklich, aber hohe Dosen und starke Tees können zu Übelkeit führen. Deshalb in der Schwangerschaft Kamille in hohen Dosen meiden. Manche Menschen reagieren allergisch auf die Berührung frischer Kamille.

CHEMISCHE INHALTSSTOFFE

Ätherisches Öl, Azulene, Bitterstoffe, Chamillin, Flavonoide, Apfelsäure.

Zimt

CINNAMOMUM ZEYLANICUM UND *CINNAMOMUM CASSIA*

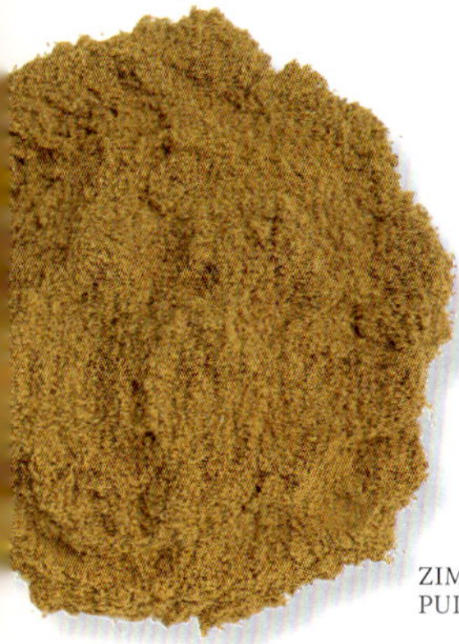

ZIMT-PULVER

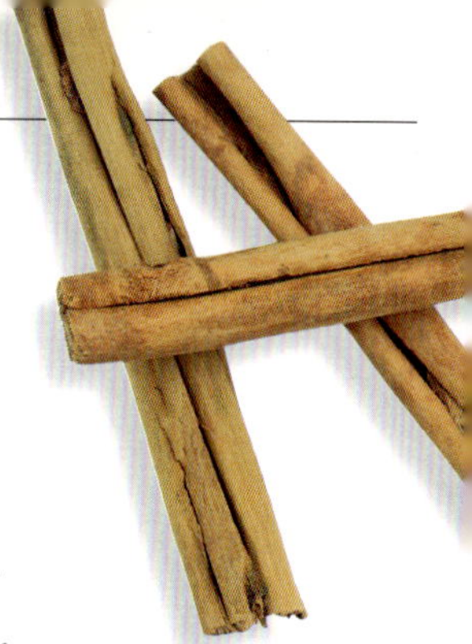

Die abgeschälte Rinde junger Zimtbaumzweige wird zu Stangen eingerollt.

Zimt ist vermutlich das älteste Gewürz. Die Rindenstücke des Ceylon-Zimtbaums werden nach dem Fermentieren von zwei Seiten her eingerollt, die vom Chinesischen Zimtbaum (Zimtkassie) nur von einer Seite. Meistens werden die Zweige der Zimtkassie medizinisch genutzt. Sie sind weniger würzig und verbreiten sanftere Wärme.

Allgemeine Beschreibung
Der Ceylon-Zimtbaum wird in Sri Lanka, Indien und in Brasilien kultiviert, die Zimtkassie ist in China, Japan und Hinterindien heimisch. Es werden die jungen Triebe gesammelt und verwertet.

Eigenschaften und Wirkung
Wärmend, krampflindernd, blähungshemmend, adstringierend, antiseptisch.

REZEPT

Zimt-Toast

Eine angenehme Art, Zimt einzunehmen, und eine wertvolle Ergänzung der Nahrung in kalten Jahreszeiten.

- 2 TL (10 ml) Zimtpulver
- 4 EL (60 g) brauner Zucker
- Kleine Prise geriebene Muskatnuß (nach Wunsch)
- 3 EL (45 g) Butter

Gewürze, Zucker und Butter vermischen und auf Scheiben Vollkornbrot streichen. Im sehr heißen Grill rösten, bis der Zucker karamelisiert.

Täglich zwei bis drei Scheiben zum Frühstück.

HEILMITTEL

Die professionelle Anwendung von Zimt ist dieselbe wie in der Hausmedizin. Darüber hinausgehende Anwendungen sind nicht bekannt.

HAUSMITTEL

Wegen seines aromatischen Geschmacks ist Zimt ein beliebtes Gewürz für Backwaren, Süßspeisen und heiße Getränke. Sowohl vom Ceylon-Zimtbaum als auch von der Zimtkassie gibt es ätherische Öle, die bei der Aromatherapie gegen Schmerzen, Depressionen und mangelnden Lebenswillen angewendet werden. Sie können Hautreizungen auslösen und müssen stark verdünnt werden. Einige Tropfen zu Linimenten für Rheuma und Muskelschmerzen verstärken die Wirkung.

Das ätherische Öl von Zimt hilft gegen ermüdete und schmerzende Muskeln.

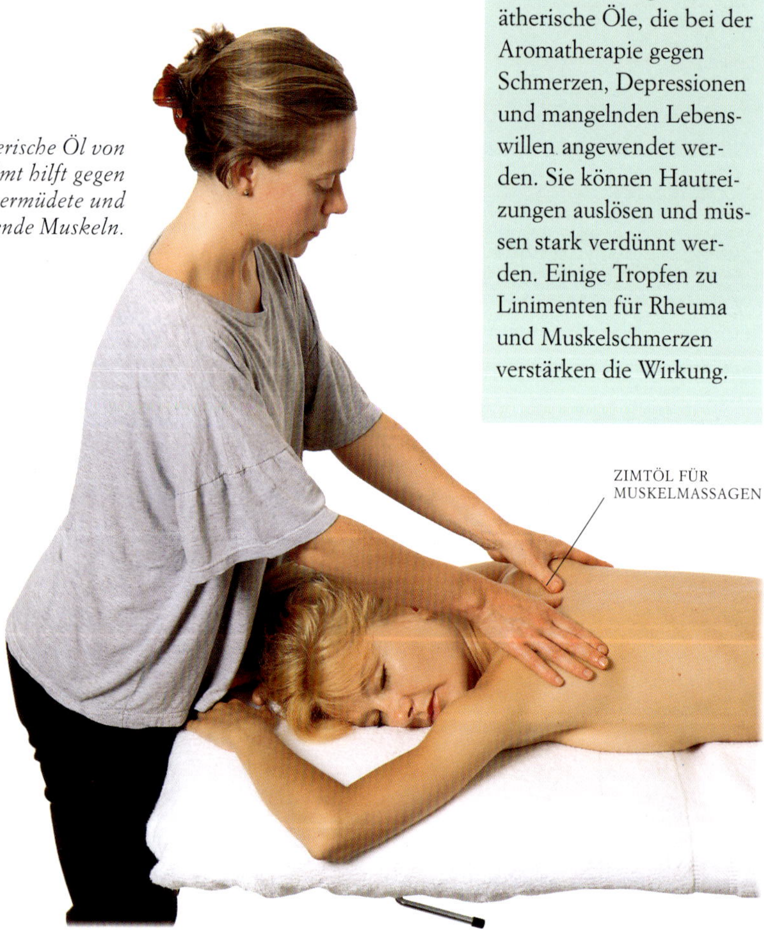

ZIMTÖL FÜR MUSKELMASSAGEN

HAUSGEBRAUCH

INNERLICH
- **Unterkühlung, Erkältungen, Fieber.**
- **Husten.**
- **Als Tee oder Massageöl bei Kreislaufbeschwerden.**
- **Erschöpfung und Kältegefühle nach schweren Krankheiten und anhaltendem Streß.**
- **Verdauungsstörungen und schwache Verdauung mit Winden und krampfartigen Schmerzen.**
- **Durchfall.**
- **Darmreizungen.**

ÄUSSERLICH
- **Läuse am Kopf und Körper.**
- **Für Mundspülungen bei Zahnfleischerkrankungen, zum Gurgeln bei Mandelentzündung. Ist in Zahnpasten enthalten.**

DOSIERUNG

Bei Husten, Erkältungen und Fieber eine großzügige Prise Zimtpulver jedem geeigneten Kräutertee beifügen oder von der Tinktur mit Wodka 20 Tropfen zum Kräutertee.

Bei heftigem Schnupfen mit laufender Nase ein kleines Stück Zimtstange kauen.

Gegen Kopfläuse 20 Tropfen ätherisches Öl zum letzten Spülwasser nach dem Haarewaschen hinzufügen. Wirkt auch vorbeugend.

VORSICHT

In der Schwangerschaft nicht medizinisch anwenden, weil zu stimulierend. Als Nahrungsmittel unbedenklich.

REZEPT

Parfait Amour

Ein klassisches französisches Aphrodisiakum.

- Etwa 15 cm Zimtstange
- 1 EL frischer oder getrockneter Thymian
- 1/4 Vanillestange
- 1 TL Koriander
- 1/2 TL Muskatblute, gepulvert
- Schale einer kleinen Zitrone
- 600 ml guter Brandy
- 300 ml Wasser
- 250 g Honig

Die trockenen Zutaten im Mörser oder in der Kaffeemühle verreiben.

Den Brandy dazugießen und an einem kühlen Ort zwei Wochen ziehen lassen; von Zeit zu Zeit schütteln. Abseihen.

Das Wasser anwärmen und den Honig darin auflösen. Zum Brandy gießen. In Flaschen umfüllen und beschriften.
Dosierung: 3 EL (45 ml) vor dem Zubettgehen.

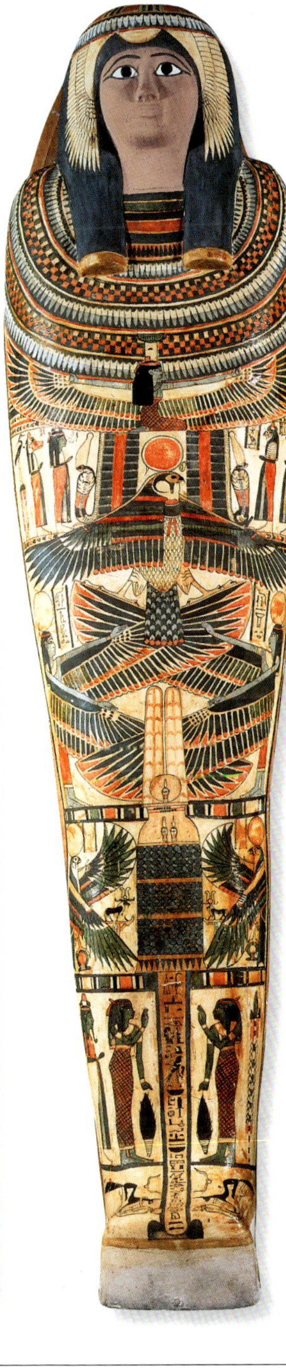

Im alten Ägypten war Zimt ein Bestandteil der Balsamierungsmittel.

HISTORISCHE NOTIZEN

Schon die alten Ägypter kannten Zimt, vermischten ihn mit ihren besten Duftstoffen und benutzten ihn mit anderen Pflanzen zum Einbalsamieren der Toten.

Zimt wird noch heute in arabischen Ländern als wärmendes Getränk bei kaltem Wetter benutzt.

In der indischen Medizin diente Zimt zur Kräftigung des Organismus, zur Anregung der Verdauung und besseren Verwertung anderer Heilmittel.

In der chinesischen Medizin benutzte man die Zweige gegen kalte Hände und Füße und die Rinde zum Wärmen des Rumpfes.

Früher hat man Kekse aus Getreideprodukten mit beruhigenden Eigenschaften mit wärmenden und verdauungsfördernden Kräutern wie Zimt, Ingwer und Gewürzmischungen gewürzt und bei Verdauungsstörungen gegessen.

CHEMISCHE INHALTSSTOFFE

Ätherisches Öl, Tannin.

Weißdorn

CRATAEGUS OXYACANTHOIDES, CRATAEGUS MONOGYNA

Die Pflanze ist in Mitteleuropa bis nach Rußland als Strauch und Baum mit sehr hartem Holz verbreitet. Die medizinischen Eigenschaften betreffen das Herz. Weißdorn entspannt und weitet die Herzkranzgefäße und wird zur Behandlung von Kreislaufstörungen eingesetzt.

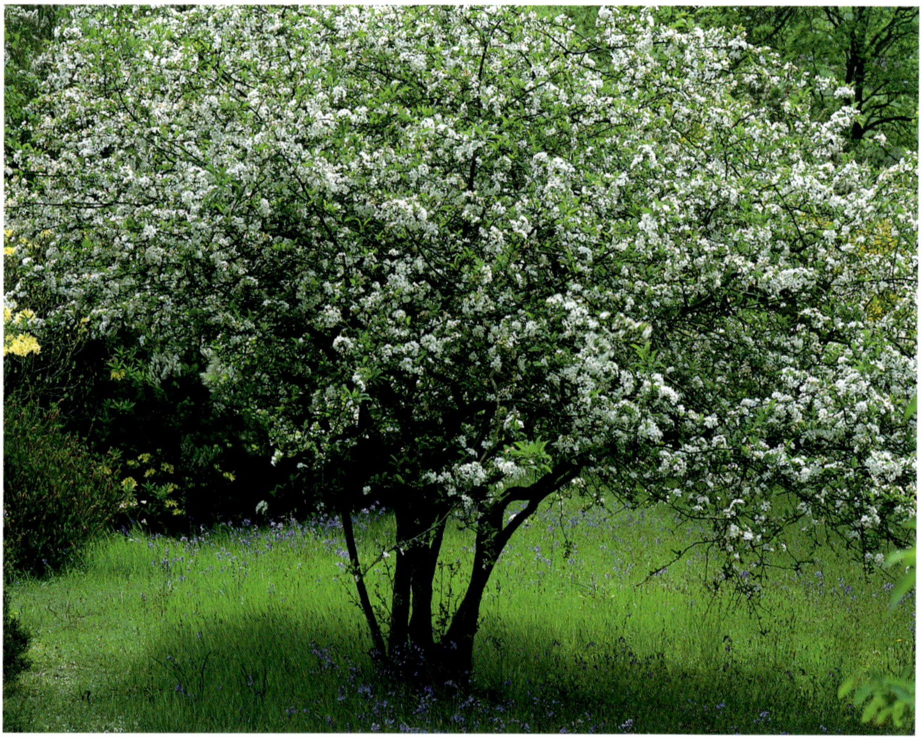

Als Baum kann der Weißdorn bis 10 m hoch werden. Im Spätfrühling öffnen sich duftende weiße Blüten an dornigen Zweigen, und im Herbst leuchten rote Beeren zwischen dem Laub.

HEILMITTEL

Koronare Herzerkrankungen, Angina pectoris, Herzschwäche, Bluthochdruck, Arteriosklerose; auch als Stärkungsmittel nach Herzanfällen.

HAUSMITTEL

Man kann die Beeren bei der Zubereitung von Apfelgelee verwenden oder Wein daraus keltern. Bei emotionalen Belastungen, die das Herz in Mitleidenschaft ziehen, und bei gebrochenem Herzen gemeinsam mit Helmkraut als Tee aufbrühen.

Allgemeine Beschreibung

Weißdornbäume und -sträucher haben dornige Zweige und sind im Spätfrühling mit weißen Blüten übersät, aus denen sich im Herbst rote Beeren bilden. Die Pflanze wird gern als Schnitthecke und Zierstrauch im Garten genutzt. In Parks und Gartenanlagen begegnet man häufig dem immergrünen Feuer- oder Rotdorn mit scharlachroten Früchten. Für medizinische Zwecke werden die Spitzen der Zweige (Blüten und Blätter) oder die Beeren des Weißdorns verwendet. Manche aus Asien stammenden Weißdornarten werden wegen ihrer Früchte kultiviert.

Eigenschaften und Wirkung

Blutdrucksenkend, hilfreich bei nervösen Herzstörungen, entspannt und erweitert die Herzkranzgefäße.

GETROCKNETER WEISSDORN

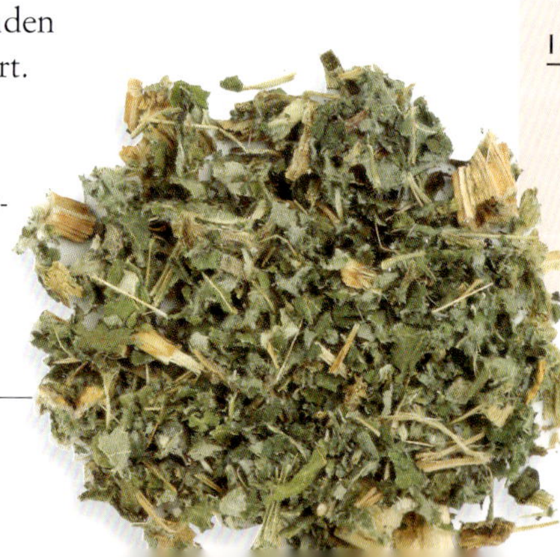

CHEMISCHE INHALTSSTOFFE

Flavonoide einschließlich Rutin, Tannin, Saponine, Glykoside.

HAUSGEBRAUCH

INNERLICH

- **Verdauungsstörungen mit Blähungen, Koliken und Völlegefühl.**
- **Herzschwäche und Kreislaufstörungen bei älteren Menschen, leicht erhöhter Blutdruck (wenn keine anderen Präparate verwendet werden).**
- **Allgemein kreislauffördernd.**
- **Schlechte Durchblutung und Kurzatmigkeit.**
- **Herzklopfen und Angst vor Herzerkrankungen.**

DOSIERUNG

Teeauszug von den Blütenständen oder Abkochung der Beeren 1 Tasse zweimal täglich. Die Einnahme muß über Monate hinweg erfolgen, damit sich Wirkung zeigt. Bei leicht erhöhtem Blutdruck und hohem Cholesterinspiegel zusätzlich diätetische Vorkehrungen treffen.

Mit Baldrian bei durch Ängste ausgelöstem Herzklopfen. Bei Gefahr panischer Anfälle die beiden Tinkturen zu gleichen Teilen mischen und im Pipettierfläschchen bei sich tragen.
Dosis: 30 Tropfen.

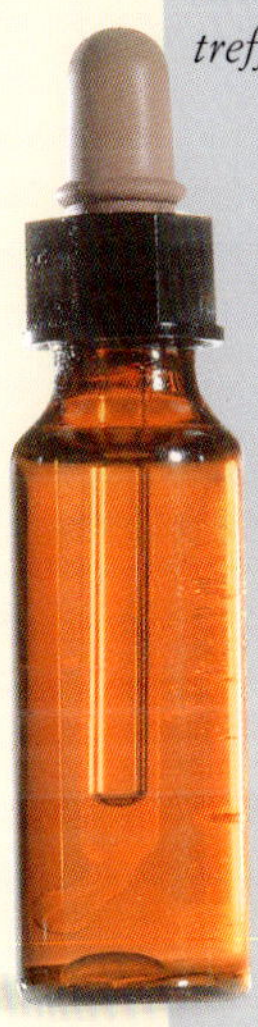

Gegen Herzklopfen und Angstzustände hilft eine Mischung aus Weißdorntinktur mit Baldrian.

REZEPT

Weißdornbeeren-Ketchup

- 750 g reife Weißdornbeeren
- 500 ml Apfelessig
- 125 g Zucker
- 1 TL (5 ml) Salz
- 2 TL (10 ml) Gewürzmischung (Pimentbeeren)

Weißdornbeeren etwa 20 Minuten in Essig weich kochen. Masse durchs Sieb drücken, damit die Kerne zurückbleiben, dann wieder in den Topf geben, übrige Zutaten daruntermischen, bei schwacher Hitze nochmals 10 Minuten sieden lassen. In sterilisierten, luftdicht verschließbaren Flaschen kühl lagern.

VORSICHT

Wenn bereits Medikamente für Herz oder gegen Bluthochdruck eingenommen werden, ist die zusätzliche Therapie mit Weißdornpräparaten mit dem Arzt abzuklären. Menschen mit Herzerkrankungen sollten sich in ärztliche Behandlung begeben.

HISTORISCHE NOTIZEN

Weißdorn wurde traditionell zur Behandlung von Schmerzen im Verdauungstrakt und gegen Durchfall verwendet. Chinesische Weißdornbeeren (*Crataegus pinnatifida*) werden noch heute hauptsächlich dafür herangezogen.

Culpeper empfahl die Kerne der Beeren, gepulvert und in Wein getrunken, als »gutes Mittel gegen den Stein und Grieß« (Nierensteine).

Seit etwa hundert Jahren wird Weißdorn hauptsächlich bei Herzbeschwerden angewendet. Die positive Wirkung ist durch wissenschaftliche Untersuchungen belegt.

Früher hat man blühende Weißdornzweige nicht ins Haus getragen, weil sie als Verkünder von Todesfällen galten, aber auf Hochzeiten waren sie als Glücksbringer erwünscht.

Weißdorn ist ein anerkanntes Herzmittel.

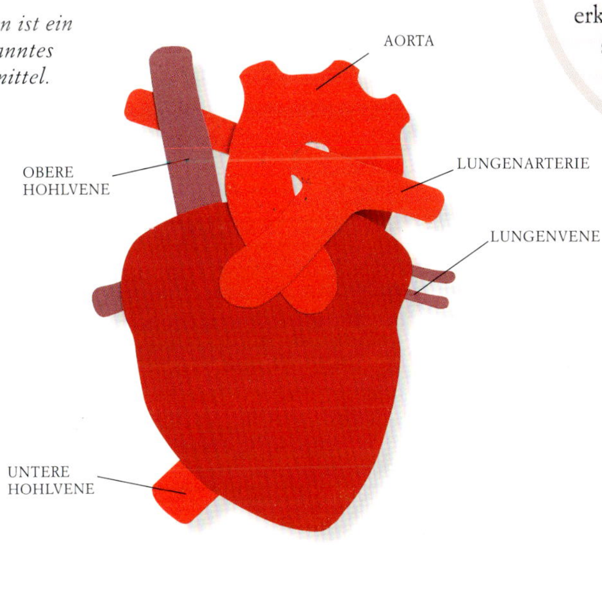

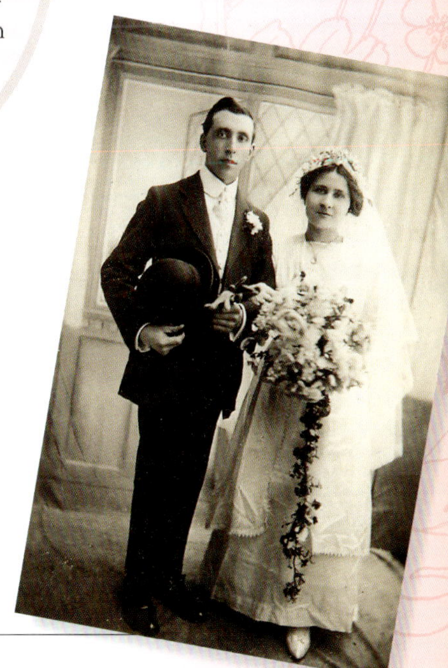

Jungvermählten schenkte man blühende Weißdornzweige, um ihnen Glück zu wünschen.

TROCKENE ECHINACEA-WURZEL

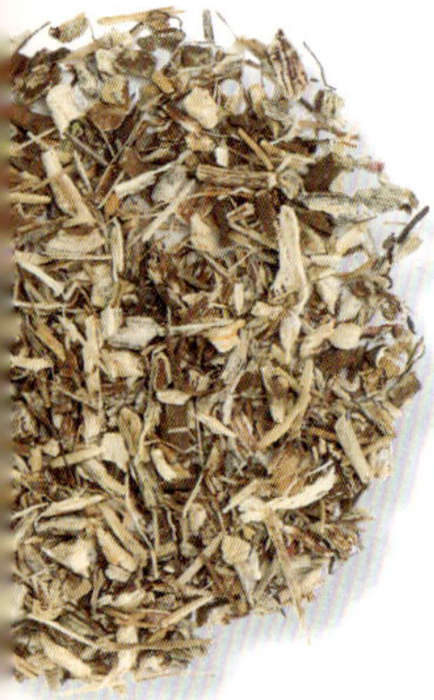

Sonnenhut

ECHINACEA ANGUSTIFOLIA, ECHINACEA PURPUREA

Seit langem wird der Sonnenhut zur Behandlung von Infekten medizinisch verwendet. Neuere Forschungen haben die in der Volksheilkunde gewonnen Erfahrungen bestätigt, und heute wird die Echinacea *als pflanzliches Antibiotikum häufig benutzt. Je intensiver die Pflanze schmeckt, desto größer ist die Heilwirkung.*

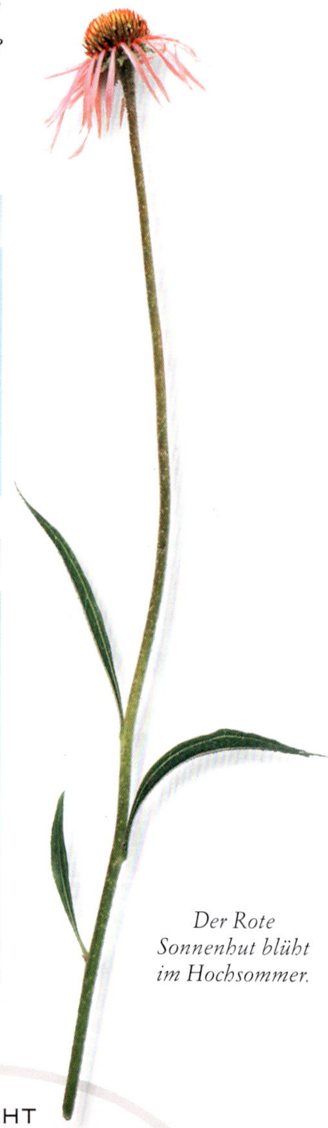

Der Rote Sonnenhut blüht im Hochsommer.

Allgemeine Beschreibung

Echinacea ist eine hochwüchsige Staude mit margeritenähnlichen, purpurroten Strahlenblüten und derselben kugelförmig aufgewölbten, dunkelbraunen Mitte wie die ihr nahe verwandte Rudbeckie. Sie gedeiht am besten auf kalkreichen Böden. Für medizinische Zwecke werden die Wurzeln verwendet, manchmal auch die gesamte Pflanze sowie die grünen, unreifen Samen.

Eigenschaften und Wirkung

Stärkung der körpereigenen Abwehrkräfte, antibiotisch, lymphabflußfördernd, entzündungshemmend.

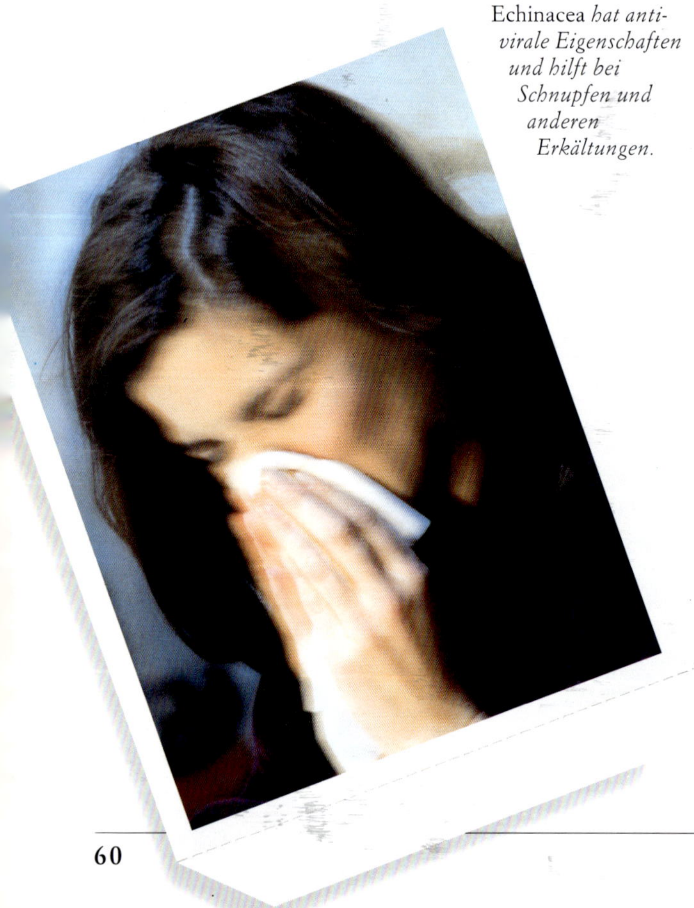

Echinacea *hat antivirale Eigenschaften und hilft bei Schnupfen und anderen Erkältungen.*

HEILMITTEL

Infektiöse Hauterkrankungen, Immunschwäche und als Ersatz für Antibiotika in vielen Fällen.

HAUSMITTEL

Die in Gärten sehr beliebte Blütenstaude kann durch Aussaat oder Teilung der Wurzelstöcke vermehrt werden. Es gibt Züchtungen in verschiedenen Farben. Manche Heilpraktiker schreiben der *Echinacea purpurea* eine sanftere Wirkweise zu als der *angustifolia*.

VORSICHT

Bei akuten Beschwerden sind höhere Dosen erforderlich, bei chronischen Beschwerden mischt man die Gaben mit belebenden Pflanzen. Anwendung gegen Immunschwäche nur bei ärztlicher Betreuung.

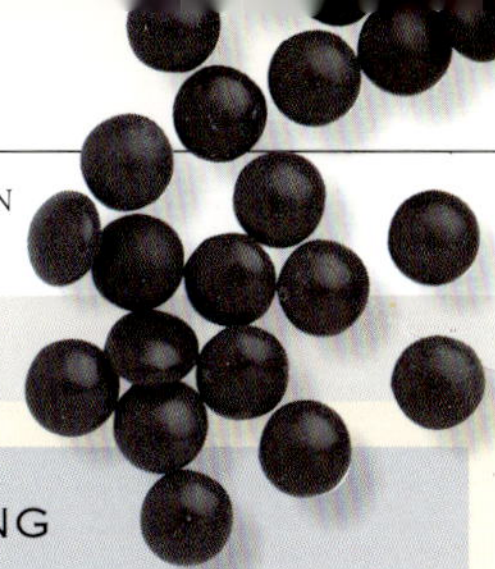

ECHINACEA-TABLETTEN

HAUSGEBRAUCH

INNERLICH

- **Infekte generell; Halsentzündung, Mundgeschwüre, Zahnfleischerkrankungen, Zahnabszesse, blockierte Speicheldrüsen, Fieber.**
- **Erhöhung der Abwehrleistung des Körpers, prophylaktisch bei wiederkehrenden leichten Infekten. Für Kinder mit chronischer Mandelentzündung, Ohrenerkrankungen, Erkältungen und anderen leichten Infekten.**
- **Hauterkrankungen; Furunkel, Akne, Abszesse und Ekzeme mit heißer, geröteter Haut.**
- **Magen- und Dünndarmgeschwüre.**
- **Herpes simplex.**
- **Hilfreich bei Allergien.**
- **Depression mit Erschöpfung.**
- **Kann neben Antibiotika eingenommen werden.**

ÄUSSERLICH

Für Scheidenspülungen bei Infekten und zum Waschen infizierter Wunden.

DOSIERUNG

Der häufigste Fehler bei der Einnahme von Echinacea *ist der, daß man die Gaben zu klein dosiert.*

Bei akuten Infekten wie Mandelentzündung, Zahnabszessen und Herpes genitalis 1 Tasse Abkochung oder 2 TL Tinktur alle 4–6 Stunden 10 Tage lang.

Bei chronischen Beschwerden und länger andauernder Behandlung mit weniger anregenden, dafür reinigenden oder belebenden Pflanzen mischen, zum Beispiel mit Ringelblume und Klette bei Hauterkrankungen, mit Salbei bei hartnäckigen Infekten, Halsentzündungen und Erschöpfung nach Virusinfekt.

Echinacea *ist ein ausgezeichnetes Mittel für die lokale Anwendung: die Abkochung gurgeln bei infektiösen Halsbeschwerden, für Mundspülungen bei entzündetem Zahnfleisch und zur Linderung von Zahnschmerzen.*

Tabletten und Kapseln gibt es in allen Apotheken. Packungsbeilage beachten. Echinacea *mit Knoblauch ist eine wirksame Mischung zur Behandlung von Infekten im Winter. Dragees mit 50 mg* Echinacea-*Extrakt werden von Kindern gern genommen und zeigen gute Wirkung. Bei Kindern im Schulalter mit hartnäckigen Infekten empfiehlt sich eine Sechs-Wochen-Kur mit 3–4 Tabletten täglich.*

Für Kinder mit leichten Infekten ist die Einnahme von Echinacea *nach Vorschrift unbedenklich.*

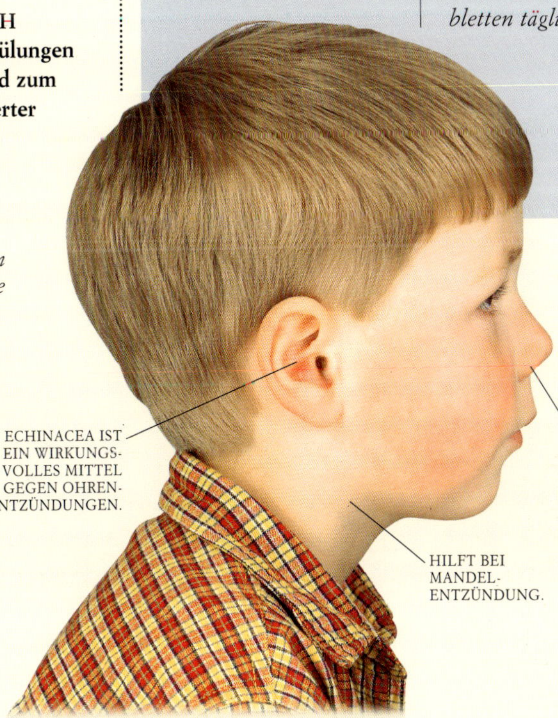

HISTORISCHE NOTIZEN

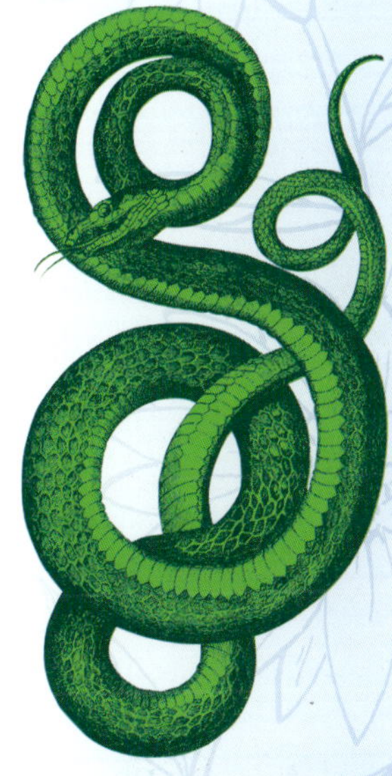

Die Indianer Nordamerikas nahmen Echinacea *gegen Schlangenbisse.*

Echinacea war früher ein wirkungsvolles und verbreitet angewendetes Mittel gegen Schlangenbisse. Der Überlieferung zufolge soll man darauf gekommen sein, als man Schlangen beobachtete, die von anderen Schlangen gebissen worden waren.

Im 19. Jahrhundert war *Echinacea* ein häufig benutztes Heilkraut bei Infekten und wurde sogar in lebensbedrohenden Fällen eingesetzt.

CHEMISCHE INHALTSSTOFFE

Ätherisches Öl, Resinate, Echinakosid, Polysaccharide einschließlich Inulin.

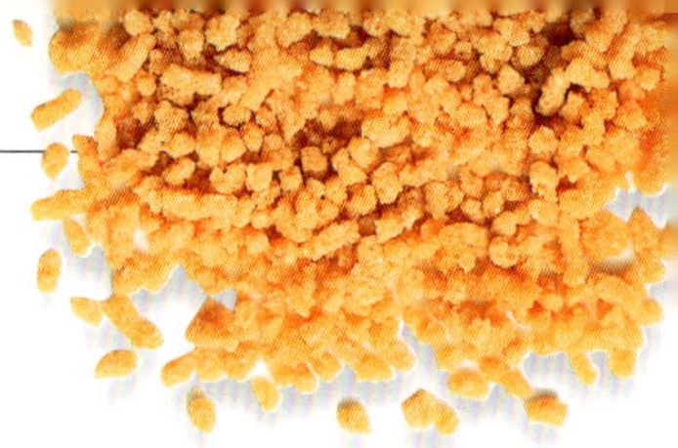

Sibirischer Ginseng

ELEUTHROCOCCUS SENTICOSUS

GINSENG-GRANULAT

Die Ginsengwurzel gilt seit langem als eines der wirksamsten natürlichen Heilmittel bei nachlassendem Geschlechtstrieb und chronischer Müdigkeit. Darüber hinaus hat Ginseng weite Verbreitung gefunden als eines der besten Heilmittel, mit dem sich die Belastungen durch Streß und Umwelteinflüsse nachhaltig bekämpfen lassen.

Allgemeine Beschreibung
Eine wildwachsende, zu den Efeugewächsen zählende Pflanze mit efeuähnlichen Blüten und Früchten. Das Heilmittel wird aus den Wurzeln gewonnen.

Eigenschaften und Wirkung
Schützt vor Krankheiten, die im Anschluß an eine Streßsituation auftreten, kräftigt die Immunabwehr und das Nervensystem, unterstützt die Adrenalin erzeugenden Zellen.

REZEPT

Ginseng-Stärkungswein oder -Brandy

Wenn die Wurzel zu hart ist, um sie schneiden zu können, läßt man sie eine Woche in Wein oder Brandy weichen und hackt sie anschließend in kleine Stücke.

- 30 g Ginsengwurzel, gepulvert oder fein gehackt
- 8 große Sultaninen
- Zweig frischer Rosmarin oder Salbei
- Flasche Wein oder Brandy

Die ersten drei Zutaten in Wein oder Brandy legen und zwei Wochen ziehen lassen.

Dosierung: ein halbes Südweinglas täglich.

HEILMITTEL

Immunschwäche, niedriger Blutdruck, chronische Infekte, chronische Müdigkeit, Diabetes, Krebs, Adjuvans bei Chemo- und Strahlentherapie gegen Krebs.

HAUSMITTEL

Ginseng ist Bestandteil vieler Produkte. Es gibt Ginseng-Teemischungen, Elixiere, Tonika und sogar Zigaretten. Beim Kauf solcher Erzeugnisse, zum Beispiel Tonikum, auf der Packung nachsehen, ob der Ginseng-Anteil groß genug ist.

VORSICHT

Ginseng nicht in der Schwangerschaft einnehmen und nicht gleichzeitig mit Kaffee. Bei Herzkrankheiten nur auf ärztlichen Rat. Längere Einnahme kann zu Bluthochdruck, Angst und Hyperaktivität führen. Deshalb nur kurzzeitige Anwendung.

CHEMISCHE INHALTSSTOFFE

Triterpen-Saponine, Zucker, Vitamine und Spurenelemente (u. a. Betacarotin und Kupfer).

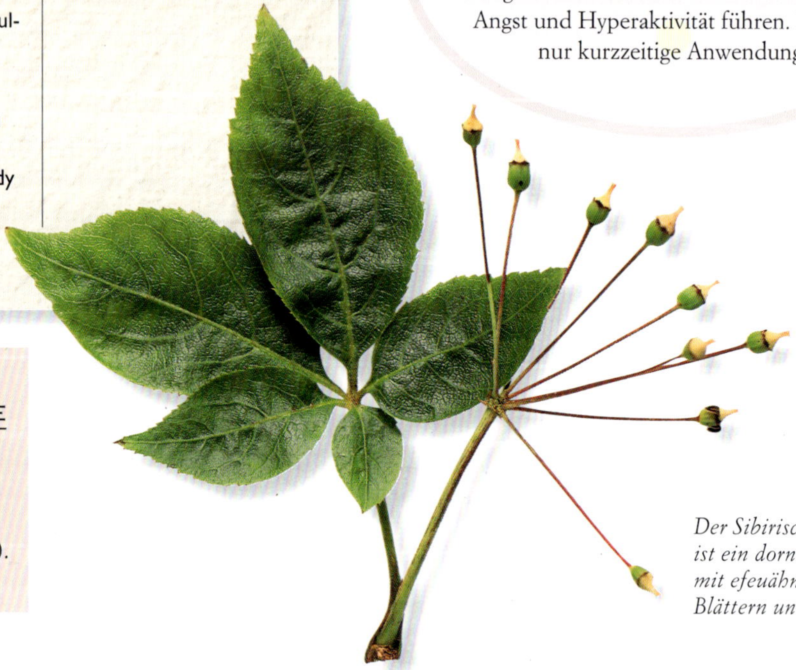

Der Sibirische Ginseng ist ein dorniger Strauch mit efeuähnlichen Blättern und Blüten.

VERWANDTE PFLANZEN

Chinesischer oder Koreanischer Ginseng (Panax ginseng) *hat ähnliche Eigenschaften wie der Sibirische, wirkt aber stärker anregend und eignet sich weniger für den Hausgebrauch. Das Kauen von kleinen Stücken roten (gedämpften) Ginsengs ist hilfreich bei Wehen, Jet-lag und in der Rekonvaleszenzzeit nach Operationen. Amerikanischer Ginseng* (Panax quinquefolius) *kommt wildwachsend nur noch selten vor, weil zuviel davon gesammelt wurde, wird aber inzwischen in China kultiviert. Er gehörte zu den fünf wichtigsten Heilpflanzen des Seneca-Indianerstammes und wurde hauptsächlich als Stärkungsmittel für ältere Menschen und bei Entbindungen eingesetzt. Er gilt als milder und »kühler« als die asiatische Wurzel und soll sich bei Müdigkeit und Erschöpfung mit Fieber besser eignen. Außerdem wird er bei hartnäckigen Lungeninfekten mit Fieber und trockenem Husten angewendet. Sowohl der wildwachsende als auch der kultivierte Amerikanische Ginseng eignen sich vor allem zur Wiederherstellung von Vitalität, Geschlechtstrieb und allgemeiner Gesundheit in fortgeschrittenem Alter. Beide Arten sind jedoch teuer, so daß andere Kräuter wie Sibirischer Ginseng häufig als Ersatzmittel genommen werden. In manchen Fällen ist das Ausweichen auf ein anderes Mittel nicht ratsam, und der hohe Preis sollte im Interesse der Gesundheit in Kauf genommen werden.*

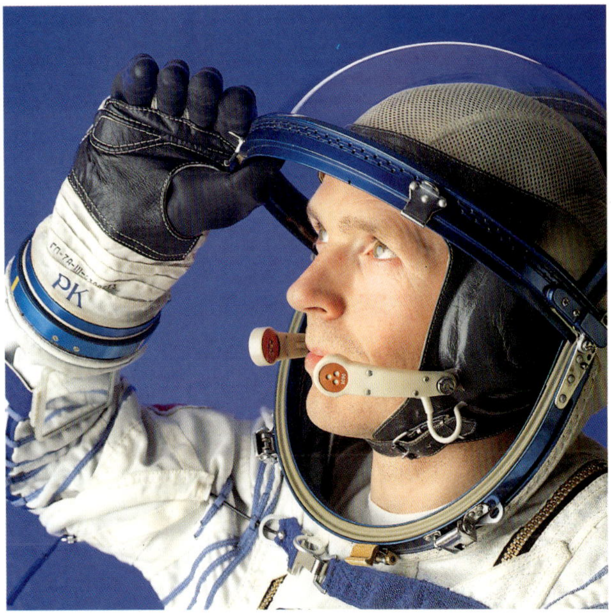

HISTORISCHE NOTIZEN

Wurde seit Jahrtausenden im Fernen Osten angewendet, stand aber bis vor kurzem im Schatten des berühmteren Chinesischen Ginsengs.

Sibirischer Ginseng wurde allgemein bekannt, nachdem russische Astronauten ihn als Stärkungsmittel verwendeten.

Russische Astronauten nahmen Sibirischen Ginseng als Stärkungsmittel, um ihre schwierigen Missionen zu bewältigen.

HAUSGEBRAUCH

INNERLICH

- **Allgemeine Erschlaffung; Erschöpfung durch anhaltenden Streß, Müdigkeit infolge chronischer Beschwerden, in der Rekonvaleszenz.**
- **Nervöse Erschöpfung mit Konzentrationsschwäche, Vergeßlichkeit und Schlafstörungen.**
- **Bei anstrengendem Lernen vor Prüfungen und während der Vorbereitung auf schwierige Aufgaben.**
- **Zeugungsunfähigkeit und allgemeine sexuelle Lustlosigkeit.**
- **Verdauungsstörungen, insbesondere nervös bedingte.**
- **Hilfreich bei Gelenkrheumatismus.**
- **Hilfreich bei unregelmäßigem Blutzuckerspiegel mit spontan auftretender Abgeschlagenheit und Heißhunger auf Süßes.**

DOSIERUNG

1 TL Tinktur oder 15 mg Abkochung dreimal täglich.

10–30 g in Pulverform oder in Kapseln täglich. Optimale Wirkung nach einmonatiger Kur mit anschließender Ruhewoche vor der Wiederaufnahme.

Bei kontinuierlicher Anwendung kann Ginseng anderen Heilmitteln beigefügt werden. Es gibt viele Tabletten und Kapseln von unterschiedlicher Qualität, und nur Produkte namhafter Hersteller sind zu empfehlen.

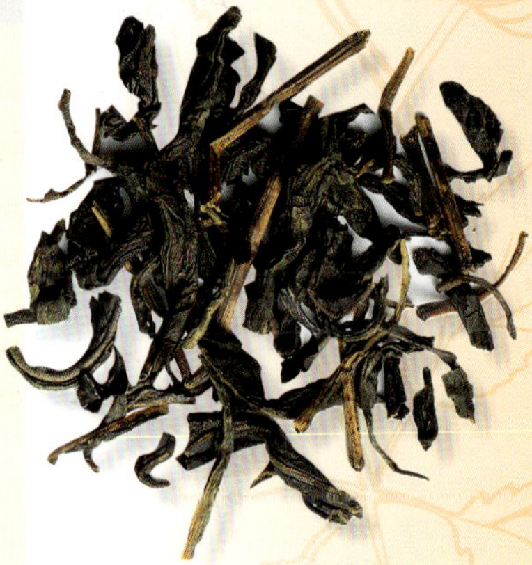

GINSENG-TEE

In der chinesischen Kräutermedizin wird Ginseng als »Herrscher« und Jun-Kraut bezeichnet.

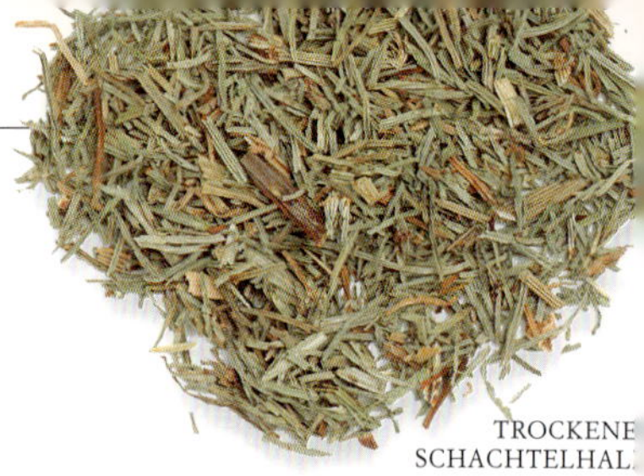

TROCKENE SCHACHTELHAL

Schachtelhalm

EQUISETUM ARVENSE UND ANDERE ARTEN

Diese auch als Ackerschachtelhalm und Zinnkraut bekannte, ungewöhnlich aussehende, krautige Pflanze war schon vor 250 Millionen Jahren auf der Erde verbreitet, wie Fossilienfunde in Steinkohlenflözen beweisen. Ihre Heilkräfte sind seit Jahrhunderten bekannt. In der Pflanzenmedizin wird die gesamte Pflanze verwendet.

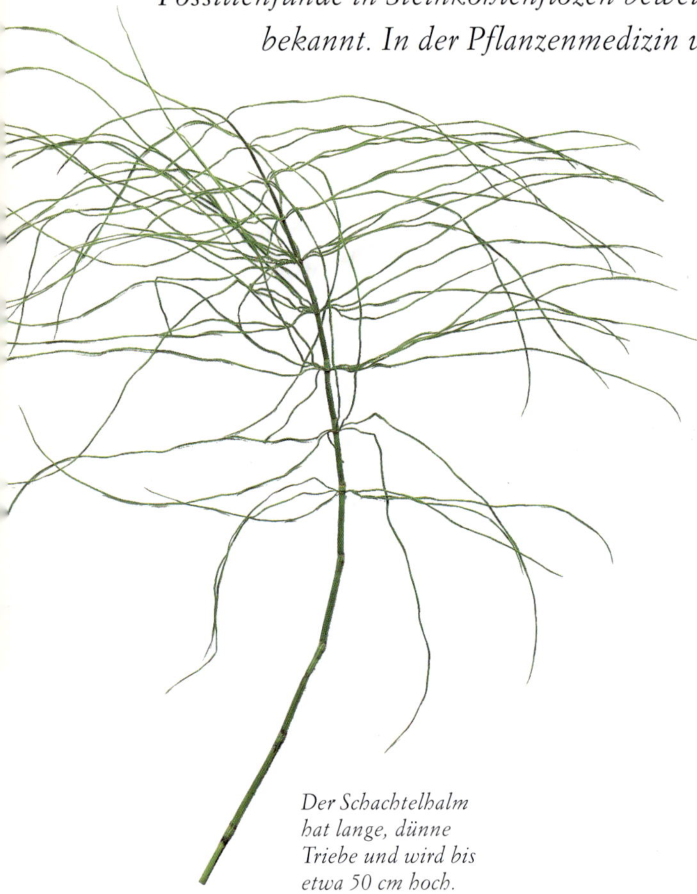

Der Schachtelhalm hat lange, dünne Triebe und wird bis etwa 50 cm hoch.

HEILMITTEL

Bindegewebserkrankungen, Blei- und andere Schwermetallvergiftungen. Emphysem und Lungentuberkulose (als unterstützende Behandlung), innere Blutungen, Urethritis (Harnröhrenentzündung) und Osteoporose.

HAUSMITTEL

Als Spritzmittel bei Pflanzen mit Pilzkrankheiten und zum Mulchen.

Früher hat man Schachtelhalm zum Zinnputzen und als Nagelpolitur verwendet.

Im Frühjahr kann man die jungen Triebe schneiden und wie Spargel zubereiten.

Asche von Schachtelhalm-pflanzen diente einst als Mittel gegen Magensäureüberschuß.

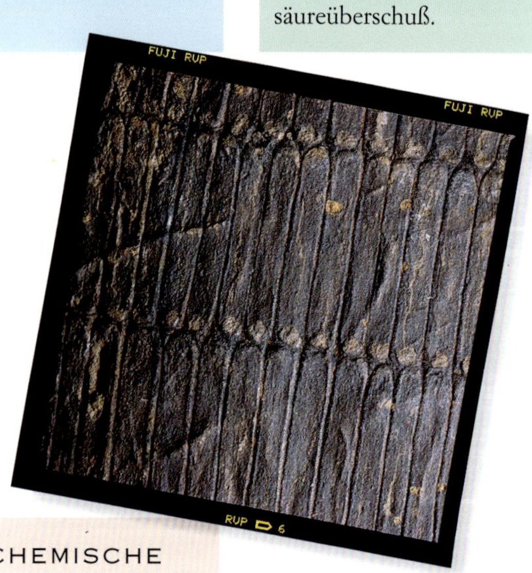

Schon vor 250 Millionen Jahren war der Schachtelhalm auf der Erde verbreitet.

CHEMISCHE INHALTSSTOFFE

Kieselsäure, Zink, Selen, Flavonoide, Alkaloide, Saponine.

Allgemeine Beschreibung

Der Ackerschachtelhalm ist eine ausdauernde, unkrautartig vorkommende Pflanze und besitzt statt Blättern schirmartig verzweigte, dünne Triebe, die an einen Staubwedel erinnern. Wie der Farn, mit dem die Pflanze verwandt ist, bringt sie an der Spitze der Sprosse Sporen hervor. Sie ist auf der gesamten nördlichen Halbkugel verbreitet und wächst auf Äckern, Schuttplätzen und an Waldrändern.

Eigenschaften und Wirkung

Harntreibend, adstringierend und blutstillend, antimykotisch, kräftigt Knochen und Bindegewebe.

HAUSGEBRAUCH

INNERLICH

- **Akute und chronische Blasenentzündung; ständiger Harndrang.**
- **Inkontinenz bei älteren Menschen mit Prostatabeschwerden; auch für bettnässende Kinder.**
- **Wasseransammlung, insbesondere in der Menopause.**
- **Chronischer Durchfall.**
- **Kräftigt Knochen, Nägel und Haare.**
- **Gelenkrheumatismus.**

ÄUSSERLICH

- **Als Salbe und in Fußbädern zur Behandlung von Hautpilz- und Nagelbetterkrankungen.**
- **Kompressen bei schlecht heilenden Wunden.**
- **Zum Badewasser bei Reizungen der Geschlechtsorgane.**

DOSIERUNG

Schachtelhalm ist ein hartes, zähes Kraut und muß 20–30 Minuten ziehen. Man kann den Teeauszug kalt oder angewärmt trinken. Dosis: 3 Tassen täglich oder mit anderen Pflanzen.

*Gegen Bettnässen mit Johanniskraut mischen, Auszug zubereiten und eine halbe Tasse zweimal täglich nehmen. Als Tinkturen: von beiden je 20–30 Tropfen zweimal täglich. Mit Eibisch und Thymian bei akuter Blasenentzündung, mit Sägepalme (*Serenoa serrulata*) bei Prostatabeschwerden, mit Ringelblume bei Cellulite.*

Zur Kräftigung der Knochen und Lungen und zur Behandlung von Arthritis Tinktur aus dem frischen Kraut: 2 ml dreimal täglich. Oder 30 g getrockneten Schachtelhalm in 1 Liter Wasser aufkochen, 1 TL Zucker dazugeben und mit geschlossenem Deckel drei Stunden köcheln lassen. Davon nimmt man eine halbe Tasse dreimal täglich. Diese Art der Abkochung gewährleistet, daß große Mengen Kieselsäure, des wichtigsten Wirkstoffes der Pflanze, extrahiert werden.

HISTORISCHE NOTIZEN

Der im 2. Jahrhundert n. Chr. in Rom wirkende Arzt Galen war von den Heilkräften des Schachtelhalms so beeindruckt, daß er schrieb: »heilt die Sehnen, auch wenn sie entzwei geschnitten sind.«

Schachtelhalm gilt seit alters her als Heilkraut zum Stillen von Blutungen aller Art und zum Heilen von Blasenbeschwerden.

Neuere Untersuchungen bestätigen die heilsame Wirkung des Schachtelhalms bei Arthritis, was vor allem auf den hohen Gehalt an Kieselsäure zurückgeführt wird, obwohl auch andere Inhaltsstoffe daran beteiligt sind.

VORSICHT

Große Mengen Schachtelhalm sind giftig für Rinder, aber es gibt keine Hinweise darauf, daß das auch für Menschen gilt. Bei blutigem Harn sollte vor der Behandlung zu Hause ärztlicher Rat eingeholt werden. In der Schwangerschaft hohe Dosen und starke Abkochungen meiden.

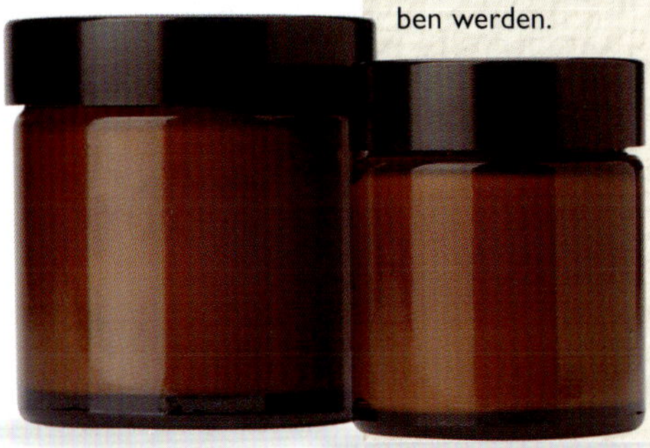

Hautsalbe mit Schachtelhalmtinktur hilft bei Nagelpilz.

REZEPT

Salbe für Pilzinfektionen des Nagelbetts

Die Infekte können zu verfärbten und entstellten Fingernägeln führen, sehr hartnäckig sein und mühsam zu beseitigen. Die Salbe muß gründlich in die den Nagel umgebende Haut eingerieben werden.

- 2 TL (10 ml) Schachtelhalm-Tinktur
- 20 Tropfen ätherisches Thymianöl
- 20 Tropfen ätherisches Teebaumöl
- ½ TL (2–3 ml) Ölauszug vom Johanniskraut
- 30 g Emulsionssalbe oder eine beliebige neutrale, gute Handcreme

Die Zutaten nacheinander mit der Salbe vermischen. Langsam dazugeben und ständig umrühren.

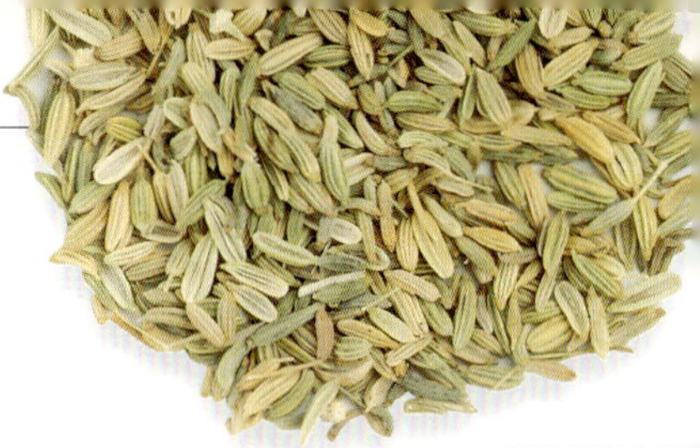

FENCHELSAM

Fenchel

FOENICULUM VULGARE

Seit uralten Zeiten wird Fenchel als Gewürzpflanze genutzt. Im Mittelalter kaute man Fenchelsamen, um Hungergefühle in der Fastenzeit zu unterdrücken. In der Pflanzenheilkunde wird Fenchel vor allem wegen seiner verdauungsfördernden Eigenschaften geschätzt und angewendet.

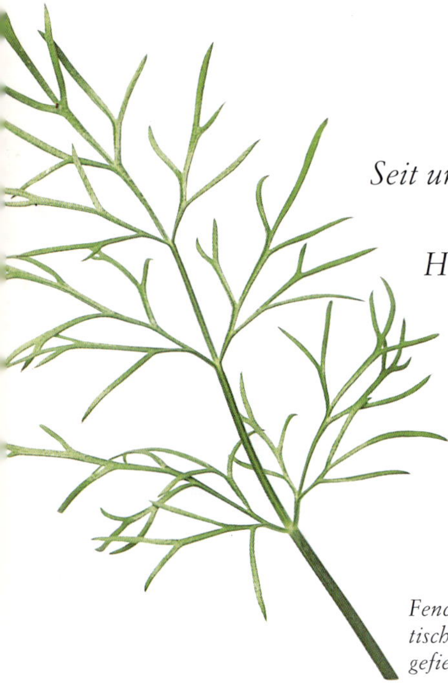

Fenchel hat aromatische, mehrfach gefiederte Blätter.

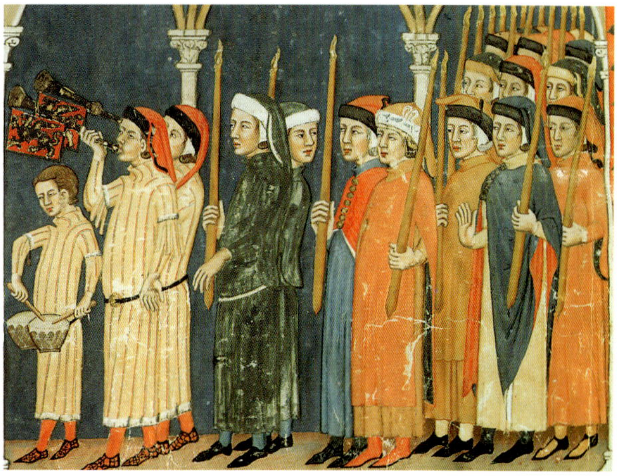

In Fastenzeiten hat man Fenchelsamen gegen den Hunger gekaut.

Allgemeine Beschreibung

Fenchel ist eine hochwüchsige, aromatische, mehrjährige Pflanze mit drei- bis vierfach gefiederten Blättern und kleinen, gelben Blüten. Wildwachsendes *Foeniculum vulgare* ist im Mittelmeergebiet verbreitet. Es gibt verschiedene Züchtungen, die wegen der herzhaft schmeckenden Knollen als Gemüsefenchel kultiviert werden. Für medizinische Zwecke werden die Samen, Blätter, frischen Stengel und Wurzeln verwendet.

Eigenschaften und Wirkung

Wärmend, krampflösend, blähungshemmend, harntreibend, milchbildend, antiseptisch.

CHEMISCHE INHALTSSTOFFE

Ätherisches Öl, Flavonoide einschließlich Rutin, Sterole.

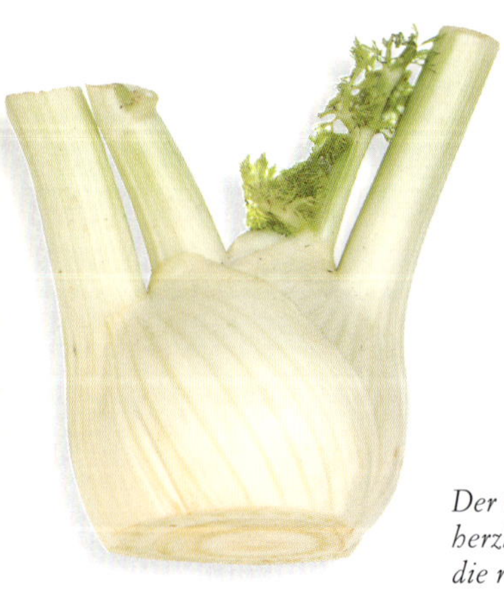

Der Gemüsefenchel hat eine herzhaft schmeckende Knolle, die roh oder gedünstet als Gemüse gegessen wird.

HEILMITTEL

Therapeutische Anwendung wie für die Hausanwendung, darüber hinausgehende Anwendungsarten sind nicht bekannt.

HAUSMITTEL

Fenchel gilt traditionell als Aphrodisiakum für ältere Menschen. Fenchelsaucen fördern die Verdauung von Fischgerichten, und Zweige mit frischen Blättern ergeben eine dekorative Garnierung. Die Stengel junger Pflanzen werden in kleine Stücke zerteilt und Salaten hinzugefügt.

Gepulverte Fenchelsamen wurden bei der Tierhaltung als Mittel gegen Flöhe benutzt. Das ätherische Öl des süßen Fenchels (*var. dulce*) wird in Duftlampen verdunstet und hilft gegen Asthma und keuchenden Husten. Eine einprozentige Lösung in einem geeigneten Trägeröl wird zum Einreiben und Massieren des aufgeblähten Bauchs benutzt. Ölauszüge haben die gleiche Wirkung.

HAUSGEBRAUCH

INNERLICH

- Verdauungsbeschwerden mit Blähungen und Krämpfen. Magen-Darm-Reizungen.
- Magenschmerzen mit Völlegefühl und Blähungen sowie Unwohlsein.
- Fencheltee ist ein ausgezeichnetes Mittel für Stillende, denn er regt die Milchbildung an.
- Winde, Koliken und Bauchkrämpfe bei Kleinkindern.
- Hartnäckiger Husten.
- Begünstigt Gewichtsabnahme.
- Bei Lethargie und leichten Depressionen.
- Hilfreich bei Arthritis.
- Für Mundspülungen bei Entzündung des Zahnfleisches.

ÄUSSERLICH

- Waschungen und Kompressen bei entzündeten Augen.
- Bei Bindehautentzündung.

DOSIERUNG

Die Samen werden vorzugsweise als Abkochung verwendet oder man läßt sie für Auszüge lange ziehen. Samen zerstoßen und einen halben Teelöffel in eine Tasse kochendes Wasser geben. Drei bis vier Tassen täglich.

Bei Kleinkindern mit Kolik 1–3 TL Tee nach Bedarf. Auch aus frischen und getrockneten Blättern können Teeaufgüsse zubereitet werden. Sie sind milder als die aus Samen und müssen etwas kräftiger angesetzt werden.

Für Augenkompressen 1 TL Fenchelsamen mit einer Tasse kochendem Wasser aufgießen und 30 Minuten ziehen lassen.

Nach üppigen Mahlzeiten Fenchelsamen kauen, um die Verdauung anzuregen und zu fördern.

Während des Fastens Fenchelsamen kauen, um Hungergefühle zu unterdrücken.

Für Inhalationen bei Asthma Fenchelsamen und Anissamen zu gleichen Teilen zerstoßen und auf einer heißen Platte verbrennen. Diese Methode ist vor allem für Kinder geeignet. Man streichelt ihnen den Rücken und ermutigt sie dazu, sich aufs Einatmen der aufsteigenden Dämpfe zu konzentrieren. Mit dem Nachlassen der Atembeschwerden geht auch die Panik zurück.

HISTORISCHE NOTIZEN

Ein walisisches Kräuterbuch aus dem 12. Jahrhundert empfiehlt Fenchel für alle Augenbeschwerden, für hartnäckiges Fieber und um Gifte aus dem Körper zu entfernen. Auch Leonhart Fuchs schrieb in seinem »New-Kreüterbüchlein« (1543): »Der safft vom kraut und stengel ausgetrunckt /ist gut den trüben augen abends und morgens darin geton. … Die wurtzel in wein gesotten und getruncken /i st den wassersüchtigen / unnd denen so den krampff haben dienstlich.«

Bei den alten Griechen hieß Fenchel »Marathon«, was Schlankmacher bedeutet. Die berühmte Schlacht von Marathon zwischen Griechen und Persern (490 v. Chr.) wurde auf einem Fenchelfeld ausgetragen.

REZEPT

Hausmittel gegen Ischias

Im Originalrezept wurden Fenchel, Weißdorn und Weißwein destilliert und mit Holundersirup eingenommen. Die Tinktur wird aus gleichen Teilen Fenchelwurzel und Weißdornbeeren mit Weißwein aus organischem Anbau zubereitet (*siehe S. 26*). 2 El (30 ml) Tinktur anwärmen und mit 1 TL (5 ml) Holunderbeerensaft (*siehe S. 86*) vermischen. Diese Dosis täglich gegen Ischiassyndrom und Schmerzen im unteren Rücken einnehmen.

VORSICHT

In der Schwangerschaft größere Mengen Fenchel meiden. Die Verwendung zu Speisen ist unbedenklich.

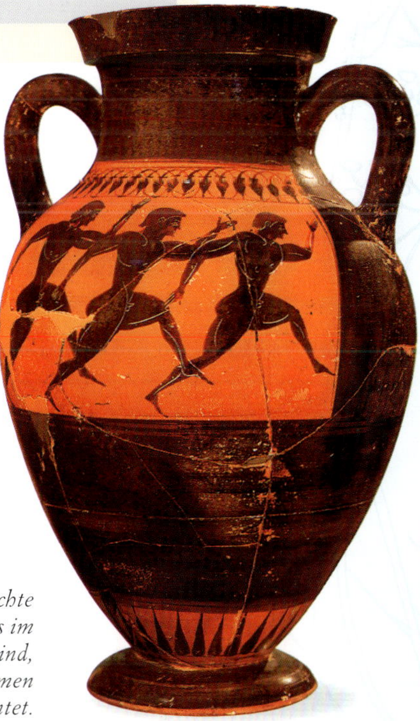

Wenn die Spaltfrüchte des Fenchels im Herbst reif sind, werden die Samen geerntet.

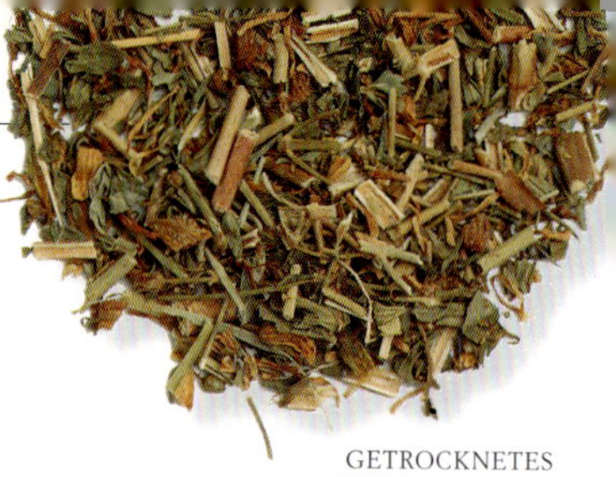

GETROCKNETES JOHANNISKRAUT

Johanniskraut

HYPERICUM PERFORATUM

Es gibt etwa 200 Hypericum-*Arten auf der Welt, aber nur das in Mitteleuropa am weitesten verbreitete Echte Johanniskraut (*H. perforatum*) wird in der Pflanzenmedizin benutzt. Man erkennt es an den vielen Öldrüsen an den Blättern, wodurch diese wie punktiert erscheinen, wenn man sie gegen das Licht hält. Daher rührt die ebenfalls, wenn auch seltener gebräuchliche Bezeichnung Tüpfel-Johanniskraut.*

Allgemeine Beschreibung

Die ausdauernde Staude bringt im Hochsommer große Mengen leuchtendgelber Blüten hervor. Sie bevorzugt trockene, kalkhaltige Böden, gedeiht aber auch unter nahezu allen Wachstumsbedingungen. Die Pflanze ist vor allem in Europa und Asien weit verbreitet, wurde aber auch in anderen Gebieten eingeführt. Wenn man die Blätter verletzt, dringt das Öl aus den Drüsen und hinterläßt auf den Blättern und Fingern rostrote Flecken. Von der ganzen Pflanze geht ein terpentinartiger Geruch aus. Für medizinische Zwecke werden die oberen Stengelteile mit den Blüten gepflückt.

Eigenschaften und Wirkung

Entzündungshemmend, schmerzstillend, Nervenheilmittel, Antidepressivum.

HEILMITTEL

Nervenschmerzen bei Diabetes; hilfreich bei Multipler Sklerose und Parkinsonscher Erkrankung. Begleitmittel bei Strahlentherapie. Zusammen mit anderen Pflanzen bei Entwöhnung von Antidepressiva, insbesondere von Serotonin-Antagonisten. Bei Nervenschäden und Depressionen bei AIDS. Hilfreich bei interstitieller Zystitis.

HAUSMITTEL

Überlieferungen berichten von der Fähigkeit dieser Pflanze, deutlich wahrgenommene Träume hervorzurufen, eine Art bildhafte Vorstellungen, in die der Träumende eingreifen kann. Die Blütenessenz wird gegen Todesangst und Angst vor dem Gefühl, nicht mehr Herr seines Körpers zu sein, angewendet. Sie schützt diejenigen, die zu offenherzig und leicht verwundbar sind, heilt auf allen Ebenen und wirkt ausgleichend.

VORSICHT

Johanniskraut wird gelegentlich »Antidepressivum der Natur« genannt, sollte aber niemals ohne ärztliche Anweisung als Ersatz dafür genommen werden. Bei ernsten Fällen von suizidalen und psychotischen Depressionen besteht Gegenindikation. Extrakte können Photoallergie (ausgelöst durch UV-Einwirkung) hervorrufen, vor allem bei hellhäutigen Menschen.

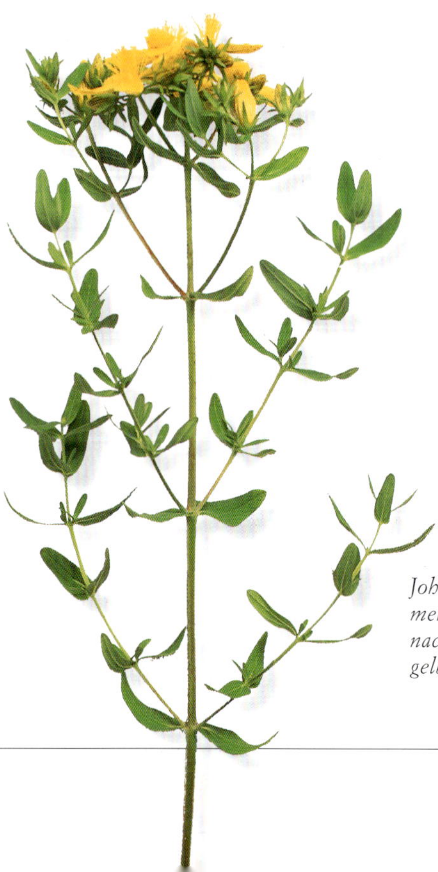

Johanniskraut ist eine mehrjährige Staude mit nach Zitrone duftenden, gelben Blüten.

CHEMISCHE INHALTSSTOFFE

Flavonoide einschließlich photosensibilisierenden Hypericins, ätherisches Öl, Resinate, Tannin.

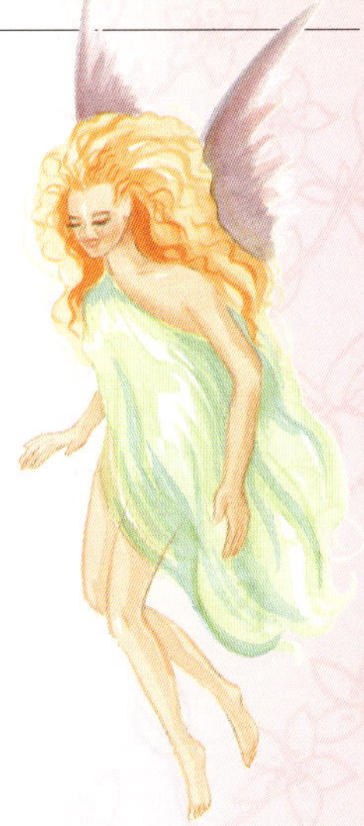

Tritt nicht auf Johanniskraut, wenn du zu Bett gehst, sonst halten dich die Elfen wach; jedenfalls behauptet das die Legende.

HAUSGEBRAUCH

INNERLICH

- **Schock und Hysterie.**
- **Leichte Depressionen.**
- **Wechseljahrsdepressionen und Nervosität, Menstruationsbeschwerden.**
- **Magen-Darm-Reizungen.**
- **Magengeschwüre.**
- **Bettnässen und chronische Blasenentzündung.**
- **Drei bis vier Tassen Tee täglich helfen bei leichten Depressionen.**

ÄUSSERLICH

- **Stichwunden, Beingeschwüre, leichte Verbrennungen.**
- **Innerlich und äußerlich gegen Schmerzen durch Nervenschäden, Neuralgie, Ischiassyndrom, postoperative Schmerzen und Rückenschmerzen.**
- **Innerlich und äußerlich bei Bläschenausschlag und Gürtelrose.**

DOSIERUNG

Die Tinktur aus der frischen Pflanze und ihre Zubereitungen eignen sich am besten für den inneren Gebrauch sowie für Anwendungen gegen Frostbeulen, Gürtelrose und Herpes genitalis. Man nimmt 1/2 – 1 TL (2–5 ml) dreimal täglich.

Der Ölauszug (siehe Zubereitungsart für Blüten Seite 30) ist ein ausgezeichnetes Mittel für die Wundversorgung, für die Behandlung von Entzündungen und Geschwüren und als Massageöl bei Rückenschmerzen und Neuralgien.

Es gibt viele Präparate als Tabletten und Tropfen, von denen die meisten bei leichten Depressionen hilfreich sind. Gebrauchsanweisung beachten.

Johanniskraut verträgt sich gut mit Eisenkraut (Verbena officinalis) *bei Depressionen, Angst und Depression nach Virusinfekt.*

Gute Wirkung mit Schachtelhalm (Equisetum subspezies) *bei Harnblasenbeschwerden. Bettnässende Kinder erhalten eine Tasse Tee früh am Abend.*

REZEPT

Johanniskraut-Wundöl

Ölauszüge eignen sich für die Pflege von Brandwunden, Hautentzündungen, Geschwüre und für Massagen bei Rückenschmerzen und Neuralgien.

Blühenden Stengelspitzen an einem trockenen Junimorgen sammeln. Mit etwas Pflanzenöl in einen Mörser geben und verreiben. Die Mischung in ein sauberes Glasgefäß geben, mit Öl bedecken und kräftig schütteln. In die Sonne stellen, regelmäßig schütteln, bis das Öl tiefrot geworden ist. Abseihen, in Flaschen umfüllen, beschriften und datieren.

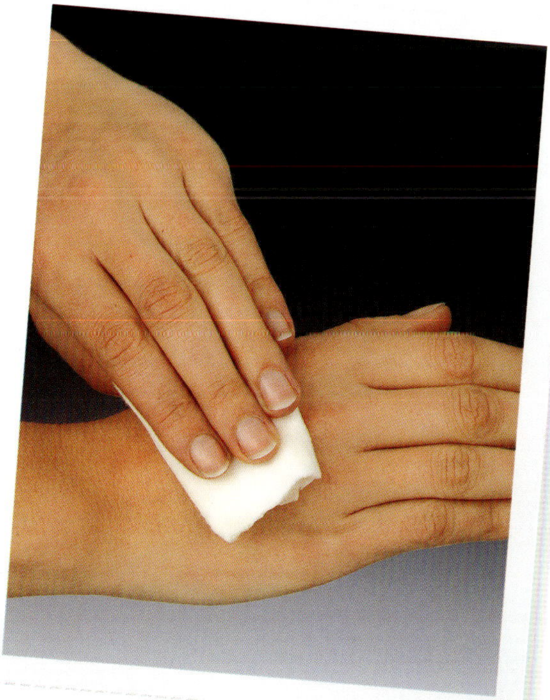

Gegen schmerzhafte oberflächliche Brandwunden hilft der Ölauszug des Johanniskrauts.

HISTORISCHE NOTIZEN

Johanniskraut ist nach dem hl. Johannes benannt, dessen Namenstag auf den Tag der Sommersonnenwende fällt. Es heißt, daß die an diesem Tag vor Sonnenaufgang geernteten Kräuter die stärkste Wirkung hätten und besonders guten Schutz vor Hexerei und bösen Geistern böten.

Hypericum bedeutet »Macht besitzen über Erscheinungen«.

Im »New-Kreüterbüchlein« (1543) schreibt Leonhart Fuchs: »S. Johanskraut mit blumen und samen gesotten und getruncken / treibt den harn / in wein gesotten und getruncken / vertreibt es das drittägliche und viertägliche feber.«

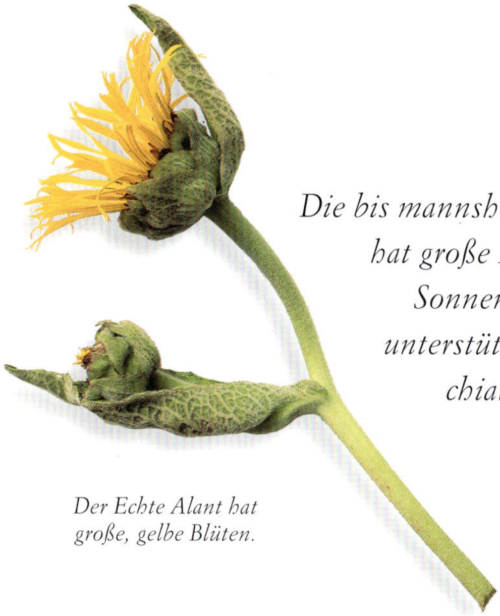

Alant

INULA HELENIUM

Die bis mannshoch werdende, auch Helenenkraut genannte Pflanze hat große Blätter und gelbe Blüten, die wie leicht zerzauste Sonnenblumen aussehen. Sie wird bei Rekonvaleszenz unterstützend angewendet und hebt die Stimmung. Bei Bronchialkatarrh gibt es kaum ein besseres Auswurfmittel.

Der Echte Alant hat große, gelbe Blüten.

Allgemeine Beschreibung
Der Echte Alant ist eine robuste Staude mit filzigem Stengel, weißlich geäderten Blättern und großen, gelben Blütenköpfen. Sie ist in den gemäßigten und wärmeren Gebieten Eurasiens heimisch und auch in Nordamerika verbreitet. Die Pflanze läßt sich leicht ziehen und bevorzugt feuchte, halbschattige Standorte. In der Pflanzenmedizin wird der Wurzelstock genutzt und im Herbst geerntet.

Eigenschaften und Wirkung
Schleimlösend, krampflindernd, antiseptisch.

HEILMITTEL

Unterstützend bei der Behandlung von Lungentuberkulose, Bluthusten, Asthma mit übermäßiger Schleimabsonderung.

HAUSMITTEL

Der Echte Alant und verwandte *Inula*-Arten werden bei der Herstellung von Parfüm, Räucherwerk und Kräuterlikören verwendet. Die Blätter der Pflanze werden bei der Behandlung von Hauterkrankungen bei Pferden und Schafen als Kompressen benutzt.

REKONVALESZENZ

Die Heilung einer Krankheit wird als Genesung oder Rekonvaleszenz bezeichnet. Ihre Dauer ist abhängig von der Schwere der Erkrankung, der Widerstandskraft des Körpers und der Wirksamkeit der angewendeten Heilmittel. Während dieser Zeit muß alles vermieden werden, was die Heilung hinauszögern oder gar zu Rückfällen führen könnte. Dies gilt besonders nach Krankheiten mit hohem Fieber und solchen, die den Organismus über längere Zeit hinweg belastet haben. Auf keinen Fall sollte man die Genesungszeit verkürzen oder den Körper durch anstrengende Tätigkeiten schwächen. Erst wenn man 24 Stunden frei von Symptomen ist, kann man wieder zur Arbeit gehen.

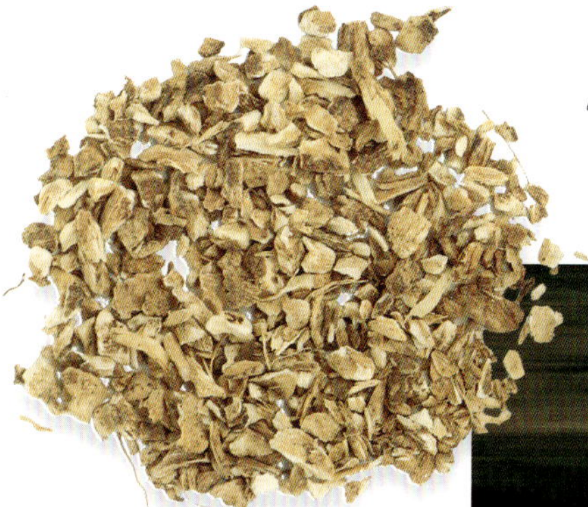

GETROCKNETE ALANT-BLÜTEN

Hauterkrankungen bei Pferden lassen sich oft durch Helenenkraut-Kompressen heilen.

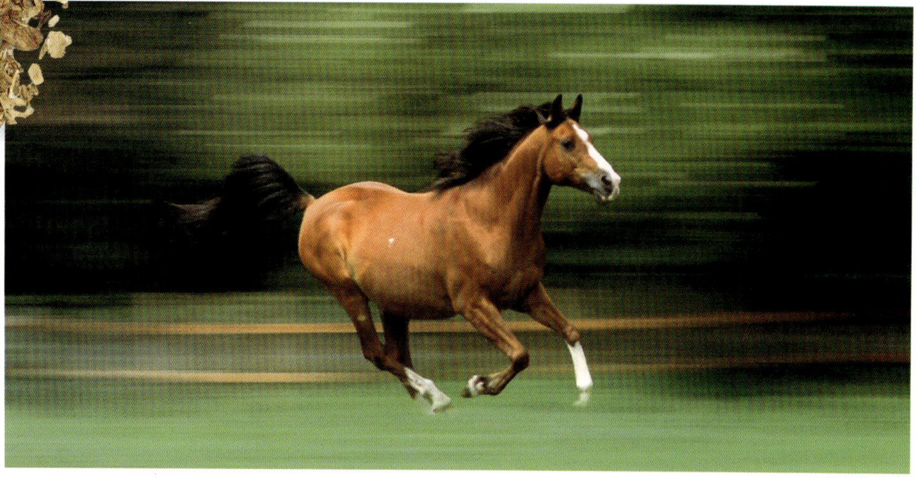

HAUSGEBRAUCH

INNERLICH

- **Helenenkraut ist ein vorzügliches Mittel bei trockenem, unproduktivem Husten, chronischem Bronchialkatarrh, Krupp und Keuchhusten.**
- **Hilfreich bei akuten katarrhalischen Infekten.**
- **Appetitlosigkeit, schwache Verdauung, Blähungen, Seitenstechen und innerliche Schmerzen durch Verdauungsstörungen, nach Krankheiten und in fortgeschrittenem Alter, allgemeine Schwäche, Rekonvaleszenz und geistige Erschlaffung.**
- **Als Mundwasser bei lockeren Zähnen und Zahnfleischentzündung.**

ÄUSSERLICH

- **Lokale Anwendung bei Mitessern und Pickeln.**

DOSIERUNG

Während der Rekonvaleszenz und bei allgemeiner Mattigkeit täglich drei Tassen Abkochung mit Honig gesüßt. Eine starke Abkochung kann selbst hartnäckigen trockenen Husten vertreiben.

Ein altes Hausmittel aus Hühnerbrühe mit Helenenkraut unterstützt die Genesung nach schwerer Krankheit.

Die frische Wurzel oder Tinktur aus frischen Wurzeln ist ein ausgezeichnetes Mittel bei Infekten der Bronchien und Nebenhöhlen.

Dosierung der Tinktur: 1–5 ml dreimal täglich bei chronischen Beschwerden; doppelte Dosis bei akuter Bronchitis. Man verdünnt die Tinktur mit etwas Wasser oder verstärkt die Wirkung mit Sirup aus Huflattich oder Holunderblüten.

Ölauszug zum Einreiben der Brust und zu Linimenten für kalte, schmerzende Gelenke.

Lotion hilft bei rauher und juckender Haut.

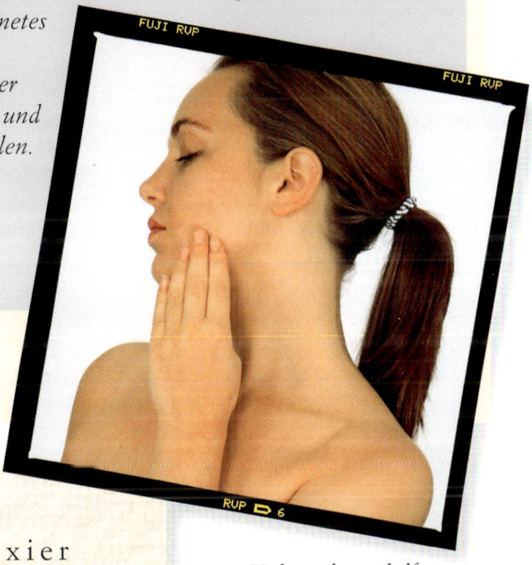

Helenenkraut hilft, daß Pickel schneller abheilen.

HISTORISCHE NOTIZEN

Helenenkraut hat in der Heilkunde eine lange Geschichte. Das Kraut war schon den alten Griechen und Römern bekannt. Im Jahr 77 berichtete Plinius, daß Julius Augustus »keinen Tag vergehen lasse, ohne etwas Alantwurzel zu essen, weil sie der Verdauung bekommt und fröhlich stimmt.«

Bei einigen Germanenstämmen stand Helenenkraut in hohem Ansehen und galt als spezifisches Mittel gegen Erkrankungen, die von mißgünstigen Elfen hervorgerufen wurden. Die kandierte Wurzel wurde auf Märkten als Konfekt verkauft und zum Lindern von Brustbeschwerden. Reisende kauten es, um sich vor Ansteckungen zu schützen.

In Rußland wird Wodka mit Alantwurzel gewürzt und im Winter gegen Husten getrunken. Die Chinesen benützen Alantblüten (*Inula japonica*) zum gleichen Zweck.

REZEPT

Simons Stärkungselixier

Diese Abkochung hilft bei chronischer Müdigkeit und Erschöpfung sowie in der Rekonvaleszenz. Nicht während der Schwangerschaft anwenden, es sei denn nach Konsultation eines ausgebildeten Heilpraktikers. Es empfiehlt sich, eine größere Menge zuzubereiten, um sie immer vorrätig zu haben. Im Kühlschrank hält sich das Tonikum 4–5 Tage. Zugabe von Süßholz steigert die Wirkung und verbessert den Geschmack. Man nimmt gleiche Teile Alantwurzel, zerstoßene Zimtrinde, zerstoßenen Kardamom und Wurzel von Liebstöckel (*Levisticum officinale*) oder Angelika (*Angelica subspecies*). Alles gut vermischen und daraus die Abkochung zubereiten: 30 g Kräutermischung auf 1/2 Liter Wasser. Dosierung: Man trinkt diese Menge jeden 2. Tag.

CHEMISCHE INHALTSSTOFFE

Ätherisches Öl, Bitterstoffe, Saponine, Schleimstoffe, Inulin.

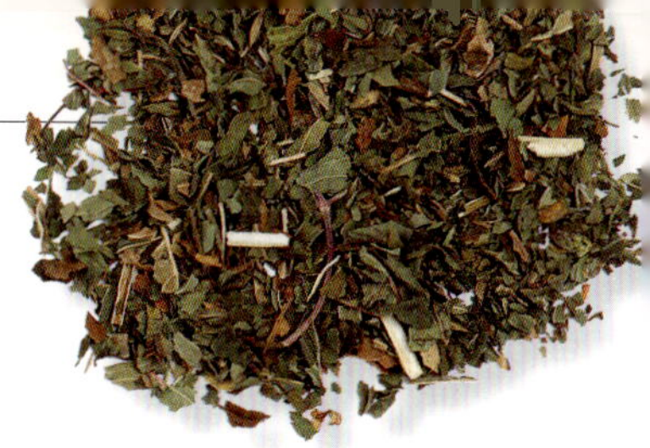
GETROCKNETE PFEFFERMINZE

Pfefferminze

MENTHA X PIPERITA

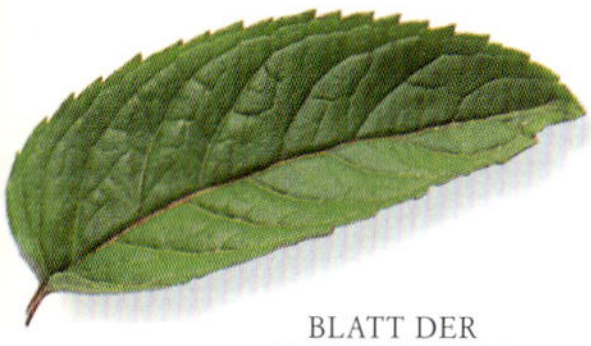
BLATT DER PFEFFERMINZE

Unter den Heilpflanzen ist Pfefferminze vermutlich die bekannteste. Die Pflanze wird in allen warmen und gemäßigten Klimazonen der Erde kultiviert und kommt auch wildwachsend vor. Pfefferminze wird als Küchenkraut genutzt und medizinisch als Antiseptikum und Analgetikum verwendet. Sie ist eines der wirksamsten Mittel gegen Verdauungsbeschwerden.

Allgemeine Beschreibung
Die robuste, sich durch Ausläufer vermehrende Pflanze ist ein Bastard zwischen der Grünen oder Krauseminze (*Mentha spicata*) und der Wasserminze (*Mentha aquatica*) und kommt in vielen Varietäten vor. Die violett blühende, erfrischend nach Menthol riechende Art gilt allgemein als die für medizinische Zwecke am besten geeignete, aber auch die anderen erfüllen denselben Zweck und unterscheiden sich nur durch den Geschmack. Die Ackerminze (*Mentha arvensis*) ist in China und Nordamerika weit verbreitet. Als Küchenkraut und für Tees werden hauptsächlich Grüne Minze, Apfelminze (*Mentha rotundifolia*) und Roßminze (*Mentha longifolia*) verwendet.

Eigenschaften und Wirkung
Krampflösend, verdauungsfördernd, schweißtreibend, lindert Brechreiz, fördert Eintritt der Regelblutung. Stark kühlend und entzündungshemmend.

CHEMISCHE INHALTSSTOFFE

Ätherische Öle, hauptsächlich Menthol, Gerbstoffe, Bitterstoffe, Flavonoide.

HEILMITTEL

Für therapeutische Zwecke wird Pfefferminze genauso eingesetzt wie im Hausgebrauch.

HAUSMITTEL

Schärft die Sinne und das Wahrnehmungsvermögen. Das Einatmen des Aromas erfüllt den gleichen Zweck. Ratten können den Geruch nicht ausstehen.

MENTHOL

Menthol, der Hauptbestandteil des Pfefferminzöls, ist in vielen Mitteln gegen Erkältungen und zum Einreiben enthalten. Es kann jedoch Reizungen hervorrufen, so daß der Gebrauch der Pflanzen oder ihres ätherischen Öls vorzuziehen ist.

VORSICHT

Während der Schwangerschaft und in der Stillzeit Pfefferminze meiden (ausgenommen zum Kochen). Sie kann bei Säuglingen Verdauungsstörungen hervorrufen. Stattdessen Katzenminze (*Nepeta cataria*) nehmen.

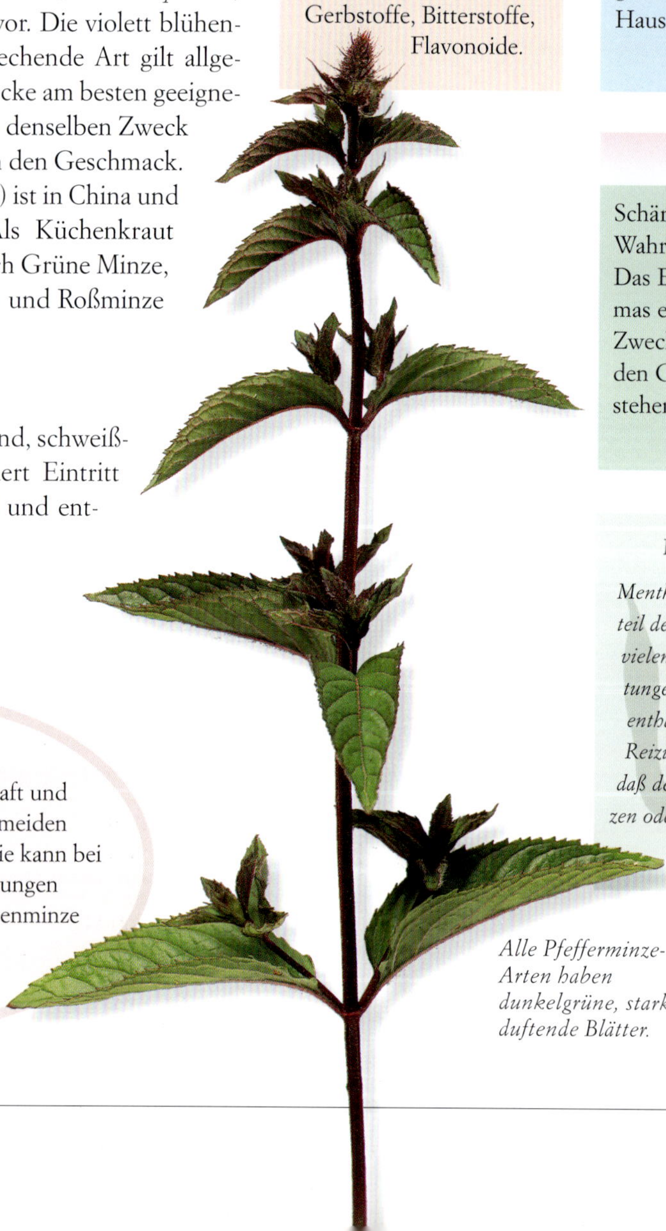
Alle Pfefferminze-Arten haben dunkelgrüne, stark duftende Blätter.

HAUSGEBRAUCH

INNERLICH

- **Krämpfe und Koliken; Divertikulitis, Kolitis und Darmbeschwerden.**
- **Verdauungsstörungen, Völlegefühl, Blähungen, drückende Winde.**
- **Reisekrankheit, Übelkeit, Gallenbeschwerden.**
- **Kopfschmerz durch Verdauungsstörungen.**
- **Schlafstörungen, insbesondere bei Magen-Darm-Beschwerden und nervöser Unruhe.**
- **Periodenschmerzen mit unregelmäßiger Blutung.**
- **Als Tee und für Inhalationen bei Schnupfen und Erkältung der Atemwege.**
- **Als Mundspülmittel für frischen Atem.**

ÄUSSERLICH

- **Kompressen bei »heißem« Kopfschmerz und Nervenschmerzen.**
- **Gegen Juckreiz; der verdunstende Tee wirkt kühlend.**

DOSIERUNG

Als Teeaufguß nach Belieben, aber Dauergebrauch ist nicht zu empfehlen.

*Als Zutat zu anderen Kräutern bei leichten Verdauungsstörungen, z. B. mit Mädesüß (*Filipendula ulmaria*), mit Beinwell bei Zwerchfellhernie und Divertikultis. Zur Anregung der Verdauung nach üppigen Mahlzeiten.*

Bei juckender Haut mit Teeaufguß einreiben oder Pfefferminzöl unter Lotionen und Cremes mischen.

Zum Inhalieren (häufig in Kombination mit Eukalyptusöl). Die Dämpfe des Teeaufgusses einatmen oder einige Tropfen Pfefferminzöl in heißes Wasser geben.

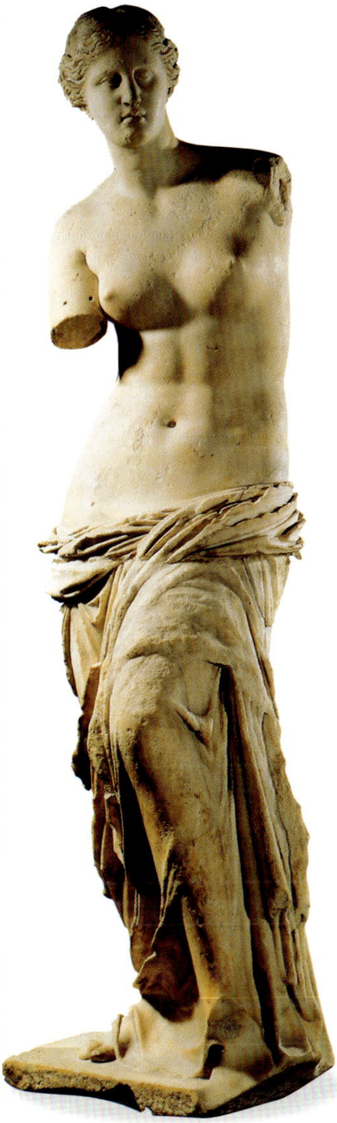

Im Altertum stand die Minze wegen ihrer aphrodisierenden Eigenschaften in Beziehung zur Liebesgöttin Venus.

HISTORISCHE NOTIZEN

Als Küchenkraut und für arzneiliche Zwecke ist die Pfefferminze seit dem 17. Jahrhundert bekannt, wurde wahrscheinlich aber schon viel früher kultiviert.

Kapseln mit Pfefferminzöl und Pfefferminztropfen sind in Apotheken erhältlich und werden als krampflösendes Mittel und gegen Verdauungsstörungen angewendet.

In alten Kräuterbüchern wird Minze als Aphrodisiakum und zur Einschränkung der Produktion von Muttermilch empfohlen. Leonhart Fuchs (1543) schreibt über die Minze unter anderem: »In wein getruncken, kommen sie zu hilff den frawen so schwächlich gebären.«

Pfefferminztee ist ein hilfreiches Mittel bei Fieber, Übelkeit, Kolik und schlechter Verdauung.

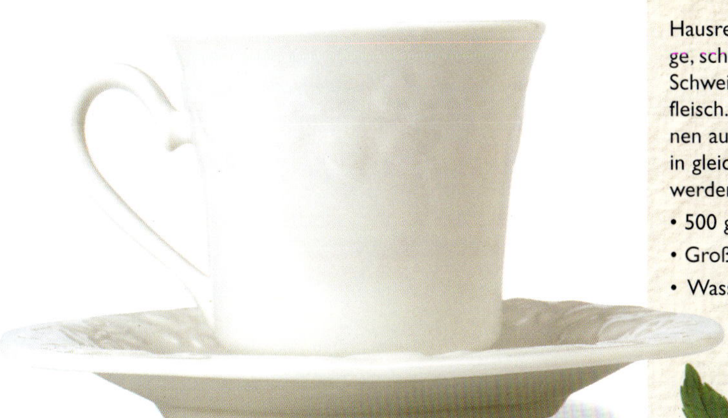

REZEPT

Pfefferminz-Gelee (Mint Jelly)

Hausrezept für eine würzige, schmackhafte Beilage zu Schweine- oder Lammfleisch. Statt der Äpfel können auch frische Hagebutten in gleicher Menge verwendet werden.

- 500 g Äpfel
- Großer Bund Pfefferminze
- Wasser
- Zucker

Die Minze fein hacken, die Äpfel in kleine Stücke schneiden. In einen Topf geben und mit Wasser bedecken. Weich kochen. Die Masse in ein Leinensäckchen füllen und über Nacht abtropfen lassen. Zu jeweils 500 ml Flüssigkeit 350 g Zucker geben. In einem Topf bei schwacher Hitze zum Sieden bringen und kurz aufkochen. Auskühlen lassen und in Gefäße umfüllen.

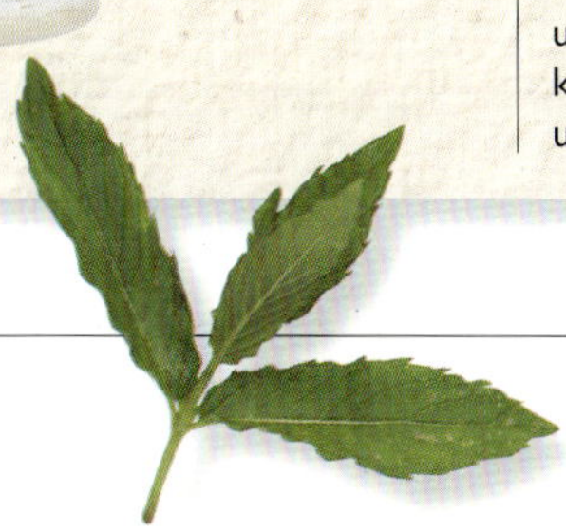

Petersilie

PETROSELINUM CRISPUM

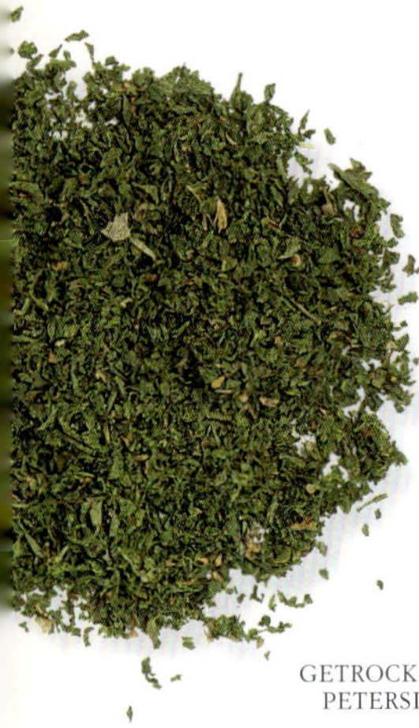

GETROCKNETE PETERSILIE

Petersilie ist wahrscheinlich das bei der Zubereitung von Speisen am häufigsten benutzte Küchenkraut. 1653 beschrieb der kräuterkundige englische Arzt Nicholas Culpeper die Petersilie als »für den Magen sehr bekömmliches Kraut«. Damals bereitete man aus den Samen der Petersilie und anderer Kräuter einen Saft für Kinder zu, »die von Winden im Magen oder Gedärm geplagt werden.«

Allgemeine Beschreibung

Die krause Gartenpetersilie ist ein niedriges Kraut mit unverkennbarem Geschmack. Im zweiten Jahr nach der Aussaat treiben die kleinen, gelben Doldenblüten. Die Pflanze war ursprünglich im Mittelmeergebiet verbreitet und wird seit dem Spätneolithikum in mehreren Sorten als Gewürz-, Heil- und Gemüsepflanze angebaut. Sie bevorzugt halbschattige, feuchte Standorte, gedeiht am besten auf nährstoffreichen Lehmböden in Gebieten mit gemäßigtem Klima und wird oft feldmäßig angebaut. Die Blätter dienen als Würzkraut, die Wurzeln werden gekocht und als Gemüse zubereitet. Die ganze Pflanze, vor allem Früchte und Wurzeln, enthält Petersilienöl und Vitamine, insbesondere Vitamin C.

Eigenschaften und Wirkung

Antiseptisch, krampflindernd, blähungshemmend, menstruationsfördernd, harntreibend, kräftigend, mild anregend.

HAUSMITTEL

Nach Knoblauchgenuß Petersilie kauen, mildert den Geruch.

Das Kraut wird oft zur Garnierung verwendet, die man mitessen sollte, weil die Blätter reich an Vitaminen und Spurenelementen sind. Petersilie ist eine schmackhafte Würze zu Salaten und Pilzgerichten.

Die Wurzeln der glatten oder Knollenpetersilie werden wie Sellerieknollen zubereitet und als Gemüse gegessen.

HEILMITTEL

Für Kompressen bei bösartigen Tumoren.

REZEPT

Suppe à la Bonne Femme

Ein kräftigendes Gericht für Frauen nach einem alten französischen Rezept.

- 3 EL (40 g) Butter
- 6 EL (80 g) Mehl
- 1 TL Salz
- 1 mittlere Zwiebel, unzerteilt
- 600 ml Milch
- 250 ml Wasser
- 2 Eigelb
- 120 ml Rahm
- 125 g frische Petersilie, fein gehackt

Butter zerlaufen lassen, Mehl, Salz, Zwiebel, Milch und Wasser dazugeben. Aufkochen und eine halbe Stunde köcheln lassen. Zwiebel herausnehmen und etwas auskühlen lassen. Die Eigelbe unter den Rahm schlagen und zur Suppe geben. Anwärmen, aber nicht aufkochen. Vor dem Servieren Petersilie darüberstreuen.

VORSICHT

In der Schwangerschaft und bei Nierenentzündung meiden. Petersiliensamen nicht innerlich anwenden.

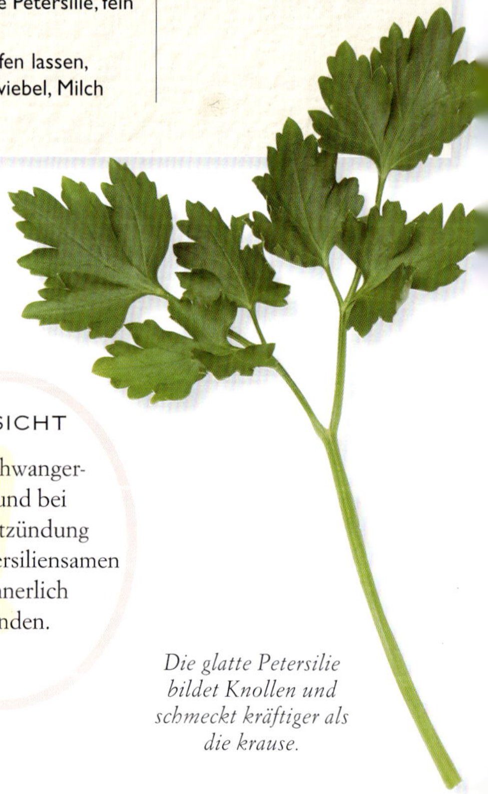

Die glatte Petersilie bildet Knollen und schmeckt kräftiger als die krause.

HAUSGEBRAUCH

INNERLICH

- **Rheumatismus.**
- **Wasseransammlung, prämenstruelle Wasseransammlung, geschwollene Brüste, schmerzhaftes Harnlassen und Nierensteine.**
- **Schmerzhafte und unergiebige Periodenblutung. Allgemeines Stärkungsmittel bei Erschöpfung, Wechseljahrsmüdigkeit und -depressionen.**
- **Verdauungsbeschwerden mit Gasbildung und Krämpfen.**
- **Ersetzt Eisenverlust beim Stillen und lindert Koliken.**
- **Gallenblasenentzündung.**
- **Regelmäßiger Gebrauch kräftigt Haut, Haare und Nägel.**

ÄUSSERLICH

- **Kompressen und Wickel bei geschwollenen Brüsten, Insektenstichen, schmerzhaften Schwellungen allgemein und entzündeten Augen.**

DOSIERUNG

Normale Erwachsenenmenge: täglich zwei bis drei Tassen Auszug von frischen oder getrockneten Blättern.

Kinder mit Koliken erhalten einen oder zwei Teelöffel des Tees.

Petersilientee ist ein wirksames Mittel zum Mundspülen, für Kompressen zum Kühlen der Haut und als Lotion bei nässenden Ekzemen.

Tee aus Petersilie mit Salbei (oder Kamille) ist sehr hilfreich in den Wechseljahren. Zwei Tassen täglich bewahren das seelische Gleichgewicht.

Petersilie sorgt für frischen Mundgeruch. Bei anhaltend schlechtem Mundgeruch ist nach den Ursachen zu forschen.

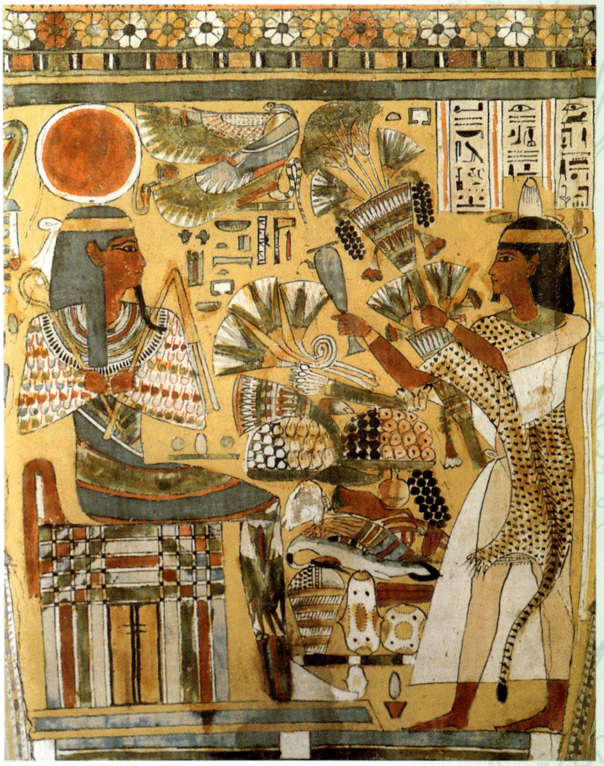

Die alten Ägypter aßen Petersilie bei Magenschmerzen und Blasenbeschwerden.

CHEMISCHE INHALTSSTOFFE

Ätherische Öle einschließlich Apiol und Myristin, Flavonoide, Eisen, Calcium, Kieselsäure, Kalium, Vitamin A, C und E, Folsäure. Stärke und Schleimstoffe.

HISTORISCHE NOTIZEN

Die alten Ägypter nannten Petersilie »Bergsellerie« und benutzten sie bei Beschwerden des Magens und der Harnblase. Im antiken Griechenland nutzte man Petersilie auf die gleiche Weise und zusätzlich als Nervenmittel bei Epilepsie.

Plinius berichtet von einem alten Brauch, den Sieger bei Wettrennen mit einem Petersilienkranz zu schmücken, und empfiehlt außerdem, einige Petersilienzweige in den Fischteich zu werfen, um kranke Fische zu kurieren.

In einem walisischen Kräuterbuch des 12. Jahrhunderts wird Petersilie als »Erzeuger von Blut« bezeichnet, der »den Geist anregt und den Magen stärkt«.

Diese köstliche Suppe mit frischer Petersilie nach einem französischen Rezept ist ein Stärkungsmittel für Frauen.

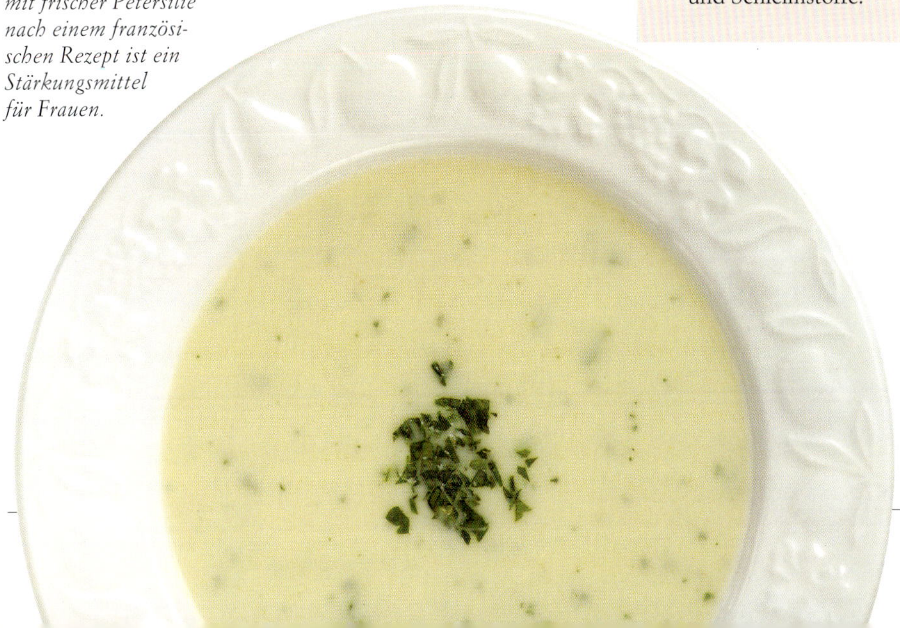

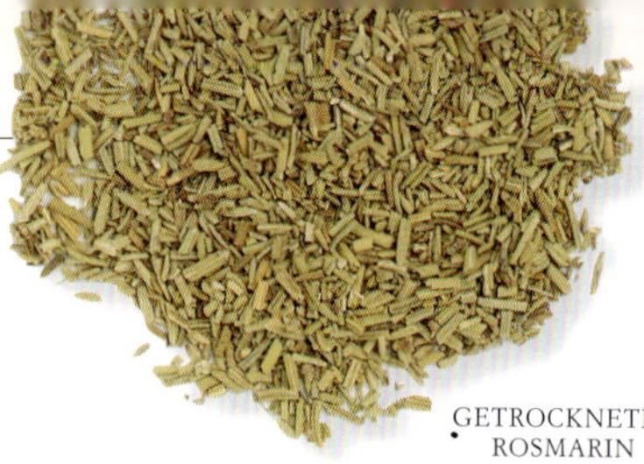

GETROCKNETER ROSMARIN

Rosmarin

ROSMARINUS OFFICINALIS

Ein wärmendes, aromatisches Kraut, das verbreitet bei der Nahrungszubereitung genutzt und seit langem als Antiseptikum angewendet wird. Seit den Zeiten der alten Griechen stand es in Beziehung zum Gedenken an bedeutende Anlässe: Man steckte sich Rosmarinzweige an, wenn man auf Hochzeiten oder Beerdigungen ging.

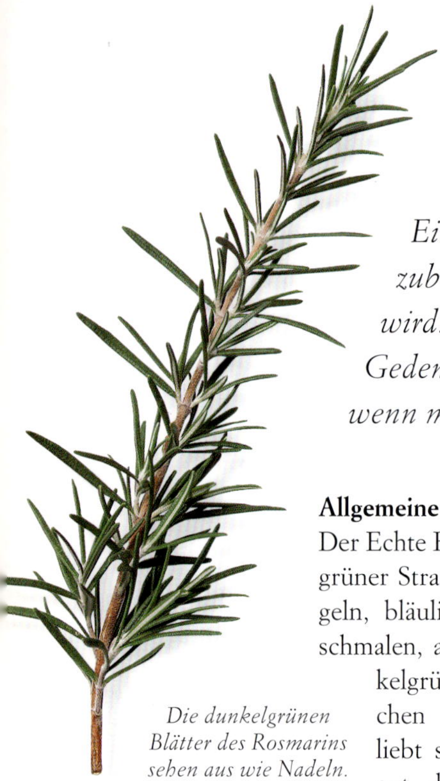

Die dunkelgrünen Blätter des Rosmarins sehen aus wie Nadeln.

Allgemeine Beschreibung

Der Echte Rosmarin ist ein immergrüner Strauch mit holzigen Stengeln, bläulichweißen Blüten und schmalen, auf der Oberseite dunkelgrünen, unterseits weißlichen Blättern. Die Pflanze liebt sonnige Standorte und gut durchlässigen, vorzugsweise kalkhaltigen Boden. Man kann sie als niedrige Beeteinfassungen anpflanzen, sollte sie aber nicht zu stark zurückschneiden. Für medizinische Zwecke werden die Blätter und Blüten verwendet.

Eigenschaften und Wirkung

Antiseptisch, blähungshemmend, stärkt die Nerven, regt den Kreislauf an.

Der ursprünglich im Mittelmeergebiet heimische Rosmarin wächst in gemäßigtem und warmem Klima.

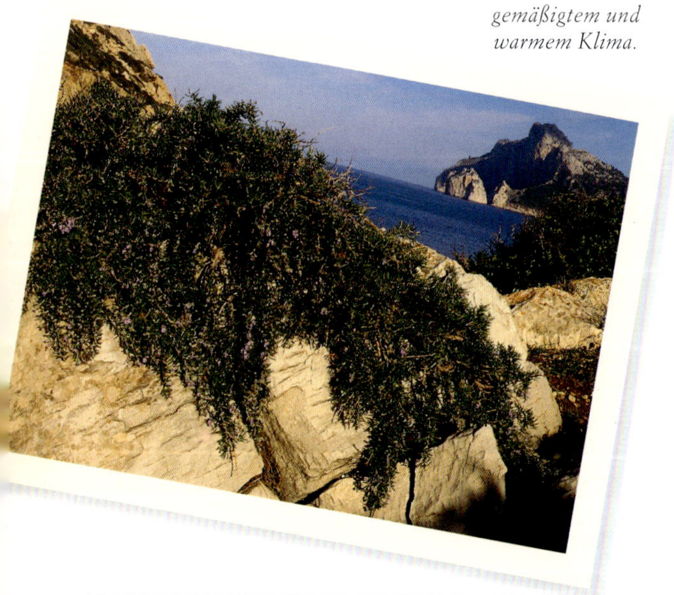

HAUSMITTEL

Verdünnter Rosmarinessig ist ein wirksames Antiseptikum und wird als Desinfektionsmittel in Krankenzimmern verwendet.
Rosmarin ist Bestandteil vieler Haarpflegemittel.
Einige Blätter Rosmarin unter dem Kopfkissen verhindern Alpträume.
Rosmarinblüten im Wäscheschrank verhindern Mottenbefall.
Ein Büschel getrockneter Rosmarinzweige, die bei voller Blüte gepflückt wurden, weckt müde Lebensgeister.

HEILMITTEL

Bei chronischen Leberbeschwerden.

REZEPT

Haar- und Kopfhaut-Pflege

Handelsübliche Haarwasch- und -pflegemittel mit Rosmarin sind normalerweise nicht besonders kräftig, um bei Haarausfall und Problemen mit der Kopfhaut wirklich Abhilfe zu schaffen. Wirksamer sind eigene Zubereitungen.

BEI FETTIGEM HAAR

Zwei oder drei Handvoll frischer Rosmarinblätter in ein Glasgefäß geben und mit Apfelessig bedecken. Zehn Tage ziehen lassen, dann abseihen. Nach dem Haarewaschen eine Tasse Rosmarinessig zum Spülwasser geben.

BEI TROCKENEM HAAR

Rosmarin-Ölauszug oder 1 TL (5 ml) Rosmarinöl mit 100 ml Mandelöl vermischen und gut schütteln. Kräftig einreiben, heißes Handtuch darüberlegen und 30 Minuten wirken lassen. Mit mildem Shampoo herauswaschen.

Zu einem Haarpflegemittel für den täglichen Gebrauch 30 Tropfen ätherisches Rosmarinöl mit 10 Tropfen ätherischem Zedernöl und 100 g Kokosnußöl vermischen. Vor dem Bürsten sparsam aufs Haar streichen.

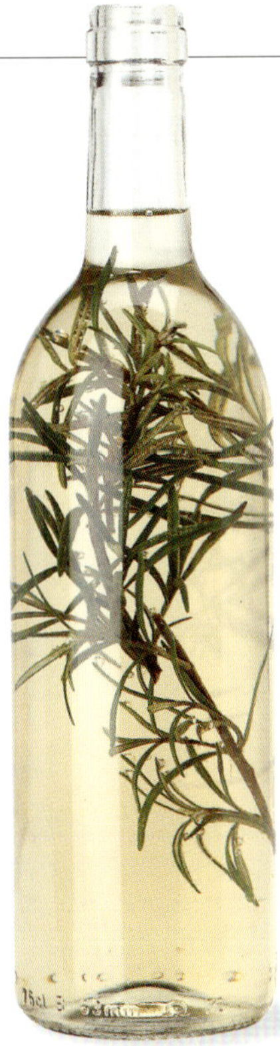

Ein Gläschen Rosmarinwein vor dem Essen regt Appetit und Verdauung an.

UNTEN *Ein Hausrezept für Rosmarin sorgt für schönes, gesundes Haar.*

HAUSGEBRAUCH

INNERLICH

- **Kreislaufstörungen, kalte Füße, Schmerzen und Beschwerden, die sich bei kaltem Wetter verschlimmern.**
- **Von einer Stelle zur anderen ziehende Gelenkschmerzen.**
- **Kopfschmerz in Verbindung mit Verdauungsstörungen und Migräne.**
- **Depressionen. Gedächtnisschwäche. Schwindelgefühle und Anfälligkeit für Ohnmacht.**
- **Nervenschmerzen. Vorübergehender niedriger Blutdruck.**
- **Hyperaktivität.**
- **Appetitlosigkeit, Gallensteine und Gallenblasenentzündung.**
- **Haarausfall und Kopfhautprobleme (innerlich und äußerlich)**
- **Gutes Mittel für Inhalationen bei verlegten, entzündeten Nebenhöhlen und Erkältungskrankheiten im Kopfbereich.**

DOSIERUNG

Rosmarintee kann unbeschränkt getrunken werden. Dosierung der Tinktur: 2–4 TL täglich.

Gegen allgemeine und gastrisch bedingte Kopfschmerzen in Kombination mit Kamille als Auszug, der unbeschränkt eingenommen werden kann. Mit Baldrian gegen Kopfschmerz durch Streß.

Bei neuralgischen Störungen Kombination aus Rosmarin und Lavendel als Teeauszug.

Zur äußeren Anwendung der Grundsalbe einige Tropfen ätherisches Öl von Rosmarin und Lavendel beifügen.

Mit Ölauszug kalte Gelenke und Gliedmaßen einreiben; auch zum Einreiben der Brust geeignet.

Bei Kreislaufbeschwerden und zum Verfeinern des Hautreliefs 10–20 Tropfen ätherisches Rosmarinöl zum Badewasser geben.

Bei Appetitlosigkeit und schwacher Verdauung einige Rosmarinzweige in eine Flasche Weißwein geben und ein halbes Weinglas davon vor den Mahlzeiten trinken.

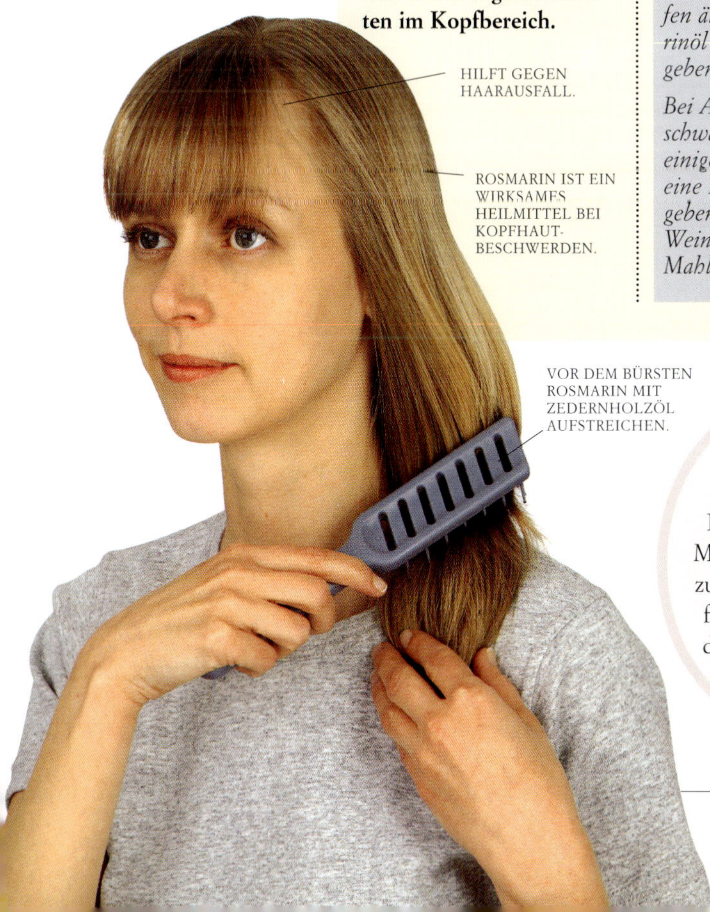
HILFT GEGEN HAARAUSFALL.
ROSMARIN IST EIN WIRKSAMES HEILMITTEL BEI KOPFHAUT-BESCHWERDEN.
VOR DEM BÜRSTEN ROSMARIN MIT ZEDERNHOLZÖL AUFSTREICHEN.

VORSICHT

Einnahme von Rosmarin während Migräneanfällen kann zur Verschlimmerung führen. Man nimmt das Kraut lieber zur Vorbeugung.

HISTORISCHE NOTIZEN

Rosmarin wird traditionell als Heilmittel zur Kräftigung des Erinnerungsvermögens eingenommen. Es ist ein Symbol der Freundschaft und Treue.

Rosmarin hält das Gedenken wach. Zweige werden geliebten Menschen überreicht, wenn sie in die Ferne ziehen, Kränze werden auf Hochzeiten getragen und Rosmarinstauden werden auf Gräber gepflanzt.

Das Dampfdestillat aus Rosmarinblüten wurde zur Pflege der Kopfhaut und zum Aktivieren der Zellregeneration der Haut verwendet, auch als Liniment bei allgemeinen Schmerzen.

Leonhart Fuchs schreibt im »New-Kreüterbüchlein« (1543): »Das hauß zur zeit der Pestilentz mit Roßmarin gereücht / vertreibt darinn die bösen lüfft. Der Roßmarin sterckt das hirn / und allerley sinn / in sonderheyt die gedechtnuß.«

CHEMISCHE INHALTSSTOFFE

Ätherische Öle, unter anderem Kampferöl, Resinate, Bitterstoffe, Rosmarinsäure, Flavonoide.

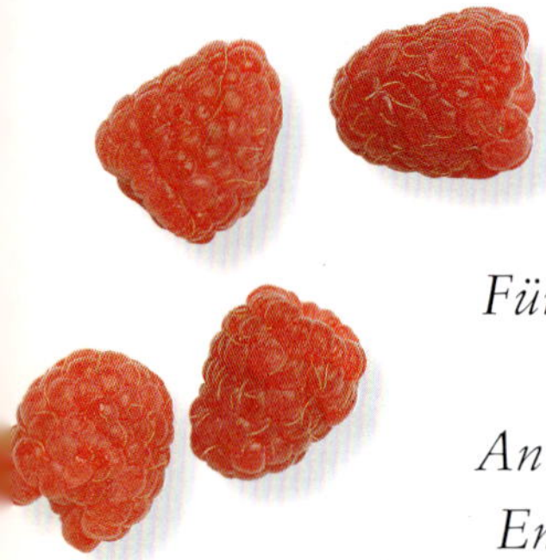

FRISCHE HIMBEEREN

Himbeere

RUBUS IDAEUS

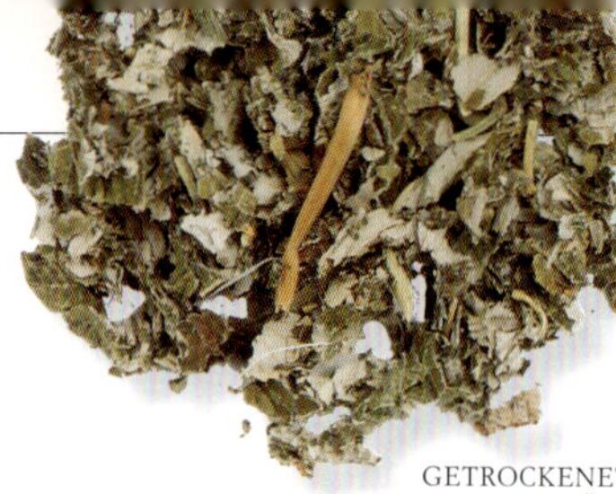

GETROCKENET HIMBBEERBLÄTT

Für medizinische Zwecke werden die gerbstoffhaltigen Blätter, Wurzeln und Früchte genutzt. Für Tee aus Himbeerblättern gibt es vielseitige Anwendungsmöglichkeiten. Vor allem während der Schwangerschaft und bei der Entbindung kräftigt er die Gebärmutter und lindert die Schmerzen der Wehen.

Allgemeine Beschreibung
Die Himbeere wird auf der nördlichen Halbkugel wegen ihrer saftigen, wohlschmeckenden Früchte kultiviert. In der Pflanzenmedizin finden die Blätter und Beeren, manchmal auch die Wurzeln Verwendung.

Eigenschaften und Wirkung
Sanftes, aber sehr wirkungsvolles Adstringentium und Antispasmodikum.

REZEPT

Himbeer-Essig

Mit Himbeeressig lassen sich der Gehalt an Vitamin C und die therapeutischen Eigenschaften am besten konservieren. Das Süßen mit Zucker ist nicht erforderlich.

Genügend Himbeeren pflücken, um ein großes Glasgefäß damit zu füllen. Mit Apfelessig aufgießen und an einem kühlen Ort drei bis vier Tage ziehen lassen.

Durch ein feines Leinensäckchen filtrieren und in eine Flasche abfüllen.

Dosierung: im Winter täglich 1–2 TL mit etwas warmem Wasser. Erfrischt und reinigt den Organismus und wirkt vorbeugend gegen Unterkühlung und Erkältungskrankheiten.

Mit drei Teilen Wasser verdünnt als Mundspülwasser und zum Gurgeln verwenden. Kann in dieser Verdünnung bei Fieber in beliebigen Mengen getrunken werden. Mit etwas Honig süßen, falls gewünscht. Auch für Kompressen geeignet, um den Körper zu kühlen und das Wohlbefinden zu steigern.

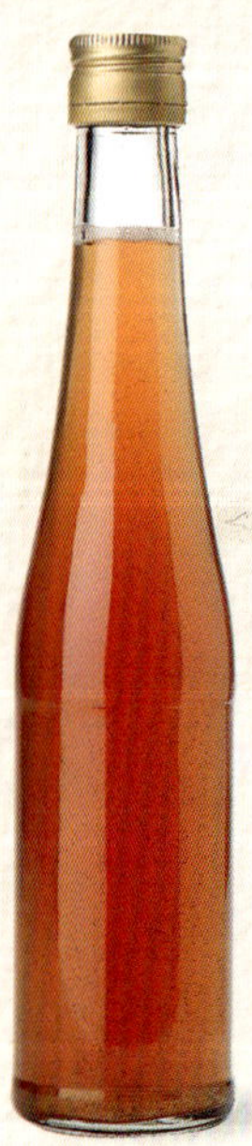

HAUSMITTEL

Die Brombeere (*Rubus fruticosus*) und andere *Rubus*-Arten wie Kratzbeere, Moltbeere und Steinbeere haben dieselben medizinischen Eigenschaften, aber die Blätter der Himbeere gelten als die wirkungsvollsten bei der Entbindung. Die Blütenessenz der Art *Rubus ursinus* stärkt die Bereitschaft zu tatkräftigem Handeln.

HEILMITTEL

Verhinderung von Fehlgeburten.

CHEMISCHE INHALTSSTOFFE

Gerbstoffe, Polyphenole, Flavonoide. Vitamin C und Fruchtsäure (nur die Beeren).

HIMBEERE UND ENTBINDUNG

*Oft wird Schwangeren geraten, Himbeertee zu trinken, aber sie wissen nicht genau, wann das angebracht ist. Die Einnahme sollte in den letzten drei Schwangerschaftsmonaten erfolgen, um die Gebärmutter zu kräftigen und zu entspannen. Das erleichtert die Entbindung. Zur Vorbereitung auf die Geburt während der letzten drei Schwangerschaftsmonate täglich zwei Tassen. Bei Blutarmut mit Brennessel kombinieren. In der letzten Woche zwei bis drei Gewürznelken zu jeder Tasse Tee geben (Gewürznelken nicht vorher anwenden). Vor Einsetzen der Wehen große Flasche Tee aus Himbeerblättern, vermischt mit entspannenden Kräutern, zubereiten und nach Belieben davon trinken. Kamille, Lindenblüten (*Tilia subspecies*) und Melisse (*Melissa officinalis*) vertragen sich gut mit Himbeerblättern. Nach der Entbindung hilft Tee aus Fenchelsamen mit Himbeerblättern bei der Rückbildung der Gebärmutter, bei der Genesung und zur Steigerung der Milchproduktion und des Milchflusses.*

VORSICHT

In den ersten Schwangerschaftsmonaten hohe Dosen meiden, sofern nicht ärztlich verordnet.

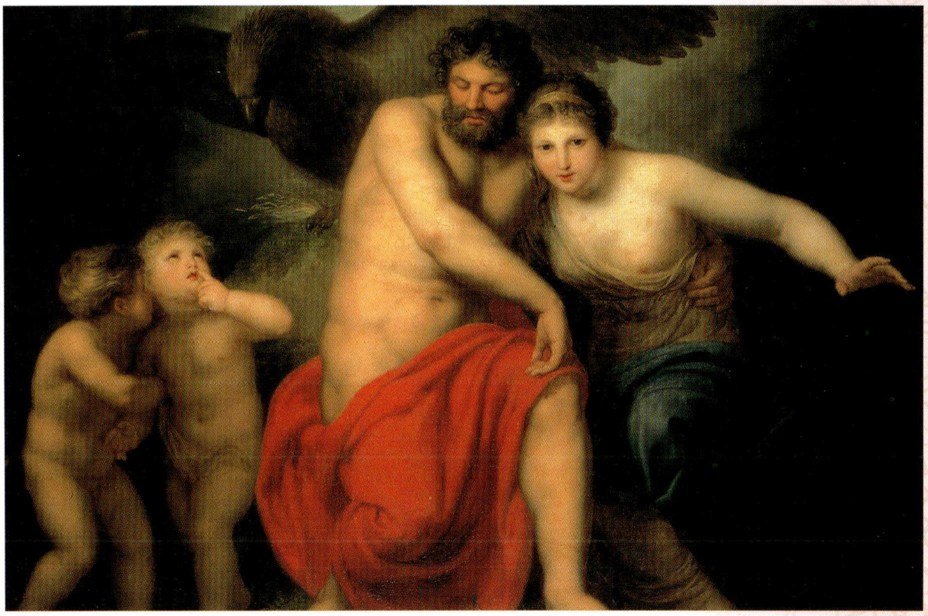

Die Bezeichnung idaeus *ist von dem Berg Ida abgeleitet, wo sich der Überlieferung zufolge der junge Zeus in einer Höhle vor seinem Vater versteckt hatte.*

HAUSGEBRAUCH

INNERLICH

- **Menstruationsbeschwerden und starke Blutung.**
- **Entbindung** (*siehe linke Seite*)
- **Mundgeschwüre, Halsentzündung, chronischer und nervöser Durchfall, Kolik.**
- **Als Abkochung der Blätter gegen Sommerdurchfall bei Kleinkindern.**
- **Als Mundwasser bei entzündeten Schleimhäuten.**
- **In China verwendet man die Himbeerfrucht bei Harninkontinenz.**

ÄUSSERLICH

- **Als Scheidendusche bei nichtinfektiösem Ausfluß und gegen Soor.**
- **Zum Baden entzündeter Augen und Wunden.**

DOSIERUNG

Teeauszug: 1 TL Kräuter in einer Tasse Wasser 15 Minuten ziehen lassen. Bei chronischen Beschwerden zwei bis drei Tassen täglich.

Tinktur: 2–3 TL täglich. Bei akuten Beschwerden Dosis erhöhen oder die Wurzelabkochung verwenden.

Als Tabletten erhältlich. Packungsbeilage beachten.

*Bei Menstruationsbeschwerden mit Herzgespann (*Leonurus cardiaca*) kombinieren und davon täglich drei Tassen in der zweiten Periodenhälfte. Zur raschen Linderung von Krämpfen frische Himbeer- oder Brombeerblätter langsam zerkauen.*

Gegen Mundsoor bei Babys saubere Sprühflasche mit Tee füllen und sehr vorsichtig in den Mund sprühen.

Die Früchte der Himbeere und Himbeeressig sind hilfreich bei Halsentzündungen und ergeben ein erfrischendes Getränk bei Fieber und heißem Wetter.

HISTORISCHE NOTIZEN

Die Bezeichnung *»idaeus«* erinnert an den Berg Ida, der von Himbeeren überwuchert war. Der griechischen Mythologie zufolge hat Zeus' Mutter Rhea ihren Sohn in der Idäischen Höhle vor seinem Vater Kronos versteckt, der gedroht hatte, ihn zu töten.

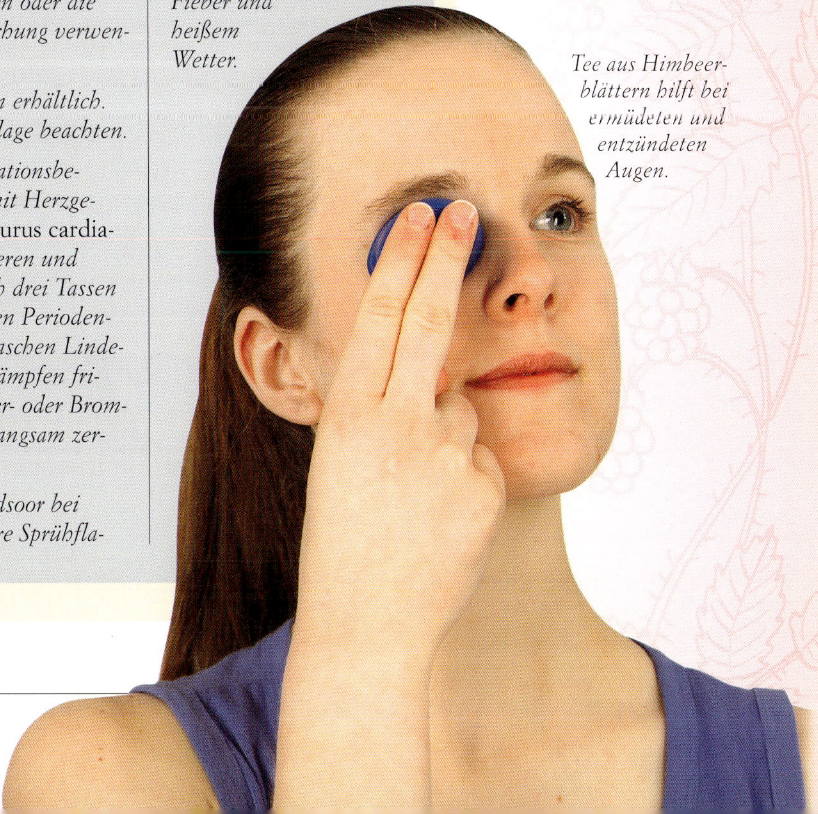

Tee aus Himbeerblättern hilft bei ermüdeten und entzündeten Augen.

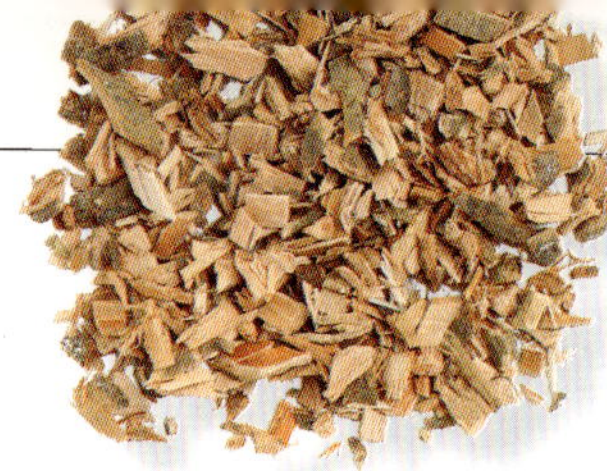

GETROCKNETE AMPFERWURZEL

Krauser Ampfer

RUMEX CRISPUS

Der Krause Ampfer ist seit uralten Zeiten als Heilpflanze bekannt und wird traditionell angewendet, um Hautreizungen durch Brennesseln zu lindern. Die Blätter haben kühlende und heilende Eigenschaften, aber wichtiger für die Heilmittelzubereitung ist die Pfahlwurzel.

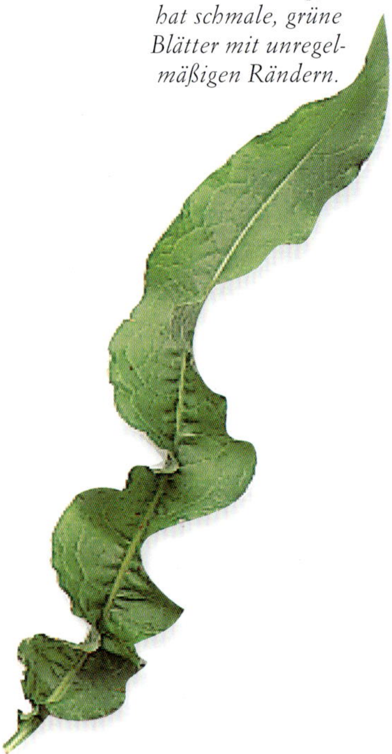

Der Krause Ampfer hat schmale, grüne Blätter mit unregelmäßigen Rändern.

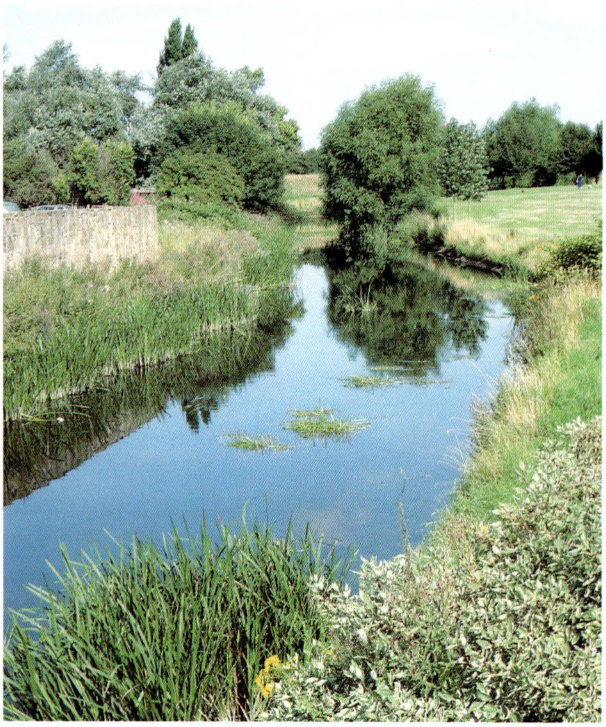

Der Krause Ampfer wächst häufig an Uferrändern.

HEILMITTEL

Krauser Ampfer ist Bestandteil von Präparaten, die Stoffwechselumstimmung bewirken und normale Körperfunktionen fördern, besonders bei chronischen Beschwerden.

HAUSMITTEL

Manche Pflanzenkundige streuen Eisenfeilspäne um die Ampferpflanzen, um deren Gehalt an Eisen zu erhöhen.

Die Blätter wurden früher als Gemüse verwendet, aber vielen Menschen sind sie zu bitter.

Große Ampferblätter dienten zum Einwickeln von Butterstücken.

Auf Wanderungen an heißen Sommertagen kühlen Ampferblätter die Füße, wenn man sie in die Schuhe legt.

Allgemeine Beschreibung

Der Gelbe oder Krause Ampfer wächst an Wegrändern, Ufern, Waldrändern und Feldern. Er hat schmale Blätter mit unregelmäßigen Rändern und gelbliche Früchte und gilt trotz seiner medizinischen Eigenschaften als lästiges Unkraut. Es gibt etwa 200 überwiegend in den gemäßigten Zonen verbreitete Arten, und obwohl alle ähnlich wirken, sollte man beim Einkauf auf die richtige Sorte achten. Der Krause Ampfer wird in Pflanzengeschäften am häufigsten angeboten.

Eigenschaften und Wirkung

Mildes Abführmittel, galletreibend, stoffwechselumstimmend, kräftigend, kühlend.

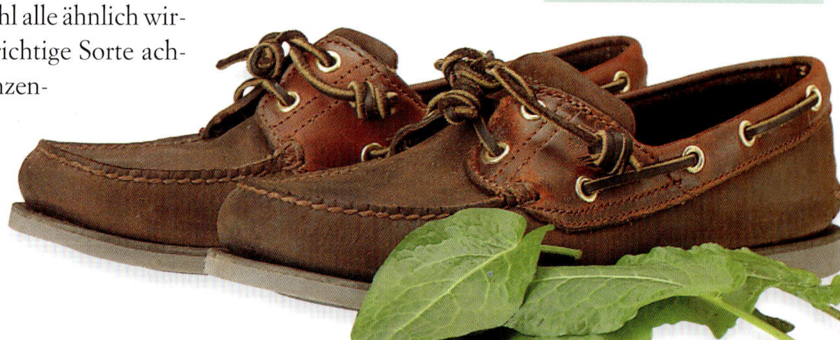

Ampferblätter in den Schuhen kühlen die Füße nach ausgedehnten Wanderungen.

HAUSGEBRAUCH

INNERLICH

- Chronische Verstopfung, Verdauungsstörungen, Malabsorption, gestörte Aufnahme von Vitaminen, geschwächte Fettverdauung, Leberfunktionsstörungen, leichte Gelbsucht und heiße, juckende Haut. Leichte Fälle von Blutarmut.
- Hauterkrankungen, Akne, Pusteln, Ekzeme bei »heißen« Menschen, Ausschlag, der bei Hitze schlimmer wird, Ausschlag am Gesäß und Schuppenflechte, insbesondere in Verbindung mit Störungen der Verdauung und der Leberfunktionen.
- Arthritis in Zusammenhang mit Leberbeschwerden. Chronisch vergrößerte Lymphknoten bei Kindern.
- Ruhr und akuter Durchfall durch Lebensmittelvergiftungen oder Infekte – um die Verursacher der Störung schnell auszuscheiden. Krauser Ampfer hat den großen Vorteil, die Därme zu entleeren und anschließend rasch zu kräftigen.
- Als Mundwasser bei Geschwüren.

ÄUSSERLICH

- Breiumschläge und Kompressen bei Verbrennungen, Hautinfekten und schwer heilenden Wunden.
- Ampferessig zum Einreiben bei Hautbeschwerden mit Hitze und Jucken. Mit gleicher Menge Wasser verdünnt zur Kühlung von Insektenstichen.

DOSIERUNG

Abkochung: 30 g Ampferwurzel auf einen halben Liter Wasser, 20 Minuten köcheln lassen. Eine halbe Tasse zwei- oder dreimal täglich.

Tinktur aus Ampferwurzel: $1/2$ –1 TL dreimal täglich. Bei chronischer Verstopfung Tinktur aus Ampfer mit Aloe und Zimt.

Die Blätter wirken adstringierend. Bei Hauterkrankungen kann man die innere Anwendung der Wurzel durch Kompressen, Saft und Waschungen mit Ampferblättern unterstützen.

HISTORISCHE NOTIZEN

Ampfer gehört zu den Pflanzen, die sich Kinder leicht merken. Gewöhnlich wächst er in der Nachbarschaft von Brennesseln auf Brachflächen und Unkrautfluren sowie an den Rändern von Spielplätzen, und die Blätter werden dazu verwendet, Hautreizungen durch Brennesselblätter zu lindern.

Im Mittelalter galt der Brauch, jeder Ampfer-Art eine bestimmte Anwendung zuzuweisen. Roter Ampfer mit rot gefleckten Blättern und Stengeln war ein Heilmittel fürs Blut. Die langen, schmalen, gelblichen Blätter des Gelben oder Krausen Ampfers bestimmten dieses Kraut für die arzneiliche Verwendung bei Leberstörungen.

Ampfer gilt traditionell als Mittel gegen Krebs und Unfruchtbarkeit.

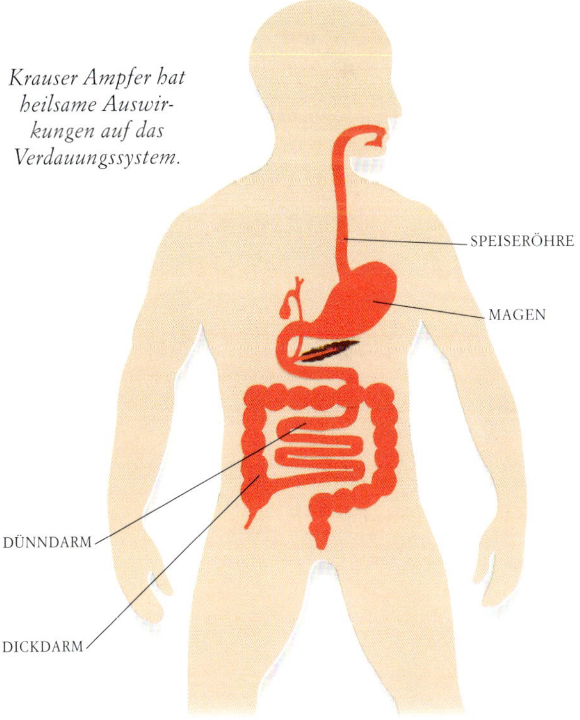

Krauser Ampfer hat heilsame Auswirkungen auf das Verdauungssystem.

VORSICHT

Beim Sammeln nicht mit Sauerampfer (*Rumex oxalis*) verwechseln. Dieser besitzt zwar ebenfalls kühlende Eigenschaften, ist aber wegen des hohen Oxalgehalts für medizinische Zwecke ungeeignet.

CHEMISCHE INHALTSSTOFFE

Anthrachinone, Gerbsäuren, Eisen, Vitamin C, Oxalsäure.

REZEPT

Ampfer-Essig

Mit der gleichen Menge Wasser verdünnt als Einreibemittel gegen heiße, juckende Haut und Insektenstiche. Als kalte Wickel lindert es Hautreizungen und entzieht der durch Sonnenbrand geschädigten Haut die Hitze.

- 10 große Ampferblätter
- 250 ml Wasser

Die Blätter zerdrücken und in Essig legen. Zwei Wochen ziehen lassen.

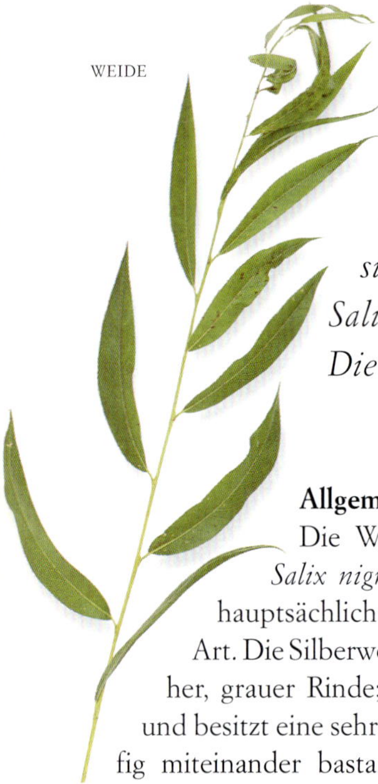

WEIDE

Weide

SALIX ALBA, SALIX NIGRA

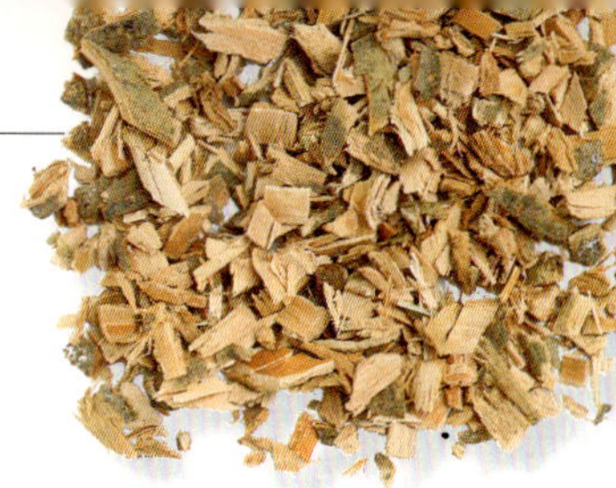

GETROCKNETE WEIDENRINDE

Salix alba *(Silberweide) und* Salix nigra *(Schwarzweide) sind vertraute Anblicke an Wasserläufen und Ufern. Aus Weidenrinde wird Salicylsäure gewonnen, aus deren Derivat Acetylsalicylsäure (Aspirin) besteht. Die schmerzlindernden und fiebersenkenden Eigenschaften der Weidenrinde sind in der Volksmedizin seit mindestens 2000 Jahren bekannt.*

Allgemeine Beschreibung

Die Weide ist in Europa heimisch. *Salix nigra*, die Schwarzweide, ist eine hauptsächlich in Nordamerika verbreitete Art. Die Silberweide ist ein hoher Baum mit rauher, grauer Rinde; die Schwarzweide ist kleiner und besitzt eine sehr dunkle, rauhe Rinde. Die häufig miteinander bastardierenden Weidenarten sind meist schwer zu unterscheiden. Ihre Bedeutung für die Pflanzenheilkunde ist unterschiedlich. Je bitterer die Rinde schmeckt, desto größer ist ihr medizinischer Nutzen. Verwendet werden neben der Rinde die Blüten und manchmal auch Knospen und Zweige. Die Trauerweide und die Gelbe Weide sind Varietäten der Silberweide.

Eigenschaften und Wirkung

Kräftigend, blutstillend, entzündungshemmend (antibakteriell), temperatursenkend, Anaphrodisiakum, Adstringentium.

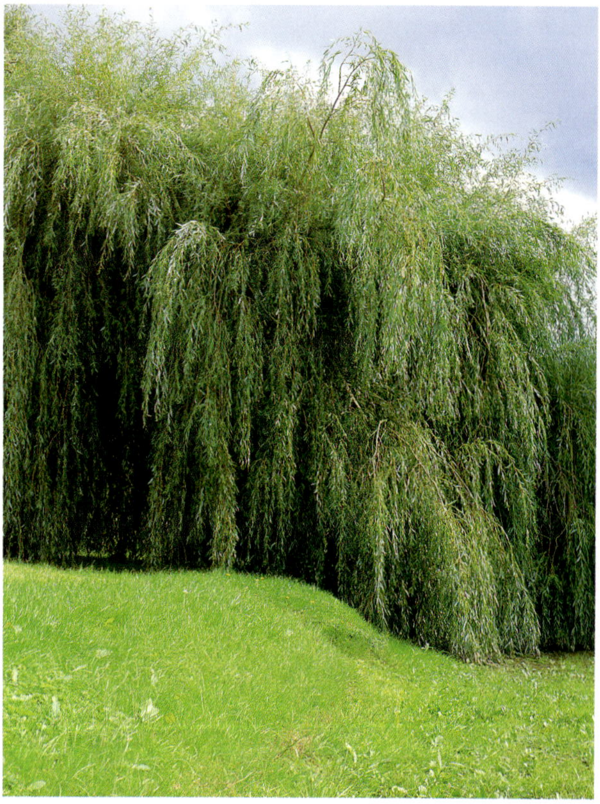

Die hängenden Zweige der Trauerweide sind sehr dekorativ, auch wenn sie uns melancholisch stimmen.

HEILMITTEL

Bindegewebserkrankungen. Beschwerden der Eierstöcke (Schwarzweide).

HAUSMITTEL

Als Tinktur oder starke Abkochung gegen Kopfschuppen.

Weidenruten werden zur Herstellung von Flecht- und Korbmacherarbeiten verwendet.

Wegen des hohen Gerbstoffgehalts wird Weidenrinde zum Gerben von Häuten benutzt. In manchen ländlichen Gegenden stößt man gelegentlich auf Weidenzäune.

VORSICHT

Menschen, die auf Aspirin und andere Salicylsäurederivate allergisch reagieren, sowie Schwangere müssen Weidenrinde meiden.

CHEMISCHE INHALTSSTOFFE

Gerbsäure,
Salicylsäure,
Flavonoide.

HAUSGEBRAUCH

INNERLICH

- **Gelenkentzündung und Muskelschmerzen, Gicht, rheumatoide Arthritis, Spondylitis ankylopoetica (Bechterew-Krankheit).**
- **Chronischer Durchfall, Übelkeit und Durchfall mit Verdauungsschwäche.**
- **Übersteigerter Sexualtrieb.**
- **Hilfreich bei wiederholt auftretendem chronischem Fieber.**
- **Stärkungsmittel nach akuter Erkrankung.**
- **Mit Ingwer gegen Erkältungen im Winter und Unterkühlung durch kalten Wind.**

DOSIERUNG

Abkochung: 30 g auf einen halben Liter Wasser, 15 Minuten köcheln lassen. $^1/_2$ *– 1 Tasse dreimal täglich. Bei arthritischen Beschwerden in Kombination mit Selleriesamen (*Apium graveolens*) oder Wanzenkraut (*Cimicifuga racemosa*).*

Bei Übelkeit und Schüttelfrost Abkochung aus gleichen Teilen Weidenrinde und Ingwer, mit Honig süßen und in kleinen Schlucken einnehmen.

Gegen Kopfschmerzen Teeauszug aus Weidenrinde und Rosmarin zu gleichen Teilen.

SALICYLSÄUREGRUPPE

Stammsubstanz dieser Gruppe synthetisch hergestellter Salicylsäurederivate, zu denen auch die unter dem Handelsnamen Aspirin bekannte Acetylsalicylsäure gehört, ist Salizin, das ursprünglich aus Weidenrinden isoliert und als Antirheumatikum verwendet wurde. Dieses Glucosid des Salicylalkohols belastete jedoch den Magen zu stark, um als Arznei genutzt zu werden. Die Grundsubstanz von Aspirin stammt von einer anderen gegen arthritische Beschwerden benutzten Heilpflanze, dem Mädesüß (Spierstaude, Filipendula ulmaria*). Mädesüß hieß früher* spiraca, *wovon der Handelsname Aspirin abgeleitet ist.*

Aspirin und andere sogenannte nicht-steroidale entzündungshemmende Medikamente verursachen oft Magenbeschwerden, wenn sie in Dosierungen eingenommen werden, die zur wirksamen Behandlung von Arthritis erforderlich sind. Bei Pflanzenstoffen wie Weidenrinde und Mädesüß treten diese Probleme nicht auf, weil andere Inhaltsstoffe Reizungen der Magenschleimhäute verhindern: ein ausgezeichnetes Beispiel für die synergistische Wirkung von Pflanzenheilmitteln.

Die Sträucher der Gaultheria, *einer Gattung der Heidekrautgewächse, insbesondere* G. procumbens, *liefern das wohlriechende, flüchtige Wintergrünöl, das hauptsächlich aus Salicylsäuremethylester besteht. Linimente auf der Basis von Wintergrünöl sind wirksame und geschätzte Einreibemittel bei Gelenk- und Muskelschmerzen.*

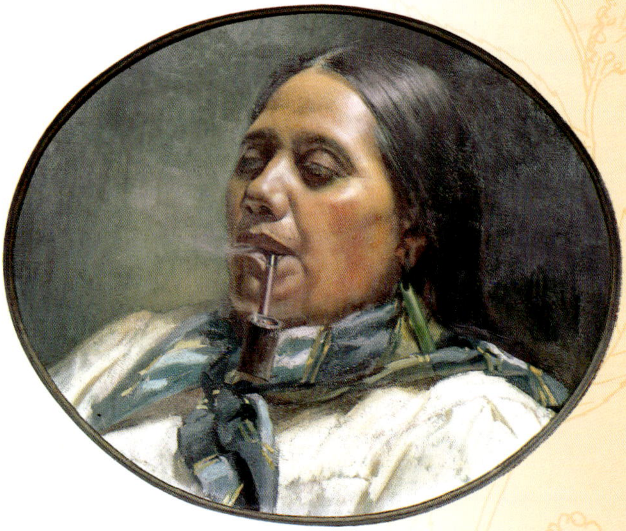

Die Indianer Nordamerikas rauchten verriebene Weidenrinde und Bärentraube in der Pfeife.

REZEPT

Blütenessenz

Essenz aus Weidenblüten wird bei geistig erstarrten Menschen angewendet, die verbittert sind und Gott und die Welt für ihre Misere verantwortlich machen, ohne selbst nach einer Erklärung zu suchen.

- Weidenblüten
- 50 ml Weingeist
- Quellwasser
- Leeres 100-ml-Fläschchen aus braunem Glas
- 600 ml Milch oder Sojamilch

Die Weidenessenz wird aus Blüten der Gelben Weide zubereitet und ist die Bachblüte *Willow*. Im Mai werden männliche und weibliche Kätzchen an etwa 15 cm langen Trieben gesammelt. Männliche und weibliche Blüten wachsen an verschiedenen Bäumen. Zubereitet wird mit der Kochmethode (*s. Eisenkraut, S. 102–103*).

HISTORISCHE NOTIZEN

Einst galt Weidenrinde als das wichtigste Mittel zur Behandlung wiederholt auftretenden chronischen Fiebers und sogar der Malaria. Später trat Chinarinde an ihre Stelle.

Die alten Ägypter verwendeten Weidensamen für Salben zur Linderung der Schmerzen geschwollener Gelenke und als Breiumschläge zur Heilung von Knochenbrüchen. Sie mischten die Asche aus Weidenblättern mit Rosenöl und rieben damit die aufgerauhte und entzündete Haut ein.

Die nordamerikanischen Indianer stellten aus verriebener Weidenrinde und den Blättern der Bärentraube (*Arctostaphylos uva-ursi*) eine Tabakmischung her. Sie riecht angenehmer als andere Kräutertabake.

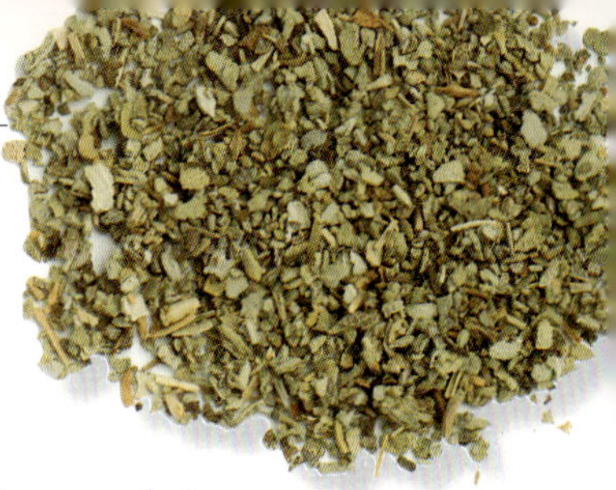

GETROCKNETE SALBEIBLÄTTER

Salbei

SALVIA OFFICINALIS

Von den weit über 500 Salbei-Arten werden der grüne und der purpurrote Garten- oder Echte Salbei in der Pflanzenmedizin genutzt. Er dient als allgemeines Stärkungsmittel, hilft wegen seiner keimtötenden Wirkung bei Entzündungen des Mundes, Gaumens und Rachens, wirkt schweißhemmend und krampflösend.

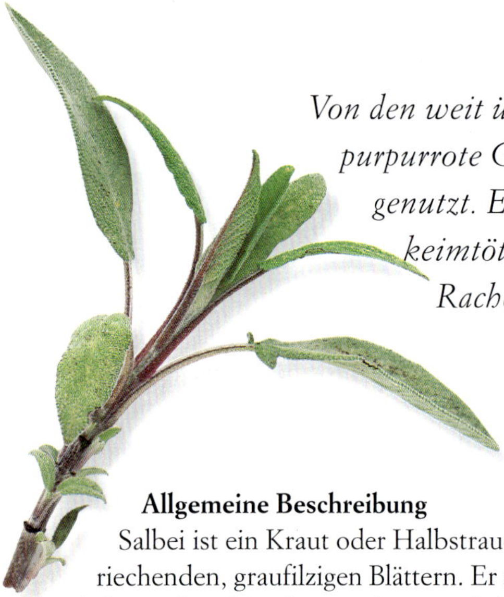

GRÜNER SALBEI

Allgemeine Beschreibung

Salbei ist ein Kraut oder Halbstrauch mit aromatisch riechenden, graufilzigen Blättern. Er stammt ursprünglich aus dem Mittelmeergebiet, wird aber verbreitet kultiviert. Die Pflanze bevorzugt sonnige Standorte und gut durchlässigen Boden. In gemäßigten Zonen ist Salbei winterhart, geht aber bei sehr strengen Frösten ein. Vom Echten Salbei gibt es mehrere Unterarten wie ›*purpurascens*‹. Als Heilmittel werden die Blätter verwendet.

Eigenschaften und Wirkung

Anregend, adstringierend, antiseptisch, krampflösend, blähungshemmend, Bittertonikum.

HEILMITTEL

Die Anwendungen sind die gleichen wie beim Hausgebrauch. Weitere Möglichkeiten sind zur Zeit nicht bekannt.

HAUSMITTEL

Starker Salbeitee als Haarspülmittel tönt das Haar dunkler. Als Zutat zu fettem Fleisch wie Schweine- und Gänsebraten.

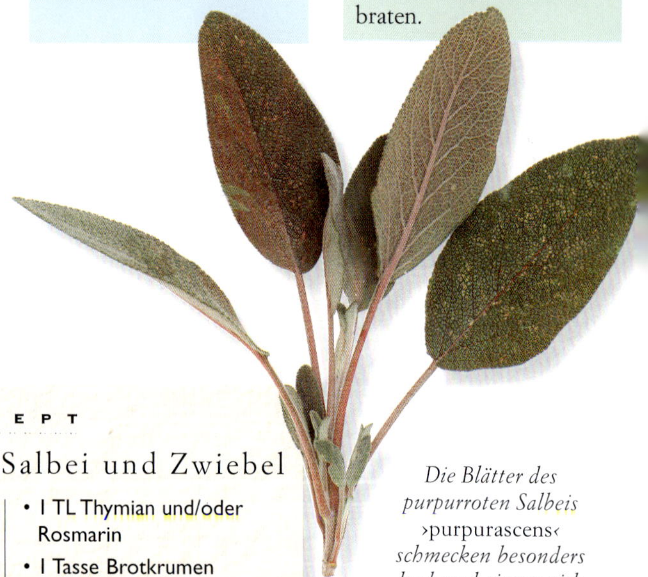

Die Blätter des purpurroten Salbeis ›purpurascens‹ *schmecken besonders herb und eignen sich zur Behandlung von Entzündungen der Mundhöhle, des Zahnfleischs und Rachens.*

CHEMISCHE INHALTSSTOFFE

Ätherische Öle einschließlich Thujon, Resinate, Gerbsäuren, Bitterstoffe, Flavonoide.

REZEPT

Bratenfüllung mit Salbei und Zwiebel

In vielen regionalen Küchen wurden Rinderbraten und Geflügel gefüllt. Die Kräuterfüllung hatte den Zweck, Fett zu binden, den Fleischsaft aufzusaugen und Geruch und Geschmack nicht mehr ganz frischen Fleisches zu neutralisieren. Insofern förderten die Kräuter die Verdauung. Auch Gemüse wie Tomaten und Paprika können eine Füllung erhalten, oder man röstet die Füllung und serviert sie als Beilage.

- 1 kleine Zwiebel, in Ringe geschnitten
- 1 Dessertlöffel Salbei, frisch oder getrocknet
- 1 TL Thymian und/oder Rosmarin
- 1 Tasse Brotkrumen
- 1 Dessertlöffel Pinienkerne oder grob gehackte Nüsse (keine Erdnüsse)
- 1 Dessertlöffel Hafermehl
- 1 Ei
- 1 Knoblauchzehe (auf Wunsch)
- Salz und Pfeffer zum Abschmecken

Die Zutaten vermischen und ins Fleisch oder Gemüse füllen. Oder in eine Bratform geben, mit Öl bestreichen und 20 Minuten im Backofen garen.

HAUSGEBRAUCH

INNERLICH

- **Halsentzündung, Mundentzündung und Mundgeschwüre, Zahnfleischbeschwerden, Mandelentzündung.**
- **Appetitlosigkeit und Blähungen.**
- **Starke Schweißabsonderung, Nachtschweiß und Hitzewallungen in den Wechseljahren.**
- **Unfruchtbarkeit.**
- **Erschöpfung nach Virusinfekt und bei Beginn von Virusinfektionen.**
- **Nervöse Erschöpfung, Angstgefühle, Vergeßlichkeit, Depression und Verwirrung bei älteren, frostigen und verwirrten Menschen.**
- **Ein gutes Mittel, um wieder auf die Beine zu kommen. Hilfreich bei Traurigkeit und nach einer Fehlgeburt.**

ÄUSSERLICH

- **Zum Reinigen infektiöser Wunden und Geschwüre.**

DOSIERUNG

Salbei ist in vielen Zahnpasten und -pulvern auf Pflanzenbasis enthalten. Gegen Erkrankungen von Mundhöhle und Rachen hilft ein starker Teeauszug als Gurgelmittel oder zum Mundspülen. Um die Wirkung zu steigern, einige Tropfen Myrrhentinktur (Commiphora molmol) *dazugeben.*

Hitzewallungen und Schweißausbrüche lassen sich am besten mit kaltem Tee behandeln. Dosierung: 1/2 Tasse drei- bis sechsmal täglich. Ebenfalls hilfreich ist die Tinktur. Man nimmt 2–4 TL täglich mit Wasser.

Bei ersten Anzeichen von Erkältungen und Grippe 3–4 Tassen Tee täglich. Hierbei empfiehlt sich eine Mischung mit Ringelblume. Bei chronischen Beschwerden zwei Tassen Tee oder 3 TL Tinktur täglich.

Ein altes Hausrezept gegen Schmerzen: täglich drei Blätter frischen Salbei kauen. Einige Tropfen ätherisches Muskatellersalbeiöl in Salzwasser ergeben eine heilsame Lösung zum Waschen entzündeter Wunden und Beingeschwüre.

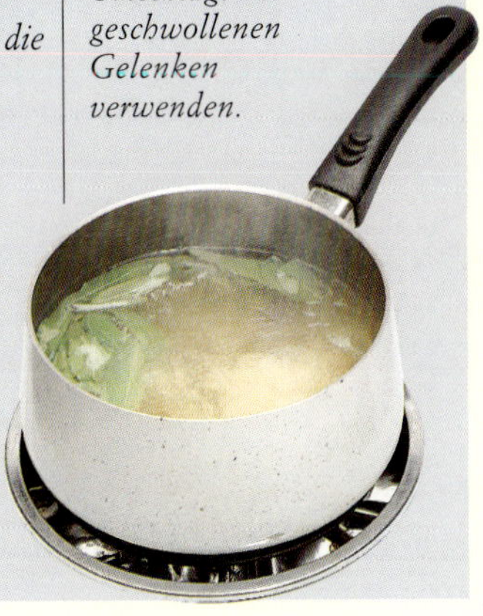

Salbeiblätter einige Minuten in Essig sieden und für Umschläge bei geschwollenen Gelenken verwenden.

VORSICHT

In der Schwangerschaft Salbei nicht therapeutisch anwenden. Gilt auch beim Stillen, weil dadurch die Milchproduktion gehemmt wird. Die beim Kochen verwendeten Mengen sind unbedenklich. Knoten in der Brust immer vom Arzt beurteilen lassen, bevor man sich selbst behandelt.

In der Volksheilkunde gilt Salbei als lebensverlängerndes Kraut.

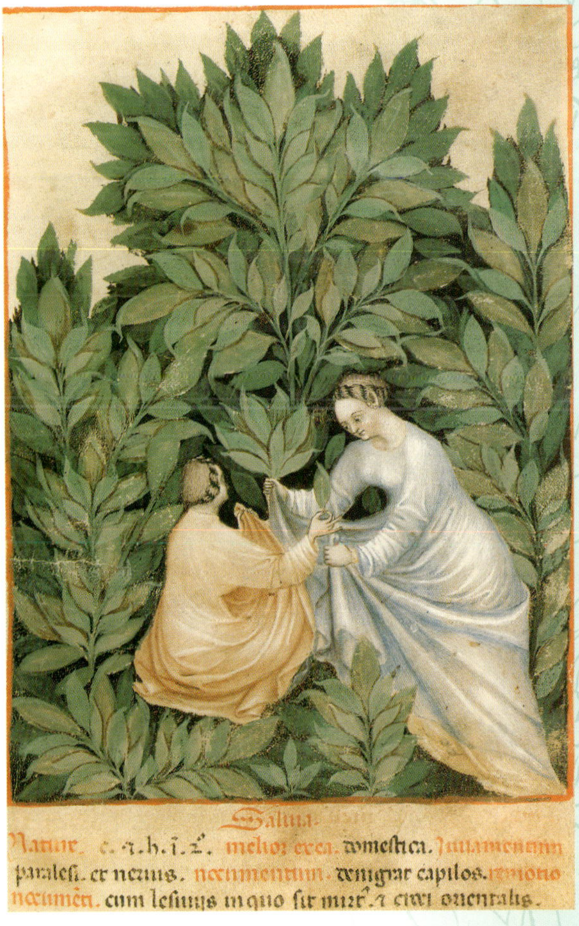

HISTORISCHE NOTIZEN

Salbei wird seit langem als Stärkungsmittel geschätzt. Von der regelmäßigen Einnahme versprach man sich langes Leben.

Im »New-Kreüterbüchlein« (1543) berichtet Leonhart Fuchs: »Salbeyenbletter in wasser gesotten und getruncken treiben den harn / mit diesem Wasser gezwagen / macht schwartz har. Salbey ist gut zu allerley wunden / seubert dieselbigen und heylet sie. … Die bletter und äst in wein gesotten und darmit gewäschen / vertreiben das iucken an den gemechten.«

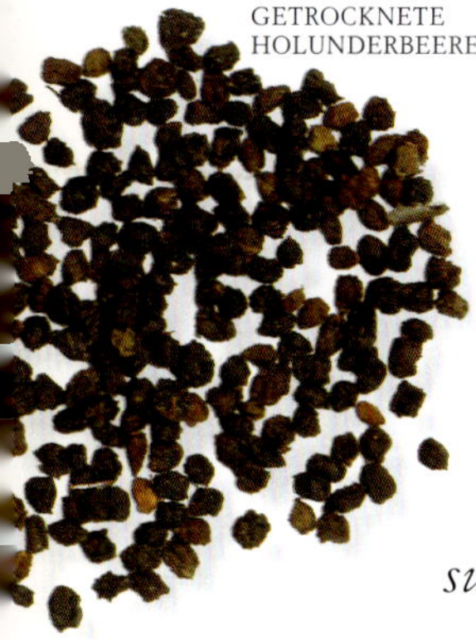

GETROCKNETE HOLUNDERBEEREN

Holunder

SAMBUCUS NIGRA, SAMBUCUS CANADENSIS

Der Schwarze Holunder wächst in gemäßigten Gebieten. Er besitzt so viele heilwirksame Eigenschaften, die praktisch umsonst zu haben sind, daß man ihn »die Hausapotheke armer Leute« genannt hat. Neuere Untersuchungen haben die antivirale Wirkung der Beeren bestätigt.

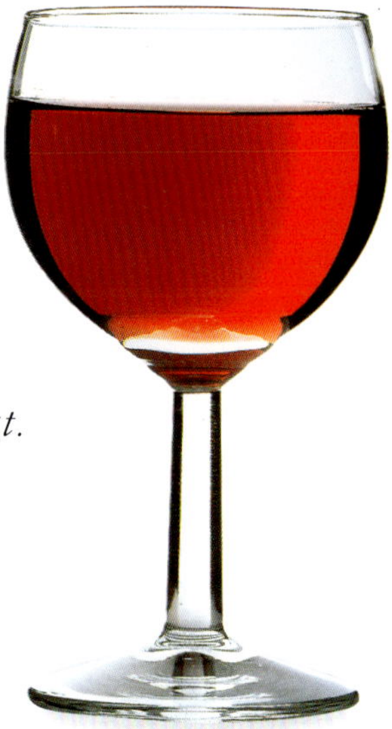

Wein aus Holunderbeeren ist ein erfrischendes Getränk an heißen Sommertagen.

Allgemeine Beschreibung

Ein bis 10 m hoher Strauch mit in großen Trugdolden stehenden, weißen Blüten, die sich im Frühsommer öffnen. Die blauschwarzen Beeren reifen im Frühherbst. Für medizinischen Gebrauch werden die Blüten, Blätter und Beeren, gelegentlich auch die Rinde genutzt.

Eigenschaften und Wirkung

Entzündungshemmend, schweißtreibend, verdauungsfördernd, adstringierend, antiviral.

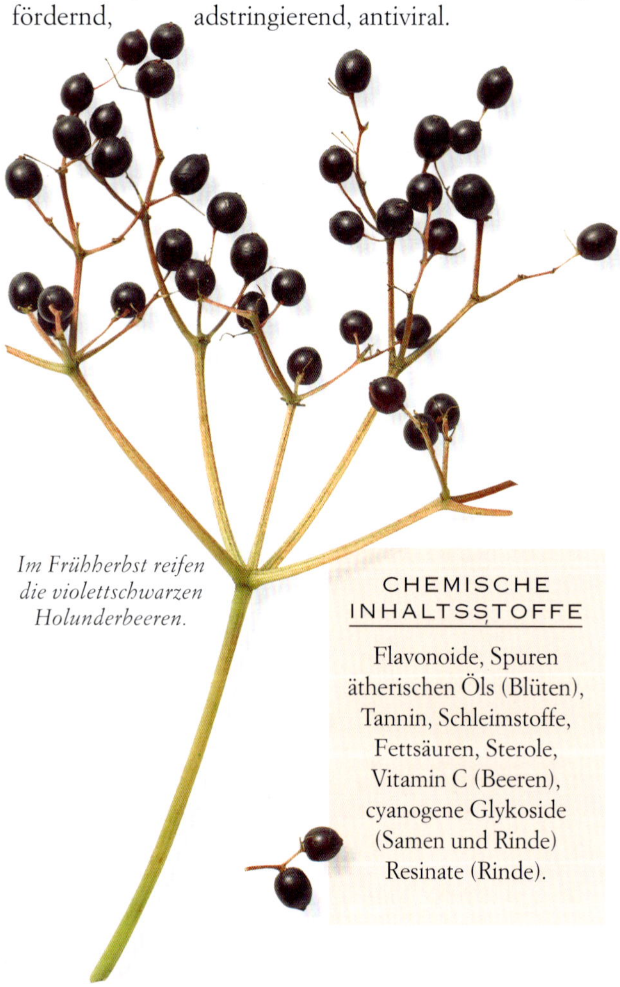

Im Frühherbst reifen die violettschwarzen Holunderbeeren.

CHEMISCHE INHALTSSTOFFE

Flavonoide, Spuren ätherischen Öls (Blüten), Tannin, Schleimstoffe, Fettsäuren, Sterole, Vitamin C (Beeren), cyanogene Glykoside (Samen und Rinde) Resinate (Rinde).

HAUSMITTEL

Wein und Verdauungsliköre aus Holunderblüten sind wohlschmeckende Erfrischungsgetränke. Der Auszug aus Holunderblüten hilft bei Hautbeschwerden und fettiger Haut. Man kann die honigartigen Blüten zu Salaten geben oder mit Teig umhüllen und in siedendem Schmalz oder Öl herausbacken. Der Saft der Beeren ergibt ein angenehm säuerlich schmeckendes Gelee oder Sorbet. Die Beeren können als Mus oder Brei eingekocht und im Winter als Brotaufstrich verwendet werden. Auch in der Kosmetik findet Holunder Verwendung, zum Beispiel die Beeren als Abkochung für Haarkuren, die Blüten für Cremes und Lotionen zur Handpflege und gegen Schuppen, der Aufguß aus Blättern als Badezusatz.

HAUSMITTEL

Die Rinde wird als Laxativum verwendet. Die Blüten werden Präparaten gegen Bluthochdruck beigemischt.

REZEPT

Holunderbeerensaft

Ein gutes Mittel, um sich im Winter vor Erkältungen zu schützen. Auch als Zutat zu Hustensaft und Pflanzentees für Kinder gegen Verkühlungen und Grippe.

- 1 Obststeige reife Holunderbeeren
- Gewürzmischung, 1 TL auf einen Liter Beerensaft
- Ingwer (auf Wunsch), 1/2 TL auf einen Liter Saft

Die Beeren mit der Gabel von den Stielen streifen. Den Saft auspressen. In einen Topf mit dickem Boden geben, das Gewürz dazugeben und bei schwacher Hitze einkochen, bis der Saft die Konsistenz von Sirup hat. In Flaschen umfüllen und an einem kühlen Ort aufbewahren.

Dosierung: täglich 1 TL in 1 Tasse heißen Wassers.

HAUSGEBRAUCH

INNERLICH

- **Holunderblüten: gegen Erkältungen, Nebenhöhlenentzündung, Heuschnupfen, als heißer Aufguß, um das Schwitzen zu fördern und Fieber zu senken. Das verstärkte Schwitzen unterstützt die körpereigenen Abwehrkräfte, und die Bronchien werden zu vermehrter Sekretion angeregt.**
- **Die Beeren als Abkochung, Sirup oder Saft zur Vorbeugung gegen Erkältungen und andere Virusinfektionen, als Hustenmedizin, als sanftes Abführmittel und mit Fenchelsamen gegen Ischiassyndrom.**

ÄUSSERLICH

- **Für Spülungen bei Augenentzündungen und entzündeten Mundschleimhäuten.**
- **Für Kompressen bei Augenmüdigkeit.**
- **Als Salbe gegen wunde Haut, rauhe Hände und Afterjucken.**
- **Breiumschläge gegen schmerzende Hämorrhoiden und Schwellungen, Kompressen gegen »heißen« Kopfschmerz und schmerzhafte, geschwollene Gelenke.**

DOSIERUNG

Vorbeugend gegen Heuschnupfen: drei Monate vor dem Pollenflug drei Tassen täglich. Dieselbe Wirkung hat es, wenn man frische Blüten ißt.

Tee für Erkältungen und Grippe: Aufguß aus gleichen Teilen Holunderblüten, Pfefferminze und Schafgarbe. Drei Tassen täglich zur Vorbeugung. Der Tee kann in größeren Mengen getrunken werden, um Fieber rasch abklingen zu lassen.

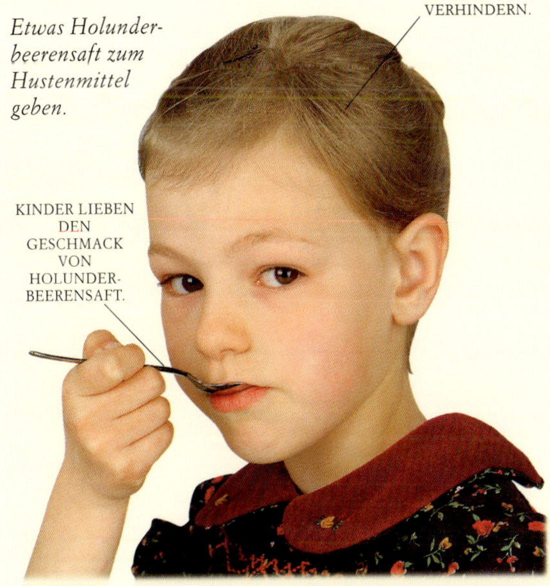
HILFT VIRUS-
INFEKTIONEN
VERHINDERN.
KINDER LIEBEN DEN GESCHMACK VON HOLUNDER-BEERENSAFT.

Etwas Holunderbeerensaft zum Hustenmittel geben.

VORSICHT

Der Verzehr der Blüten in beliebiger Menge ist unbedenklich, aber keine rohen Beeren essen. Als Ersatz können auch die Blüten anderer Holunderarten genommen werden, deren Beeren allerdings stark abführend wirken. Lassen Sie sich beim Kauf beraten, bevor Sie sie verwenden.

Viele Legenden ranken sich um den Holunderstrauch. So heißt es, daß man ihn um Erlaubnis bitten müsse, bevor man ihm etwas wegnimmt, sonst würde sein Geist auf Rache sinnen.

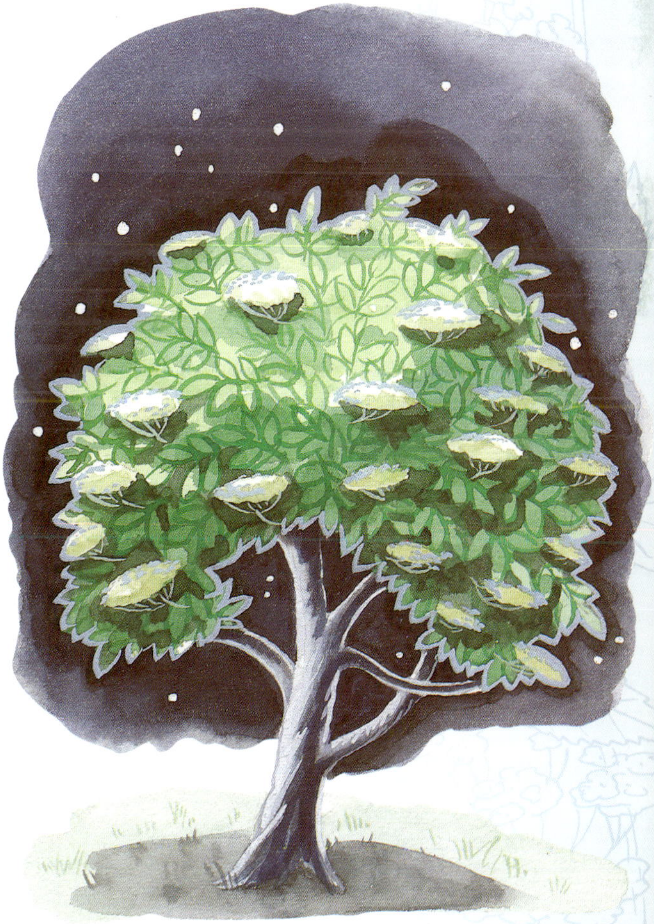

HISTORISCHE NOTIZEN

1664 notierte John Evelyn in seinem Tagebuch sinngemäß: »Wenn alle medizinischen Eigenschaften des Holunders, seiner Blätter, Rinde und Beeren allgemein bekannt wären, wüßte ich nicht zu sagen, welche Krankheiten und Verletzungen meine Landsleute haben mußten, für die es kein Heilmittel in jeder Hecke gäbe.«

Dem Holunderstrauch wurden magische Kräfte nachgesagt. Der Geist des Holunders sei so mächtig und nachtragend, hieß es, daß man seine Erlaubnis erbitten müsse, bevor man etwas von ihm abschneidet.

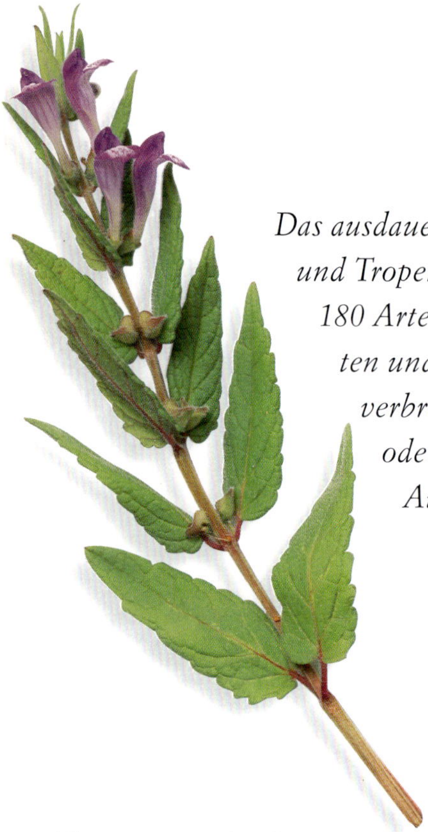

Helmkraut

SCUTELLARIA LATERIFOLIA

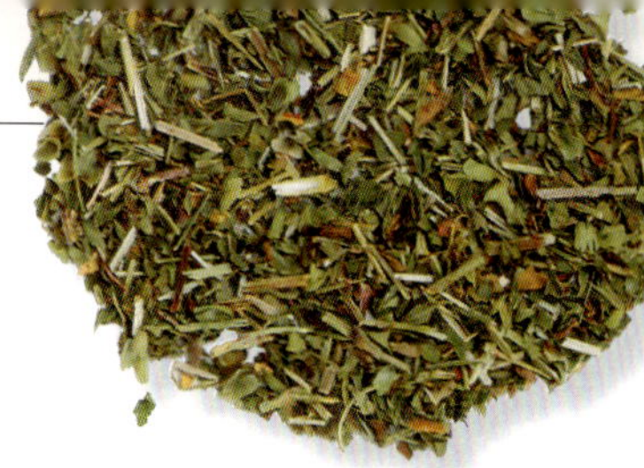

GETROCKNETES HELMKRAUT

Das ausdauernde Helmkraut ist eine in den gemäßigten Zonen und Tropen verbreitete Gattung der Lippenblütler mit etwa 180 Arten. Es wurde traditionell verwendet, um die Regelblutung einzuleiten und durch Tollwut verursachte Krämpfe zu lindern. Das in Europa verbreitete Sumpfhelmkraut (Scutelleria galericulata) *blüht blauviolett oder weiß und wächst in Naßwiesen, an Wasserläufen und Gräben. Auch andere Helmkrautarten werden medizinisch genutzt.*

Das Helmkraut ist ein attraktiver Sommerblüher mit hellblauen Blüten.

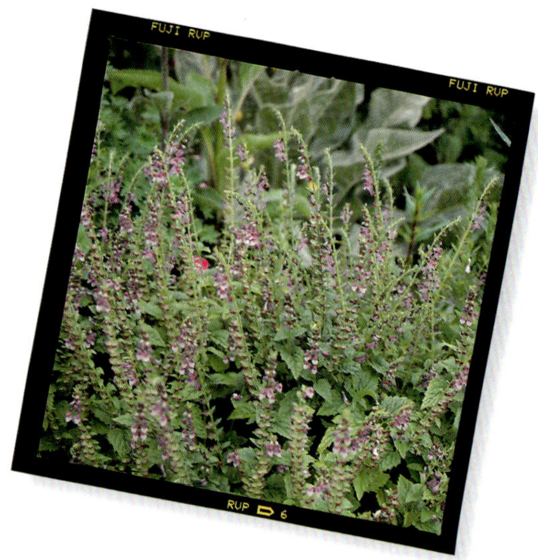

Das robuste, ausdauernde Helmkraut gedeiht am besten an offenen, sonnigen Standorten.

Allgemeine Beschreibung
Das nordamerikanische Virginia-Helmkraut ist eine mehrjährige, buschige Pflanze mit in Ähren stehenden blauen Blüten. Es läßt sich leicht ziehen und gedeiht auch auf mageren Böden. Für Heilzwecke wird die ganze Pflanze genutzt. Man pflückt sie bei Beginn der Blüte.

Eigenschaften und Wirkung
Nervenmittel, Beruhigungsmittel, Antispasmodikum.

REZEPT

Helmkraut-Tee als Einzelmittel

Helmkraut wird wie Kamille, Lindenblüten, Pfefferminze und Fenchelsamen als alleiniges Heilmittel angewendet und entfaltet seine Wirkung ohne Beimischung anderer Pflanzen. Deshalb sind Zubereitung und Einnahme völlig unkompliziert und die Wirkweise zuverlässig. Helmkrauttee nimmt man vor Examina und mündlichen Prüfungen, öffentlichen Auftritten und auch bei Fahrprüfungen zur Erlangung des Führerscheins, also immer dann, wenn die seelische Belastung groß ist, wenn es darauf ankommt, entspannt und mit Selbstvertrauen an die Aufgaben heranzugehen. Helmkraut beruhigt und baut Spannungen ab, ohne die Konzentrationsfähigkeit zu beeinträchtigen.

HAUSMITTEL

Die Blütenessenz hilft bei Depressionen nach Überarbeitung und chronischem Streß.

HEILMITTEL

Epilepsie, Chorea (Veitstanz), Entwöhnung von Beruhigungsmitteln und Narkotika. Hilfreich bei Multipler Sklerose.

CHEMISCHE INHALTSSTOFFE

Alkaloide, Flavonoide, Bitterstoffe, Tannin.

CHINESISCHE HELMKRAUTWURZEL

Das chinesische Helmkraut (Scutellaria baicalensis) *sollte man nicht mit den amerikanischen und europäischen Helmkrautarten verwechseln, denn es hat mit diesen nur wenig gemeinsam. Die Wurzel wird manchmal bei Schlafstörungen und Bluthochdruck mit starker Reizbarkeit angewendet, hauptsächlich aber zur Behandlung von Leberbeschwerden und Infekten der Lunge, Haut, Harnblase und des Verdauungstraktes.*

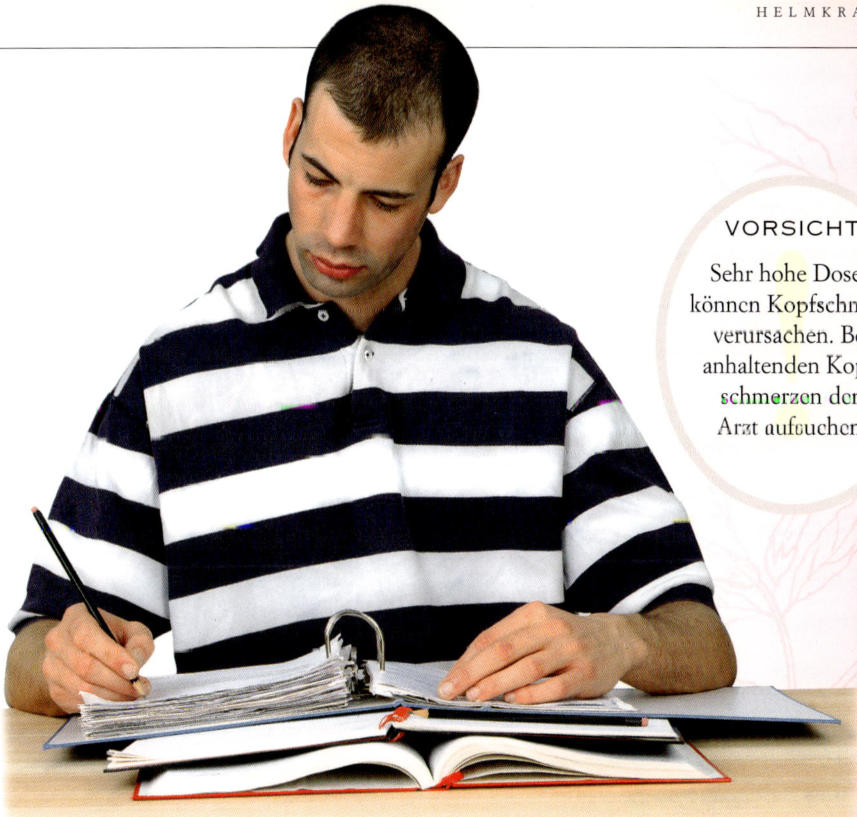

Beim Lernen für bevorstehende Prüfungen unterstützt Helmkrauttee die Konzentrationsfähigkeit.

VORSICHT

Sehr hohe Dosen können Kopfschmerz verursachen. Bei anhaltenden Kopfschmerzen den Arzt aufsuchen.

HAUSGEBRAUCH

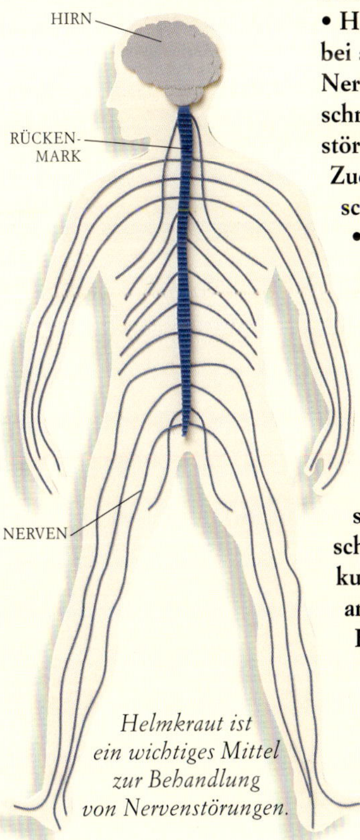

Helmkraut ist ein wichtiges Mittel zur Behandlung von Nervenstörungen.

INNERLICH

- **Helmkraut ist nützlich bei allen Störungen des Nervensystems – Kopfschmerz, Migräne, Schlafstörungen, nervöse Zuckungen und Ischiasschmerz.**
- **Streß durch Kummer über Verlust, intensive geistige Betätigung oder Überarbeitung.**
- **Schlaflosigkeit, Angstzustände, Prüfungsangst.**
- **Erschöpfung, Depression, Nervosität durch Fieber und schwere akute Erkrankung oder infolge langanhaltender chronischer Beschwerden.**

DOSIERUNG

Der Genuß von Helmkrauttee in beliebigen Mengen ist unbedenklich.

Tinktur: 2–4 TL täglich oder in Kombination mit einer anderen.

Verträgt sich gut mit Baldrian bei Angstgefühlen, mit Baldrian, Hopfen (Humulus lupulus) *und Passionsblume* (Passiflora incarnata) *bei Schlaflosigkeit, mit Passionsblume bei Schlafstörungen durch Übererregung (für Kinder geeignet).*

Tee aus Helmkraut und Eisenkraut (Verbena officinalis) *hilft bei geistiger Erschöpfung und ungenügendem Antrieb.*

HISTORISCHE NOTIZEN

Helmkraut wurde einst auch Hundskraut genannt, weil es gegen Tollwut eingesetzt wurde. Das amerikanische Virginia-Helmkraut war ein Mittel gegen Angst und innere Unruhe, ausgelöst durch schmerzhafte Beschwerden.

Sumpfhelmkraut wurde bei krampfauslösendem Fieber angewendet, wenn die Anfälle »mehr lästig als heftig« waren. Die Anwendung des Mittels scheint jedoch nicht sehr verbreitet gewesen zu sein. Erst mit der Einführung des amerikanischen Helmkrauts nahm das Interesse daran stark zu.

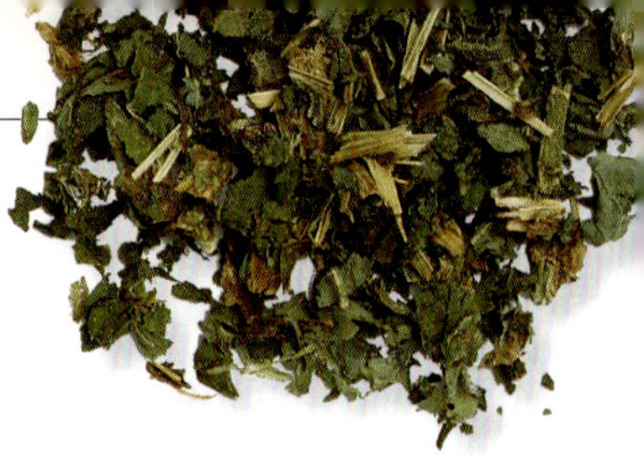

GETROCKNETER BEINWELL

Beinwell

SYMPHYTUM OFFICINALE

Der Echte oder Arznei-Beinwell ist in ganz Europa verbreitet. Früher hat man ihn zur Heilung von Knochenbrüchen herangezogen,.was sich in seinem Namen ausdrückt. Das althochdeutsche »beinwalla« kommt von »walla« = zusammenheilen.

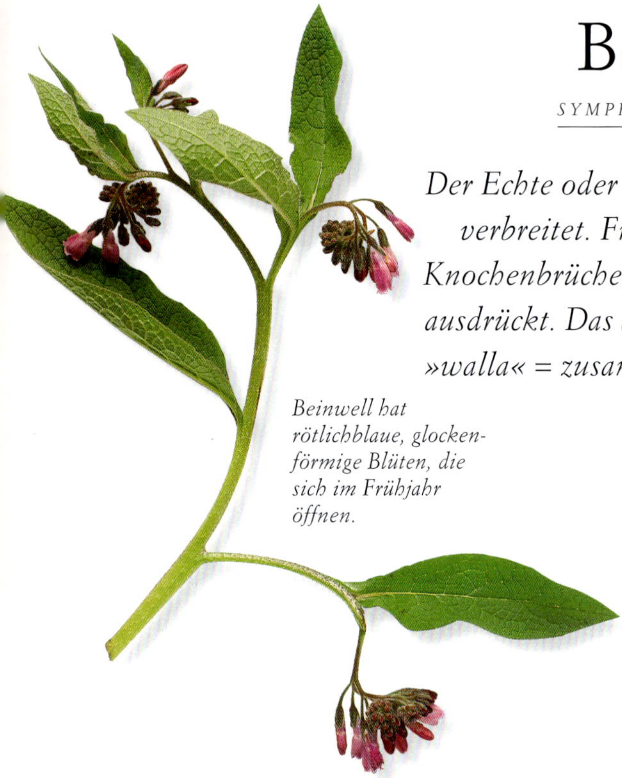

Beinwell hat rötlichblaue, glockenförmige Blüten, die sich im Frühjahr öffnen.

Allgemeine Beschreibung

Der Beinwell ist eine borstig-rauhaarige Staude mit hängenden, blauen oder purpurfarbenen Röhrenblüten. Die Pflanze bevorzugt feuchte, sonnige Standorte und ist leicht zu ziehen. Es gibt 10 bis 20 Arten, aber für Teeaufgüsse wird nur der Echte Beinwell verwendet. Als Pflanzenmedizin dienen die Blüten, Blätter und Wurzeln der wildwachsenden Pflanze.

Eigenschaften und Wirkung

Schleimlösend, einhüllend. Unterstützt das Heilen von geschädigtem Gewebe.

VORSICHT

Wunden, die mit Beinwell versorgt werden sollen, müssen sauber und dürfen nicht entzündet sein. Man erreicht dies durch Waschen mit Salzwasser oder Ringelblumentee. Zuerst Olivenöl auf die Haut streichen, um bei Kompressen mit frischen Blättern Hautreizungen zu vermeiden.

CHEMISCHE INHALTSSTOFFE

Gerbsäuren, Schleimstoffe, Allantoin, Pyrrol, Alkaloide. Allantoin fördert die Bildung neuer Zellen in Haut, Knochen, Knorpel und Bindegewebe.

HAUSMITTEL

Beinwell hat einen hohen Stickstoffgehalt und wird im Garten zum Mulchen verwendet.

HEILMITTEL

Knochenkrankheiten, Rippenfellentzündung und als unterstützendes Mittel bei Tuberkulose.

REZEPT

Beinwell-Liniment

Ein gutes Mittel für Muskelschmerzen, schmerzhafte alte Wunden und Gelenkentzündung.

- I Teil Beinwelltinktur
- I Teil Cayennepfeffer-Ölauszug (*siehe S. 52*)
- je 3 Tropfen ätherisches Rosmarin- und Nelkenöl
- Die Menge der ätherischen Öle gilt für je-weils 25 ml der oben genannten Mischung.

Vor dem Gebrauch kräftig schütteln und zweimal täglich gründlich einreiben.

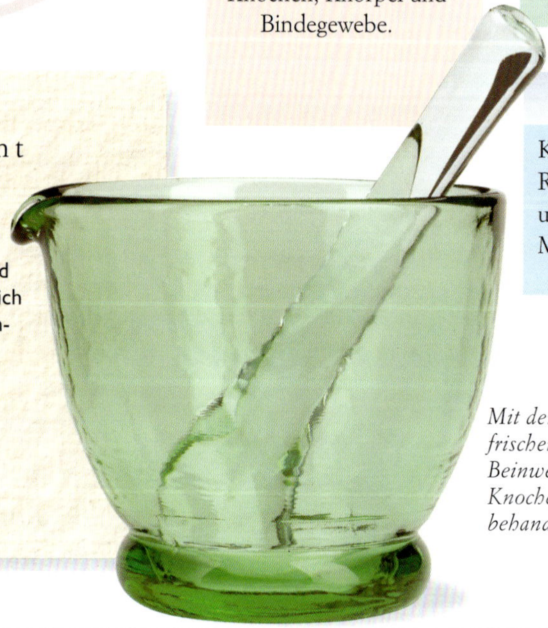

Mit der zerdrückten frischen Wurzel des Beinwells werden Knochenbrüche behandelt.

HAUSGEBRAUCH

ÄUSSERLICH

- Für Kompressen und Salben bei Verstauchungen, Knorpelschäden, Bänderrissen, kleinen Hernien, Knochenbrüchen, Gelenkentzündung, Wundschmerzen alter Verletzungen, Schnitten, Prellungen, blutenden Hämorrhoiden, Beingeschwüren, Druckstellen und Brustdrüsenentzündung.
- Die zerdrückte frische Wurzel härtet aus und kann möglicherweise bei Brüchen kleinerer Knochen anstelle von Gips verwendet werden.
- Salben und Ölauszüge beugen Schwangerschaftsstreifen vor, wenn man in den letzten Schwangerschaftsmonaten den Unterleib damit einreibt. Beide Mittel sind hilfreich bei der Behandlung von Akne und sorgen für glatte, geschmeidige Haut.

INNERLICH

- Teeaufguß oder Tinktur für die Behandlung von Hiatushernie, Magengeschwüren, Kolitis, Divertikulitis und Arthritis.
- Als Tee, Tinktur oder Sirup gegen hartnäckigen trockenen Husten.

DOSIERUNG

Für Teeaufgüsse 30 g Pflanzenteile auf einen halben Liter Wasser; 10 Minuten ziehen lassen. Um die beruhigende Wirkung zu steigern, über Nacht stehen lassen und am Morgen abseihen. Drei bis vier Tassen täglich.

*Bei Hiatushernie und Magengeschwüren in Kombination mit Kamille und Mädesüß (*Filipendula ulmaria*), wodurch die Magensäure verringert wird. Bei Divertikulitis in Kombination mit Mädesüß und Pfefferminze.*

Bei kleinen Hernien leichte Massagen mit warmem Rizinusöl, anschließend Kompresse auflegen. Hernien sollten vom Arzt untersucht werden.

TOXIZITÄT

Manche Pflanzen enthalten Pyrrolidin-Alkaloide und können, wenn man sie in größeren Mengen zu sich nimmt, Leberschäden verursachen. Die mögliche schädliche Wirkung von Beinwellarzneien auf die Leber hat zu ausgedehnten Diskussionen geführt, und in manchen Ländern ist ihre Anwendung verboten. Es gibt jedoch keinerlei Hinweise darauf, daß Beinwell bei normaler Anwendung toxisch ist, und nach heutigem Kenntnisstand sind Teeaufgüsse und Tinkturen aus den Blättern für den inneren Gebrauch ungefährlich. Es wird jedoch davon abgeraten, die Wurzel innerlich anzuwenden oder die Pflanze für die Ernährung zu nutzen. Äußerlich läßt sich die Wurzel ohne weiteres einsetzen. In Zweifelsfällen ist fachmännischer Rat einzuholen.

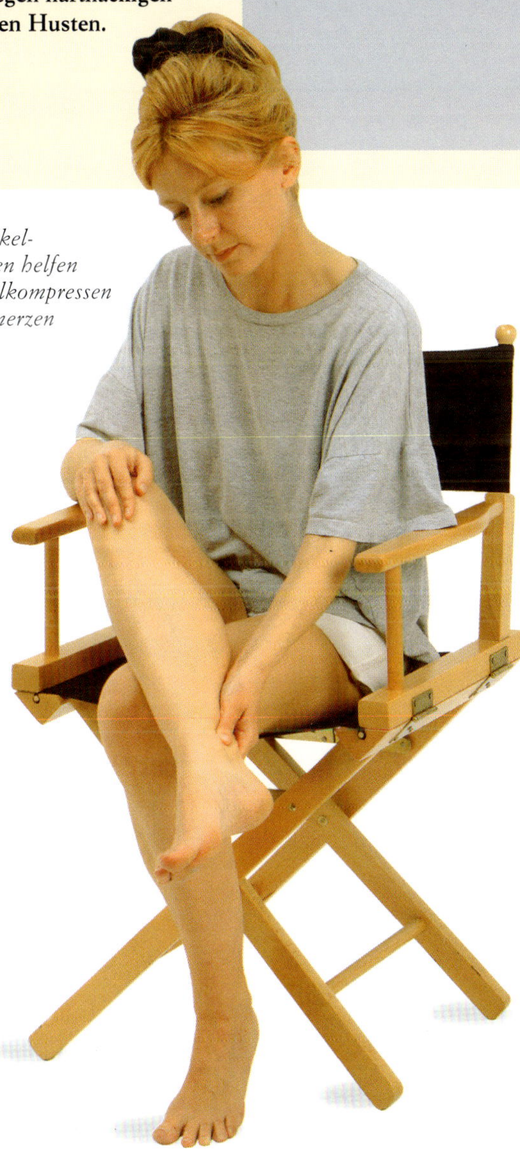

Bei Muskelzerrungen helfen Beinwellkompressen die Schmerzen lindern.

HISTORISCHE NOTIZEN

1597 schrieb Gerard: »Die schleimige Substanz der Wurzel in Molken von Bier getan und zu trinken gegeben gegen den Schmerz im Rücken durch heftige Bewegung wie Raufen oder übermäßige Anstrengung mit Frauen wird in vier oder fünf Tagen selbiges vollkommen kurieren.«

Bei Culpeper (1653) heißt es: »… hilfreich bei Frauenbrüsten, die wund geworden durch zuviel Milch darin eingeschossen: auch zur Stillung übermäßigen Blutens der Hämorrhoiden durch Kühlung der Entzündung der umliegenden Teile, und zur Linderung der Schmerzen.«

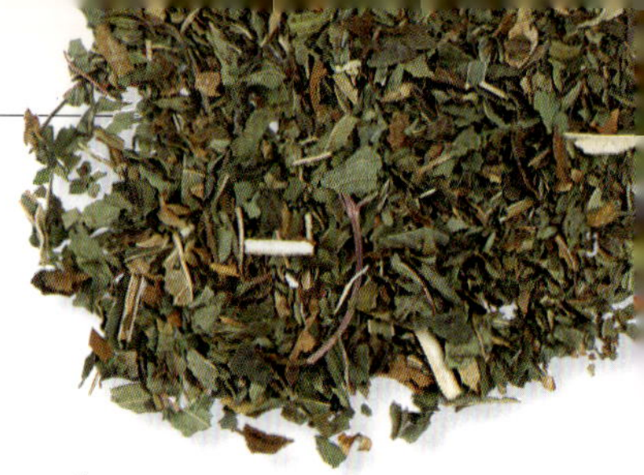

GETROCKNETER LÖWENZAHN

Löwenzahn

TARAXACUM OFFICINALIS

Der weltweit verbreitete Wiesen- oder Gemeine Löwenzahn wird als Heilmittel gegen vielerlei Leiden geschätzt. Die alte volkstümlich-derbe Bezeichnung »Pißblume« verweist auf seine harntreibenden Eigenschaften.

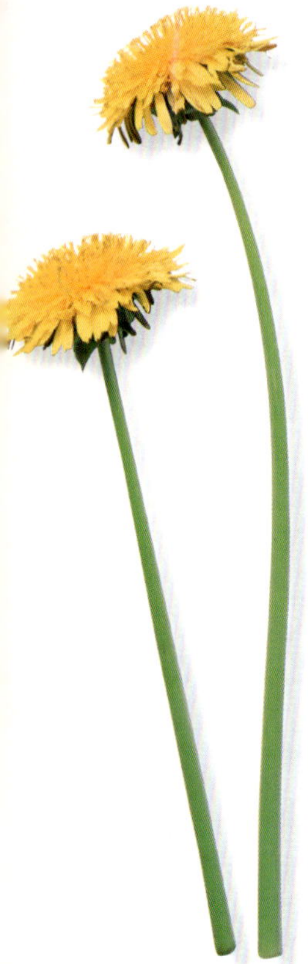

Die großen, leuchtendgelben Blüten des Löwenzahns schließen sich nachts und bei schlechtem Wetter.

Allgemeine Beschreibung
Löwenzahn läßt im Frühjahr Wiesen und Weiden in leuchtendem Gelb erstrahlen und erfreut damit das Herz des Naturfreundes. Charakteristisch sind die gelben Blüten, die eingeschnittenen Blätter und die lange Pfahlwurzel. Alle diese Pflanzenteile werden in der Pflanzenheilkunde genutzt. Es gibt rund 100 Arten, von denen die Chinesische (*Taraxacum mongolicum*) ähnliche Eigenschaften hat wie der Gemeine Löwenzahn.

Eigenschaften und Wirkung
Stärkungsmittel für die Leber, galletreibend, harntreibend, mild abführend, entgiftend.

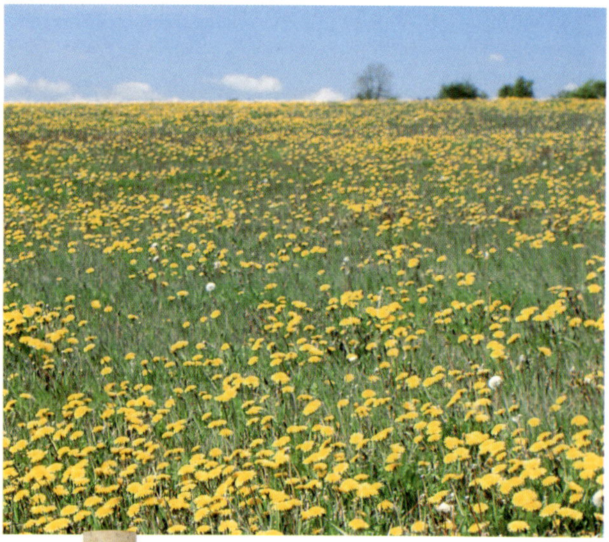

Blühende Löwenzahnwiesen sind ein herrlicher Anblick.

REZEPT

Löwenzahn-Wein

Dieser Wein ist ein klärendes, schwach harntreibendes Lebertonikum und fördert die Verdauung.

- 4 Liter kochendes Waser
- 600 g Löwenzahnblüten
- 1,5 kg Zucker
- 25 g Rosinen
- Etwas Ingwer
- Schale von 1 Zitrone
- Hefe und ein kleines Stück Toastbrot

Wasser über die Blüten gießen, umrühren, zudecken und drei Tage ziehen lassen. Abseihen. Die übrigen Zutaten dazugeben, aufkochen, gründlich umrühren und auf Körpertemperatur abkühlen lassen. Hefe auf dem Toast verstreichen und dazugeben. Zudecken und einige Tage stehen lassen. Noch einmal abseihen und in ein Gefäß umfüllen. Nach zwei Monaten ist der Wein trinkbar.

Dosierung: die therapeutische Menge ist ein Südweinglas zweimal täglich vor den Mahlzeiten.

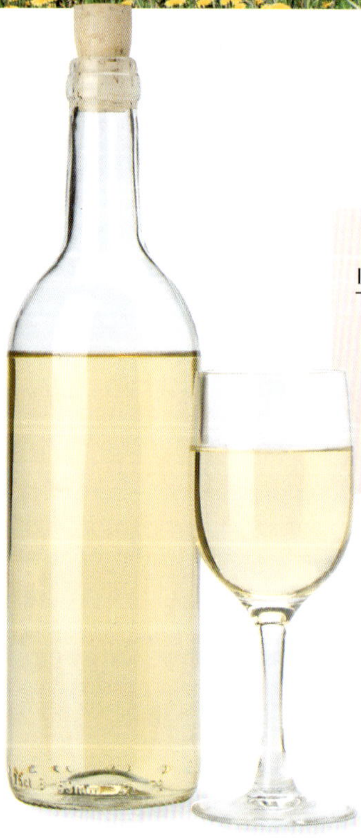

Ein Glas Löwenzahnwein pro Tag stärkt die Leber und fördert die Verdauung.

CHEMISCHE INHALTSSTOFFE

Bitterstoffe, Glykoside, Triterpene, Tannin, Inulin, große Mengen Kalium.

HAUSGEBRAUCH

INNERLICH

- Die Wurzel enthält die meisten Wirkstoffe für die Leber. Anwendung bei Leberbeschwerden, Entzündungen der Gallenblase, leichter Gelbsucht, Verdauungsstörungen, chronischer Verstopfung und Verstopfung während der Schwangerschaft.
- Die Blätter wirken harntreibend. Anwendung bei Wasseransammlung, Nierensteinen und -grieß, Bettnässen (morgens einnehmen) und in Kombination mit anderen Pflanzen bei Blasenentzündung.
- Wegen ihrer reinigenden Wirkung auf Nieren und Leber ist die gesamte Pflanze ein nützliches Entgiftungsmittel und entfernt chemische Substanzen, Allergene sowie Rückstände von pharmazeutischen Präparaten und Anästhetika aus dem Organismus.
- Aus dem gleichen Grund ist die Pflanze wertvoll bei chronischen Schmerzen, Rheumatismus, Arthritis und Hauterkrankungen.

ÄUSSERLICH

Mit dem Milchsaft aus den Röhrenstielen lassen sich bei häufiger Anwendung Warzen entfernen.

DOSIERUNG

Löwenzahn kann unbeschränkt eingenommen werden.

Bei Wasseransammlung mehrere Tassen Auszug oder Abkochung täglich.

Löwenzahnextrakte gibt es in Apotheken und Spezialgeschäften zu kaufen. Man nimmt davon 4–6 TL täglich.

Der Auszug aus gleichen Mengen Löwenzahnblättern und Salbei ist hilfreich bei aufgeblähtem Leib vor der Menstruation.

Gegen hartnäckige Hauterkrankungen und Arthritis wird Löwenzahn oft mit Klette vermischt.

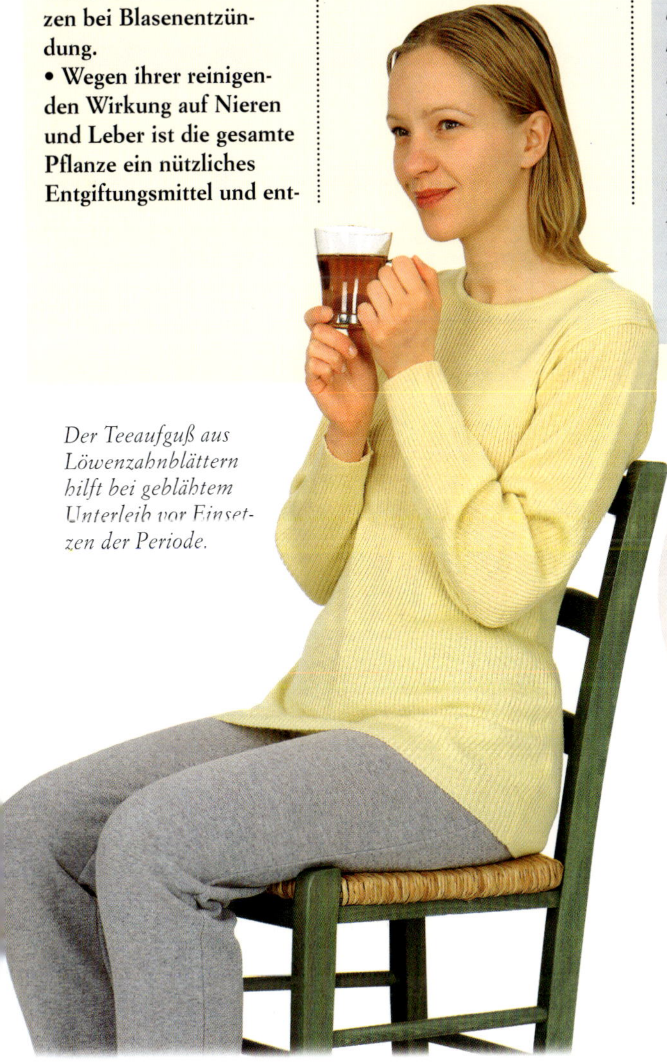

Der Teeaufguß aus Löwenzahnblättern hilft bei geblähtem Unterleib vor Einsetzen der Periode.

VORSICHT

Kaffee aus Löwenzahnwurzel in größeren Mengen kann bei manchen Menschen dumpfen Kopfschmerz verursachen.

HISTORISCHE NOTIZEN

Alte Kräuterbücher beschreiben Löwenzahn als eine Art Endivie und raten zum Genuß der jungen Blätter zur Reinigung des Blutes.

Ihm wurde kühlende Wirkung zugeschrieben, weshalb man es Leuten empfahl, die wegen Fiebers nicht einschlafen konnten.

HEILMITTEL

Ödeme und Lungenödeme durch Herzschwäche, Diabetes und Hepatitis.

HAUSMITTEL

Löwenzahnblätter ergeben einen herzhaften Salat; manche Gärtnereien kultivieren spezielle Züchtungen. Die getrockneten Wurzeln können bei schwacher Hitze im Backofen geröstet werden, um daraus Löwenzahnkaffee zuzubereiten – einen recht passablen Ersatzkaffee, besonders wenn man Zichorie dazugibt. Schützt die Leber vor Schäden durch übermäßigen Genuß von Bohnenkaffee. Aus den Blüten läßt sich Wein zubereiten. Löwenzahn und Klette ergeben ein erfrischendes Getränk. Die Blütenessenz dient dazu, emotionale Spannungen zu lösen, die sich auf die Muskulatur auswirken. Auch der Ölauszug von Löwenzahnblüten hilft.

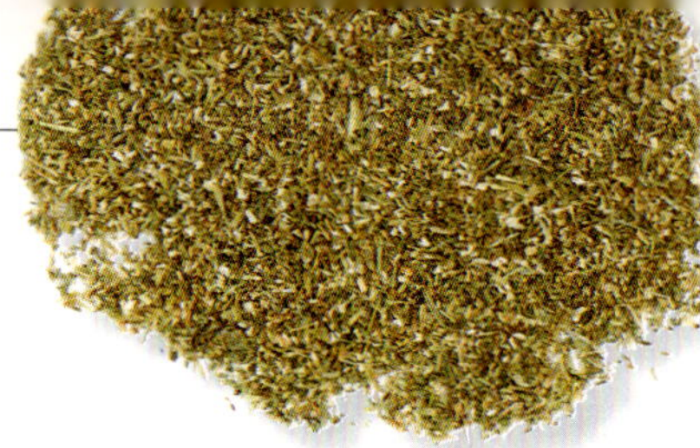

GETROCKNETER THYMIAN

Thymian

THYMUS VULGARIS

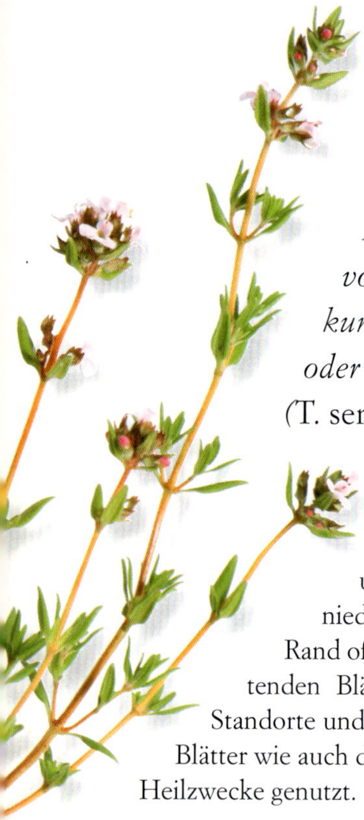

Hier handelt es sich um den Gartenthymian, der zum Würzen von Speisen verwendet und darüber hinaus in der Volksheilkunde genutzt wird. Es gibt noch weitere Thymianarten wie T. pulegioides *oder den auf der Roten Liste »stark gefährdeten« Sandthymian (*T. serpyllum*). Sie alle haben mehr oder weniger dieselben Eigenschaften.*

Allgemeine Beschreibung
Thymian ist ein über Eurasien und Nordafrika verbreiteter niedriger Strauch mit kleinen, am Rand oft eingerollten, aromatisch duftenden Blättern. Er bevorzugt sonnige Standorte und gut durchlässigen Boden. Die Blätter wie auch die gesamte Pflanze werden für Heilzwecke genutzt.

Der Gartenthymian hat aromatisch duftende Blätter und kleine, rosafarbene Blüten an langen Stengeln.

HEILMITTEL

Lungenentzündung, Asthma. Entzündung des Eileiters (Salpingitis).

Eigenschaften und Wirkung
Antiseptisch, antimykotisch, schleimlösend, krampflindernd, adstringierend, weitet die Bronchien.

HAUSMITTEL

Wegen seiner desinfizierenden Wirkung ist Thymianessig ein nützliches Hausmittel zum Reinigen, zum Beispiel von Toilettenschüsseln. Man läßt eine Handvoll frischen Thymian in 1/2 Liter Wasser ziehen.

Thymianhonig mit Zitronensaft hilft bei rauhem Hals und Erkältung.

Mit Wollblume (*Verbascum subspecies*) oder Huflattich (*Tussilago farfara*) eingeriebene Thymianblätter ergeben einen milden Kräutertabak, den man statt Zigaretten rauchen kann. Mit Thymian eingekellerte Kartoffeln halten lange. Wissenschaftliche Untersuchungen haben ergeben, daß Thymian bei der Lagerung von Gemüse dieselbe Wirkung hat wie chemische Fungizide.

Der Geruch frischen Thymians klärt den Kopf und soll Mut machen.

Inhalationen von Thymianöl lindern Prüfungsangst.

REZEPT

Husten-Sirup

Die Mischung ergibt ein beruhigendes Mittel zum Lösen hartnäckigen Schleims.

- 6 TL Kamillenblüten
- 4 TL Thymian
- 2 TL Salbei
- 2 TL Ringelblumen (Blüten)
- 1 Liter Wasser
- 450 g Honig

In einem zugedeckten Topf die Kräuter mit Wasser 15 Minuten sieden. Abseihen. Flüssigkeit wieder in den Topf schütten und bei schwacher Hitze auf 200 ml einkochen. Honig dazugeben und gründlich vermischen.

Dosierung: für Erwachsene 2 TL 4–6mal täglich; Kinder 1 TL 4–6mal täglich.

CHEMISCHE INHALTSSTOFFE

Ätherische Öle einschließlich Thymol, Tannin, Bitterstoffe. Flavonoide.

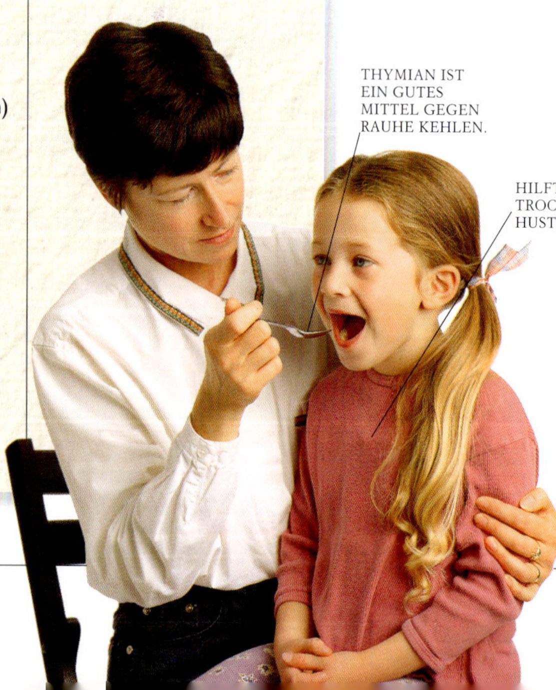
THYMIAN IST EIN GUTES MITTEL GEGEN RAUHE KEHLEN.
HILFT BEI TROCKENEM HUSTEN.

Erkältete Kinder können Thymian-Hustensirup in beliebiger Menge einnehmen.

HAUSGEBRAUCH

INNERLICH

- **Thymian ist wahrscheinlich das wirkungsvollste Antiseptikum für rauhe Kehlen, Zahnfleischerkrankungen, gegen Infekte des Verdauungstraktes und Spulwürmer.**
- **Husten, Bronchialkatarrh, krampfhafter Reizhusten; spezifisches Mittel gegen Keuchhusten und trockenen Husten.**
- **Blasenentzündung und Bettnässen bei Kindern.**
- **Schwache Verdauung, allgemeines Unwohlsein, Blähungen und schmerzhafte Koliken.**

ÄUSSERLICH

- **Fußpilz und andere Pilzinfektionen.**
- **Entzündungen der Mundschleimhäute.**

DOSIERUNG

Teeaufguß: 1 TL auf eine Tasse kochendes Wasser. Täglich drei Tassen, bei akuten Infekten mehr. Heiße Dämpfe tief inhalieren, damit sie Linderung bewirken. Bei Husten und entzündetem Hals etwas Honig dazugeben.

Den Teeaufguß als Mundspül- oder Gurgelmittel verwenden oder 1 TL Tinktur mit einer halben Tasse Wasser vermischen.

Thymianessig 1:3 mit Wasser verdünnen und als Scheidendusche bei Infekten der Vagina benutzen, auch bei Mundsoor und als Gurgelmittel.

Thymian-Ölauszug oder verdünntes ätherisches Öl (50 Tropfen auf 50 ml Olivenöl) zum Einreiben der Brust bei krampfhaftem Husten und Lungeninfekten oder der Gelenke bei Arthritis und Rheumatismus. Das Verdunsten des Öls in Wasser oder Duftlampen erzeugt ein gesundheitsförderndes Raumaroma.

Puder gegen Fußpilz: 5 ml Thymianöl mit 100 ml Babypuder oder Maisstärke vermischen.

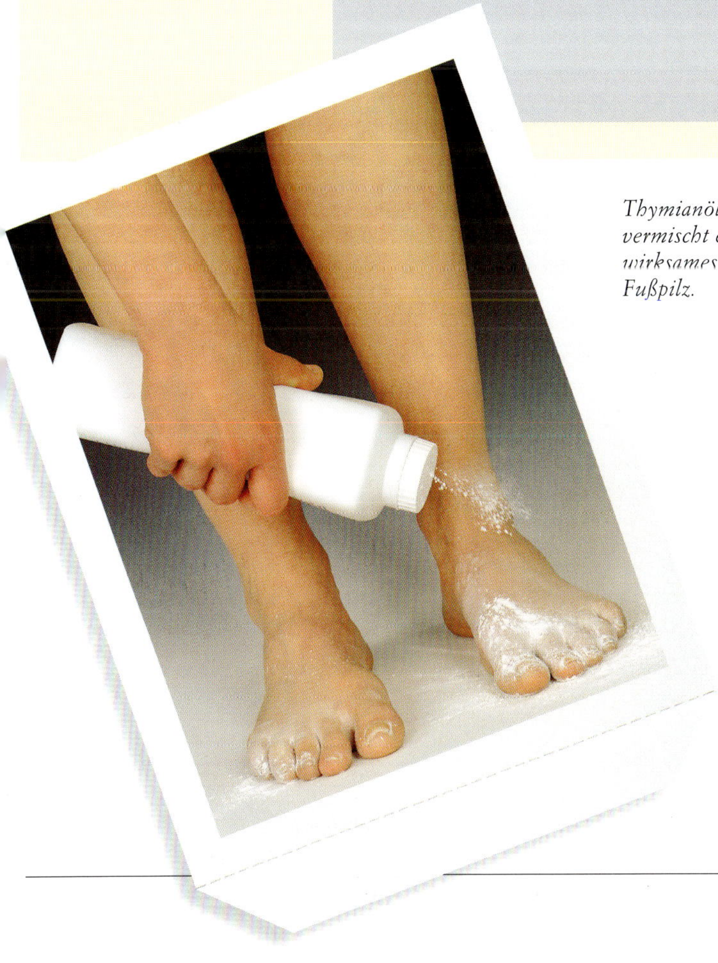

Thymianöl mit Körperpuder vermischt ergibt ein wirksames Mittel gegen Fußpilz.

HISTORISCHE NOTIZEN

Die desinfizierende Wirkung des Thymians, auch Quendel genannt, ist seit uralten Zeiten bekannt. Der Name ist vom griechischen *thymiama* = Räucherwerk abgeleitet. Culpeper empfiehlt wilden Thymian (*T. serpyllum*) bei nervösen Störungen, Kopfschmerz, Unwohlsein und quälenden Alpträumen. Er beschreibt den Gartenthymian als »Festiger der Lunge, der den Körper von Schleim befreit«.

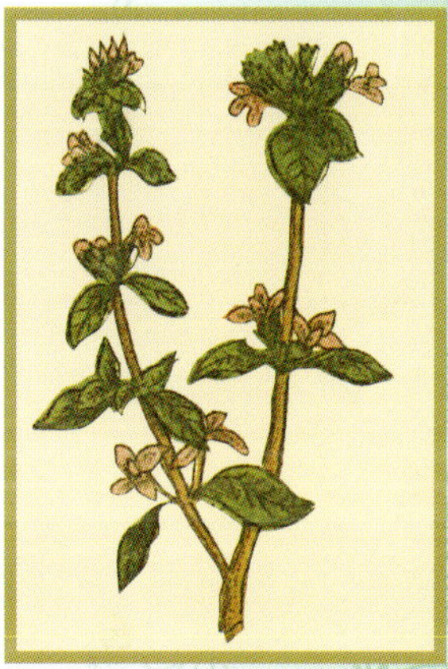

THYMIAN

VORSICHT

In der Schwangerschaft Thymian nicht in hohen Dosen einnehmen. Zum Kochen verwendete Mengen sind unbedenklich. Wilder Thymian steht im Ruf, die Menstruation zu fördern, und sollte von Schwangeren gemieden werden.

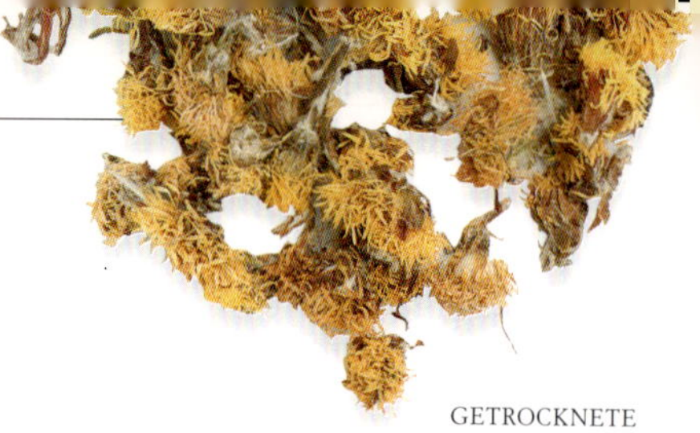

GETROCKNETE HUFLATTICH-BLÜTEN

Huflattich

TUSSILAGO FARFARA

Der botanische Name kommt vom griechischen tussis *und bedeutet Husten, womit die seit alters her genutzten Eigenschaften dieser Pflanze umrissen sind. In vielen Ländern gilt Huflattich nach wie vor als Heilmittel bei Atemwegserkrankungen.*

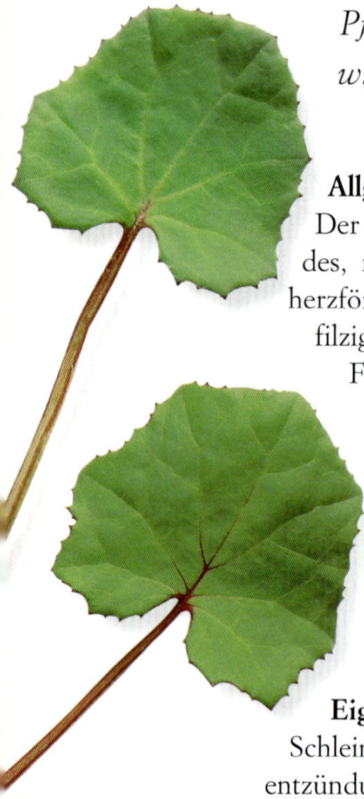

Die großen Blätter des Huflattichs sind reich an Zink und werden als Hustenmittel verwendet.

Allgemeine Beschreibung
Der Huflattich ist ein ausdauerndes, niedriges Kraut mit großen, herzförmig-eckigen, unterseits weißfilzigen Blättern. Die schon Ende Februar erscheinenden Blüten sind denen des Löwenzahns ähnlich, haben aber in der Mitte eine kleine gelbe Scheibe. Für medizinische Zwecke werden die Blätter oder die Blumen mit Stielen genutzt.

Eigenschaften und Wirkung
Schleimlösend, auswurffördernd, entzündungshemmend, entspannt die Bronchien.

HEILMITTEL

Bei den meisten Brust- und Lungenerkrankungen. Grundsubstanz in Kombination mit anderen Pflanzen für Inhalationen, zum Entspannen der Brust und zur Linderung von Atembeschwerden bei Asthmaanfällen.

HAUSMITTEL

In Japan werden die Blattstiele sauer eingelegt und zu Speisen serviert. Auch die Blütenstiele sind eßbar und werden als Zutat zu Gemüsegerichten verwendet.

CHEMISCHE INHALTSSTOFFE

Schleimstoffe, Bitterstoffe, Saponine, Zink, Pyrrolidin-Alkaloide.

Tabakrauch aus Huflattich und anderen Kräutern kann bei der Behandlung von Lungenbeschwerden hilfreich sein.

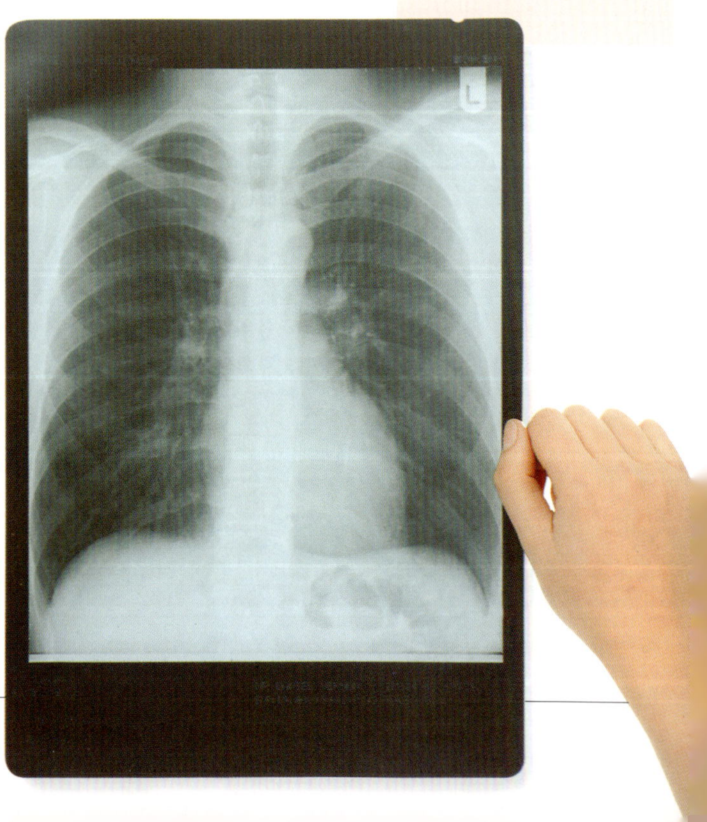

VORSICHT

Der Gehalt an Pyrrolidin-Alkaloiden hat zu Bedenken hinsichtlich der Verträglichkeit für die Leber geführt, aber es gibt keine Hinweise auf eine leberschädigende Wirkung des Huflattichs. Dennoch sollten Schwangere und Stillende auf die Einnahme hoher Dosen verzichten (*siehe auch* Beinwell, *S. 90–91*).

HAUSGEBRAUCH

INNERLICH

- **Trockener, hartnäckiger, keuchender Husten; spezifisches Mittel für chronische Bronchitis.**
- **Bei infektiösem, produktivem Husten 2 TL Knoblauchhonig dazugeben oder Teeaufguß aus Huflattich und Thymian.**

ÄUSSERLICH

- **Tabak aus Huflattich und anderen Kräutern wird traditionell dazu benutzt, sich das Rauchen abzugewöhnen, wie auch zur Behandlung chronischer Lungenbeschwerden.**
- **Lokale Anwendung bei schwer heilenden Wunden und als Salbe bei geplatzten Blutäderchen (Besenreiser).**

DOSIERUNG

Normaldosis: für maximale beruhigende Wirkung 30 g in einem halben Liter Wasser über Nacht ziehen lassen. Abseihen und die gesamte Menge im Laufe des Tages trinken.

Bei chronischem Raucherhusten genügt es in der Regel, die Abkochung oder Huflattichsirup dreimal täglich einzunehmen.

VERWANDTE PFLANZEN

Die Wollbume oder Königskerze (Verbascum thapsus) *ist eine wunderschöne Wildblume mit einem beblätterten, hohen, kräftigen Blütenstand. Die meist gelben Blüten besitzen eine fast radiäre Krone mit fünfspaltigem Saum. Die Pflanze gedeiht in den meisten gemäßigten Gebieten der Welt. Sie ist die zweitwichtigste Pflanze zur Herstellung von Kräutertabak und darüber hinaus ein ausgezeichnetes Stärkungsmittel für die Lunge. Tee und Sirup der Wollblume sind hilfreich bei Asthma und Bronchitis mit zähem, klebrigem Schleim und in diesen Fällen dem Huflattich vorzuziehen. Zu einem in Irland gebräuchlichen Heilmittel gegen Lungentuberkulose hat man die frischen Blätter in Milch gekocht und Honig dazugetan. Der Ölauszug der Blüten kann nach Rücksprache mit dem Arzt als Ohrentropfen bei chronischen Ohrenschmerzen und Jucken im Ohr verwendet werden.*

HISTORISCHE NOTIZEN

Huflattich, auch Brandlattich und Roßhub genannt, galt früher als Heilmittel bei Lungentuberkulose und soll auch gegen Staublunge geholfen haben. Plinius riet seinen Lesern, bei Husten Huflattichblätter zu verbrennen und den Rauch einzuatmen. Leonhart Fuchs (1543) schreibt über die Blätter: »So sie gedörrt werden / und auff ein glut geletzt / und der rauch darvon durch ein rohr in den mund empfangen würt / heylen sie den trucknen husten / und das keichen oder die enge des athembs.«

Vor langer Zeit hat man in ländlichen Gegenden Huflattich als Zunder verwendet.

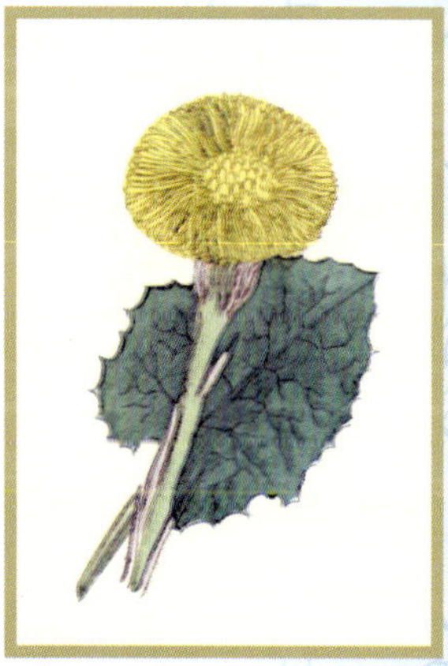

HUFLATTICH

REZEPT

»Rauchtabak« aus Kräutern

Bestimmte Pflanzen können als Grundsubstanz für Kräutertabakverschnitt verwendet werden. Dazu gehören Huflattich, Salbei und Wollblume. In allen Fällen handelt es sich um zarte Kräuter, die die Lunge schonen, denn sie verbrennnen leicht und gleichmäßig. Ein Kräutertabak von guter Qualität besteht mindestens zur Hälfte aus einem der genannten Kräuter oder einer Mischung aus nur diesen. Die übrigen Zutaten sind in der Regel aromatische Kräuter wie Kamille, Thymian, Minze, Lavendel und Rosmarin oder beruhigende Kräuter.

Die Kräuter werden klein geschnitten, vermischt und zwischen den Händen gerieben. Damit der Rauch weicher wird, löst man einen Teelöffel Honig in etwas Wasser und mischt es unter die Kräuter. Dann läßt man den Verschnitt auf einem Tuch ein bis zwei Tage trocknen, damit er gleichmäßig brennt, und bewahrt ihn in einer luftdicht verschließbaren Dose auf. Kräutertabak enthält selbstverständlich kein Nikotin. Man kann daraus Zigaretten drehen oder raucht ihn in der Pfeife. Zum Inhalieren verbrennt man ihn über glühender Holzkohle.

»Rauchtabak« aus aromatischen Kräutern enthält kein Nikotin.

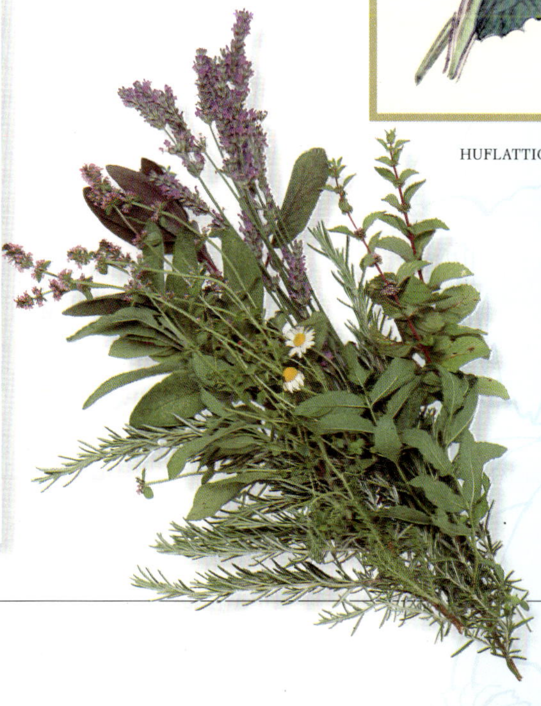

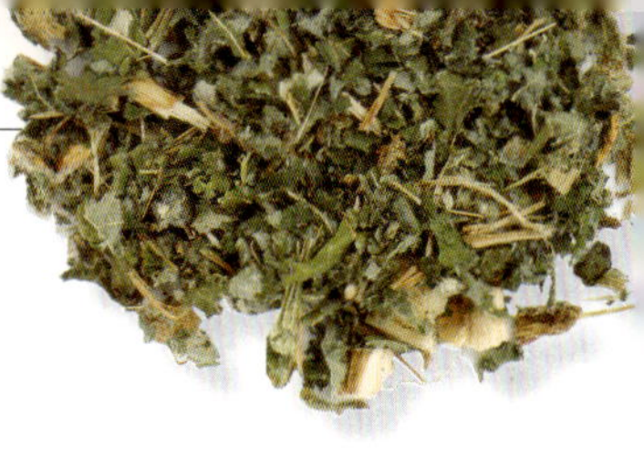

GETROCKNETE BRENNESSEL

Brennessel

URTICA DIOICA

Die in Eurasien und Nordamerika heimische Große Brennessel wächst heute überall auf der Welt. Seit alten Zeiten wird sie als Heilmittel für unterschiedliche Beschwerden geschätzt und zudem wegen ihres hohen Nährstoffgehalts – vor allem Eisen. Bei Frühjahrskuren dient sie als Entschlackungsmittel und zur Blutreinigung.

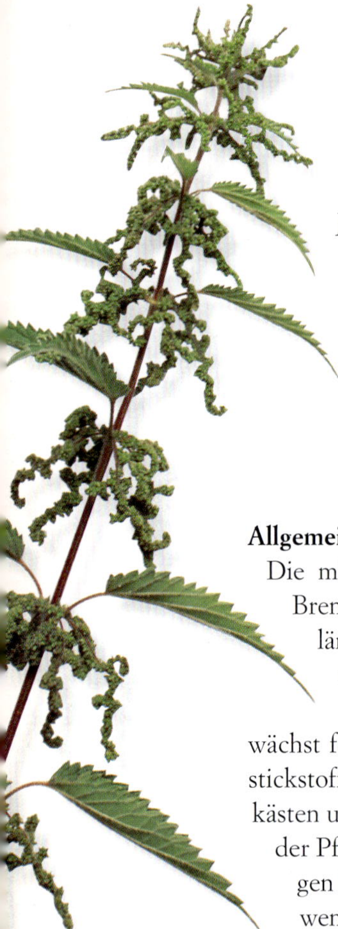

Die Brennessel hat einen hohen Eisengehalt, den sie dem Boden entzieht. Man sammelt die Pflanze während der Blüte.

Allgemeine Beschreibung

Die mit Brennhaaren besetzte Große Brennessel hat vierkantige Stengel mit länglichen, gezähnten, unterseits filzigen Blättern und unscheinbaren, grünlichen Blüten. Sie wächst fast überall, am liebsten aber auf stickstoffreichen Böden, neben Kompostkästen und an Feld- und Wegrändern. In der Pflanzenheilkunde werden die jungen Blätter, Wurzeln und Samen verwendet.

Eigenschaften und Wirkung

Blutstärkungsmittel, blutstillend, mild entwässernd, antiallergisch, nahrhaft.

HEILMITTEL

Brennessel im Kombination mit anderen Kräutern wird zur Linderung von Nierenbeschwerden und Diabetes angewendet. Der Teeaufguß ist hilfreich gegen Jucken bei Hodgkin-Syndrom. Die Wurzeln zusammen mit Sägepalme (*Serenoa serrulata*) helfen bei gutartiger Prostatahypertrophie.

BRENNESSEL

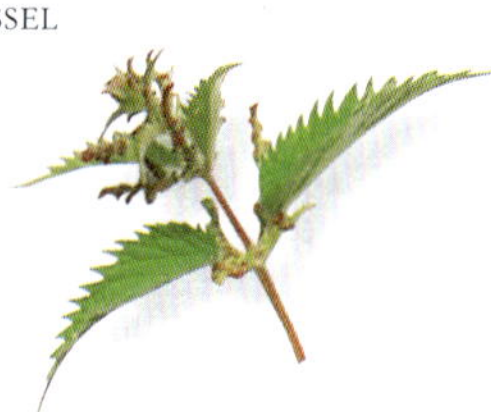

HAUSMITTEL

Viele nützliche Insekten und Raupen ernähren sich von der Brennessel. Sie ist ein ausgezeichnetes Mittel zum Mulchen und sollte in keinem Garten fehlen, sofern der Platz dafür ausreicht. Die Bastfasern der Stengel können zu grobem Nesseltuch verarbeitet werden. Aus den Blättern gewinnt man eine tiefgrüne, aus den Wurzeln gelbe Farbe. Die Kleine Brennessel (*Urtica urens*) ergibt ein homöopathisches Präparat gegen Nesselausschlag und brennenden Reiz. Die oberen Blattstengel können das ganze Jahr über gesammelt, gedünstet und wie Spinat oder in der Suppe gegessen werden.

FRÜHJAHRSKUR

*Frühling ist die Zeit der Erneuerung: Die Säfte steigen, frische Energie vertreibt die Wintermüdigkeit, und die Sonne scheint wieder häufiger und wärmer. In den Frühling fällt das große Aufräumen und Reinemachen. Die Wintersachen werden weggepackt, es wird geputzt, gescheuert und gewienert, frisches Gemüse steht auf dem Speiseplan. Nach altem Brauch hat man im Frühjahr junge Brennesseln und andere Kräuter gegessen, um die Haut zu reinigen, den Geist zu beflügeln und die bedrückenden Stimmungen, die sich im Winter breitgemacht haben, zu vertreiben. Zum Frühjahrsputz in Haus und Wohnung gehört auch die Frühjahrskur für Körper und Seele. Ein nützliches Pflanzenheilmittel zur inneren Reinigung des Körpers, zur Beseitigung von hartnäckigen Mitessern und Hautausschlägen und um den Organismus wieder fit zu machen, ist der Tee aus gleichen Teilen Brennessel und Labkraut (*Galium verum*). Man trinkt davon mehrere Wochen lang täglich drei Tassen.*

CHEMISCHE INHALTSSTOFFE

Große Mengen Spurenelemente und Vitamine, u. a. Eisen, Kalium, Calcium, Kieselsäure und Vitamin C. Tannin. Die Brennhaare enthalten Ameisensäure und Histamin.

VORSICHT

Vorsicht beim Sammeln der Blätter. Die Brennhaare enthalten Ameisensäure und Histamin, die auf der Haut brennen. Hohe Dosen können brennenden Juckreiz auslösen. Ältere Pflanzen nicht ungekocht essen, um Leberschäden vorzubeugen.

HAUSGEBRAUCH

INNERLICH

- **Frischer Saft oder Auszug bei Eisenmangel mit Lethargie und Blässe.**
- **Teeaufguß gegen starke Menstruationsblutungen.**
- **Saft oder Tee während der Schwangerschaft und in der Stillzeit.**
- **Saft und Tee bei Gicht und Gelenkentzündungen.**
- **Auszug bei Nesselausschlag, allergischen Reaktionen auf Schalentiere, Erdbeeren usw. sowie gegen nervöse Ekzeme.**
- **Brennesselsamen helfen bei Asthma.**

ÄUSSERLICH

- **Bei Steifheit und Rheuma die betroffenen Gelenke mit frischen Brennesselblättern einreiben.**
- **Gegen Nasenbluten frischen Nesselsaft durch die Nase heraufziehen.**
- **Auf Brandwunden Kompressen mit Brennesselblättern legen.**
- **Der Ölauszug hilft bei entzündeter Schuppenflechte.**
- **Teeaufguß oder Tinktur bei Haarausfall und trockener Kopfhaut.**

DOSIERUNG

Bei allen Anwendungen genügen drei bis vier Tassen Tee. Gegen Nesselausschlag drei bis vier Tage lang mehrere Tassen täglich.

Bei ernsteren Beschwerden zwei bis drei Dessertlöffel frischen Saft oder einen Teller Brennesselsuppe täglich. Alternativ dazu Eisentonikum (siehe unten).

Ein sehr wirksames Mittel für Menschen, die an Lethargie leiden.

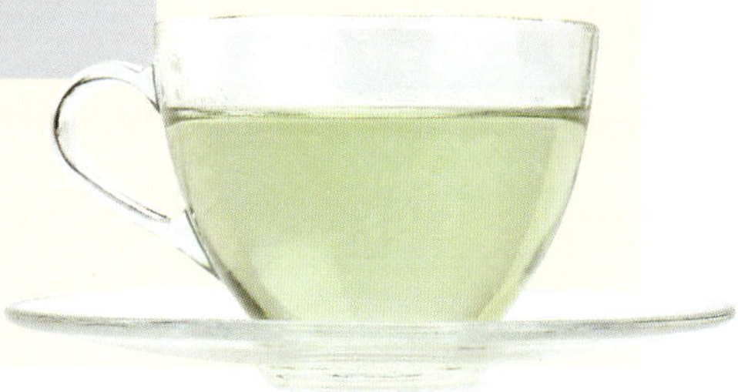

Drei bis vier Tassen täglich helfen bei Nesselausschlag.

HISTORISCHE NOTIZEN

Seit Beginn der Geschichtsschreibung wurden verschiedene Brennesselarten in vielen Kulturen der Welt für Heilzwecke und zum Tuchmachen genutzt. Bei den in wärmerem Klima gedeihenden Nesselpflanzen ist die Wirkungsweise kräftiger.

Römische Legionäre sollen die Römische Nessel (*Urtica pilulifera*) mit nach Germanien genommen und sich damit eingerieben haben, um Erkältungen abzuwehren. Noch heute wächst nördlich der Alpen diese Brennesselart in Ruinen aus römischer Zeit.

Römische Legionäre rieben sich gegen die Kälte mit Brennessel ein.

REZEPT

Eisen-Tonikum

Ein vorzügliches Stärkungsmittel für Schwangere.

- 2 Handvoll getrocknete Brennesselblätter
- 1 Handvoll getrocknete Aprikosen (ungeschwefelt)
- 8 Mandelkerne (nach Wunsch)
- Schale einer großen Bitterorange, wenn möglich nicht gespritzt
- 1 Flasche Rotwein, wenn möglich aus organischem Anbau

Die trockenen Zutaten in ein Glasgefäß geben und mit Wein begießen. Zwei Wochen ziehen lassen. Von Zeit zu Zeit schütteln. In dunkle Flaschen füllen und kühl aufbewahren.

Dosierung:
2 TL zweimal täglich.

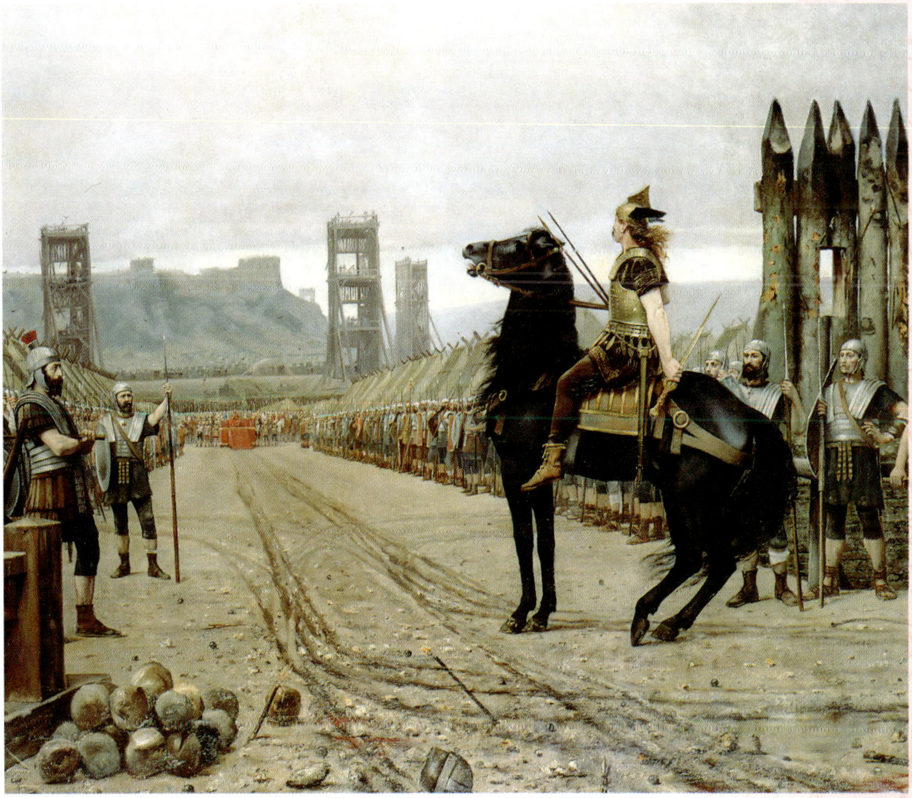

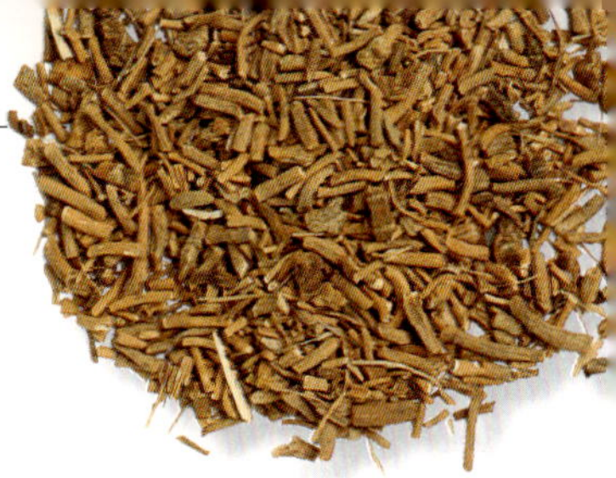
GETROCKNETE BALDRIANWURZELN

Baldrian

VALERIANA OFFICINALIS

Der Große Baldrian, auch Arznei-, Echter-, Katzen- und Gemeiner Baldrian genannt, wurde wegen seines aromatischen Geruchs in der Vergangenheit als Parfüm benutzt. Heute empfindet man ihn als zu intensiv und aufdringlich. Arzneizubereitungen werden aus der frischen oder getrockneten Wurzel gewonnen und helfen, bei Nervenstörungen wie Migräne, Angstzuständen und Schlaflosigkeit.

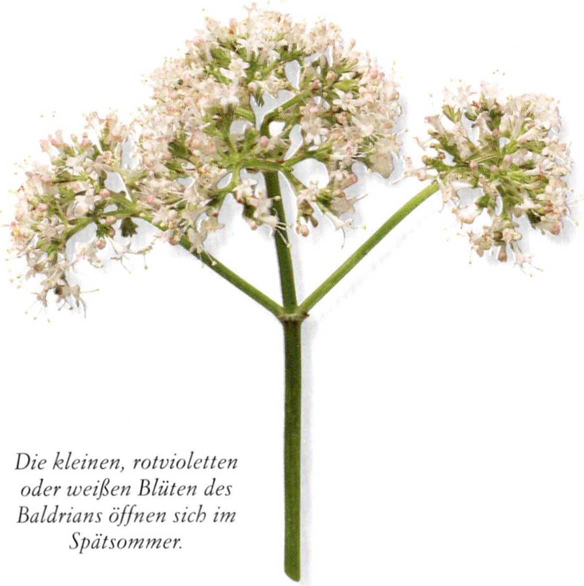
Die kleinen, rotvioletten oder weißen Blüten des Baldrians öffnen sich im Spätsommer.

HEILMITTEL

Bluthochdruck, Epilepsie und Entwöhnung von Benzodiazepinen und anderen pharmazeutischen Beruhigungsmitteln. Baldrian führt nicht zu Abhängigkeit und ist ein guter Ersatz für Tranquilizer.

HAUSMITTEL

Die Blätter eignen sich für Salate. Katzen und Ratten sind süchtig nach Baldrian und können die Pflanzen zerstören. Katzen spielen gern mit Gegenständen, die mit Tee oder Tinktur bestrichen wurden. Früher hat man Baldrianköder in Rattenfallen gelegt.

VORSICHT

Bei extrem hitzigen Menschen, die mehr durch Hyperaktivität als durch Angst keinen Schlaf finden, kann Zustandsverschlimmerung eintreten. Hohe Dosen und längere Anwendung können zu schwerem Kopf führen, weshalb Kombinationsmittel für den allgemeinen Gebrauch vorzuziehen sind. Für Kleinkinder ist Baldrian ungeeignet.

Allgemeine Beschreibung

Baldrian besitzt lange, fiederschnittige Blätter sowie kleine, rotlila oder weiße Blüten in schirmförmigen Trugdolden. Die Pflanze stellt keine großen Ansprüche an den Boden, sofern er kalkhaltig ist, und gedeiht an Gräben und Waldrändern. Sie entwickelt sich langsam, ist aber sehr robust, nachdem sie sich eingewöhnt hat. Die gesamte Pflanze einschließlich der Wurzel hat einen starken, charakteristischen Geruch, den manche Menschen nicht ertragen. Auch andere Arten als der Arznei-Baldrian können medizinisch genutzt werden, was vor dem Kauf geklärt werden müßte. Der ebenfalls zu den Baldriangewächsen zählende *Centranthus ruber* oder Rote Baldrian hat andere Eigenschaften.

Eigenschaften und Wirkung

Entspannend, nervenberuhigend, zart schmerzlindernd, schlaffördernd, krampflösend.

CHEMISCHE INHALTSSTOFFE

Ätherisches Baldrianöl einschließlich Valtrat, Isovaleriansäure (Geruch), die Alkaloide Chatinin und Valerin, Resinate.

BALDRIAN-BLÄTTER

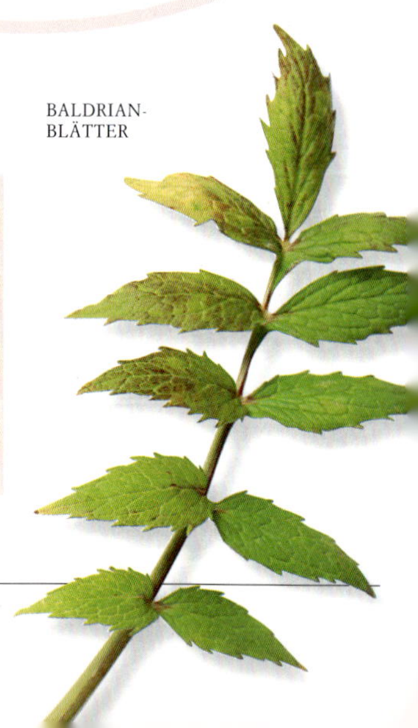

HAUSGEBRAUCH

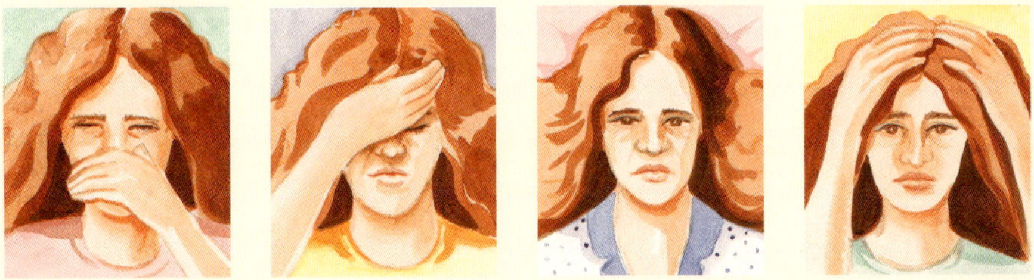

Baldrian hilft bei Angst, Schlaflosigkeit, Husten und Migräne.

INNERLICH

- **Schlaflosigkeit, Angst, Angst mit Depression, generelle Gereiztheit, Reizhusten, Spannungskopfschmerz, Migräne, panische Anfälle, Herzklopfen, Menstruationsbeschwerden, Darmreizungen, Verstopfung durch Streß und Darmkrämpfe.**
- **Nützliches Beruhigungsmittel bei Spannung und Angst.**
- **Bei längerer Einnahme Stärkungsmittel für das Nervensystem.**
- **Hilfreich bei Neuralgien, Schwindel und Ohrensausen.**
- **Gegen Kopfschmerz helfen Kompressen.**

DOSIERUNG

Der kalte Auszug wirkt am besten. 1 TL gehackte Wurzel in einer Tasse Wasser über Nacht ziehen lassen und am nächsten Tag trinken.

Tabletten und Kombinationspräparate sind erhältlich: Man beachte die Packungsbeilage. Baldrian wird oft mit Huflattich, Hopfen und Passionsblume kombiniert.

Die verschiedenen Kombinationen eignen sich für unterschiedliche Menschentypen.

Bei Spannungskopfschmerz Tinktur aus gleichen Teilen Baldrian und Mutterkraut, davon 1–2 TL täglich.

Bei Darmbeschwerden mit Verstopfung zusammen mit Eibisch und Ampferwurzel, bei Blähungen und Kolik mit Kamille.

Bei Reizhusten Sirup aus Baldrian, Thymian und Huflattich.

Gegen Streß Abkochung 1/2 TL Baldrian mit einigen Kardamomsamen auf eine Tasse Wasser. Mit Honig gesüßt ergibt das ein entspannendes Getränk.

HISTORISCHE NOTIZEN

Im Altertum war Baldrian ein Mittel, das »alles heilt und richtet«. Man verwendete es zur Stärkung der Sehkraft, als Hustenmedizin, zur Versorgung entzündeter Wunden und gegen die Pest. Auch bösen Zauber glaubte man damit abwehren zu können.

Im 16. Jahrhundert war es Brauch, Baldrian unter das Kopfkissen zu legen, um leichter einzuschlafen und ruhigen Schlaf zu finden.

Leonhart Fuchs berichtet (1543): »Baldrian wurtzel in wein und wasser gesotten und in die Augen getropfft / macht ein klar gesicht. Sie ist auch treffenlich gut zu den wunden und schäden / dann sie heylet dieselben.«

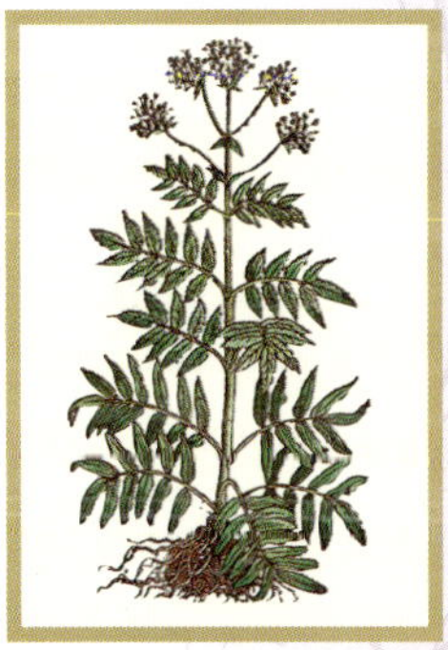

BALDRIAN

REZEPT

Baldrian-Schlaftrunk

Manchmal findet man keinen Schlaf, besonders wenn Aufregung, Sorgen, Trauer oder andere seelische Belastungen uns nicht zur Ruhe kommen lassen. Wenn Schlafstörungen chronisch werden, sollte man ärztlichen Rat einholen. Dieses alte Hausrezept kann bei gelegentlicher Unruhe, Rastlosigkeit und gestörtem Schlaf Hilfe bringen.

Gleiche Teile getrocknete Baldrianwurzel, Hopfenblüten und Blätter der Passionsblume in ein Glasgefäß geben und mit Wodka oder 40 %igem Alkohol auffüllen. 2 Wochen ziehen lassen, ab und zu schütteln. Abseihen, die gleiche Menge Lindenblütenhonig zugeben. Schütteln und in Flaschen geben. Dosierung: 2–4 TL vor dem Zubettgehen.

Schon im Mittelalter wurde Baldrian für Augentropfen verwendet.

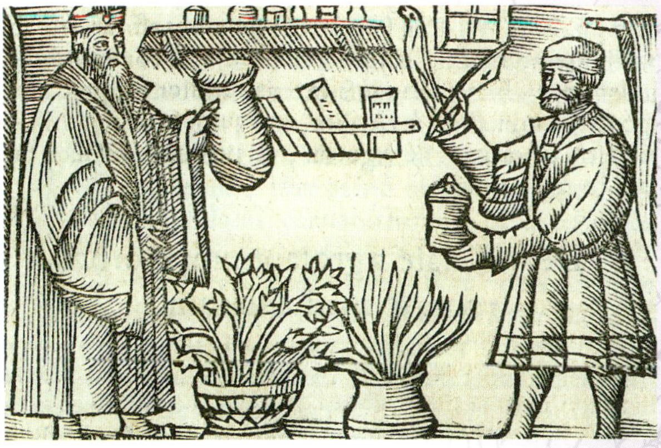

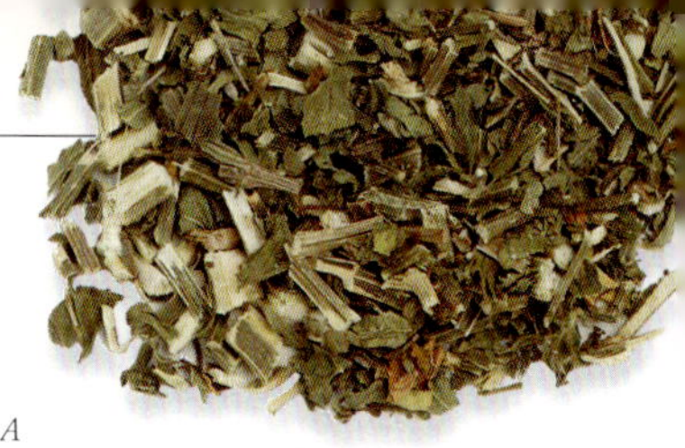

GETROCKNETES EISENKRAUT

Eisenkraut

VERBENA OFFICINALIS UND VERBENA HASTATA

Eisenkraut oder Verbene galt sowohl bei den keltischen Druiden als auch bei den Schamanen der Angelsachsen als ein heiliges Kraut. Sie trugen es am Körper, um sich vor bösen Geistern zu schützen. Es birgt starke Heilkräfte, besonders für Wunden, beruhigt die Nerven und hebt die Stimmung.

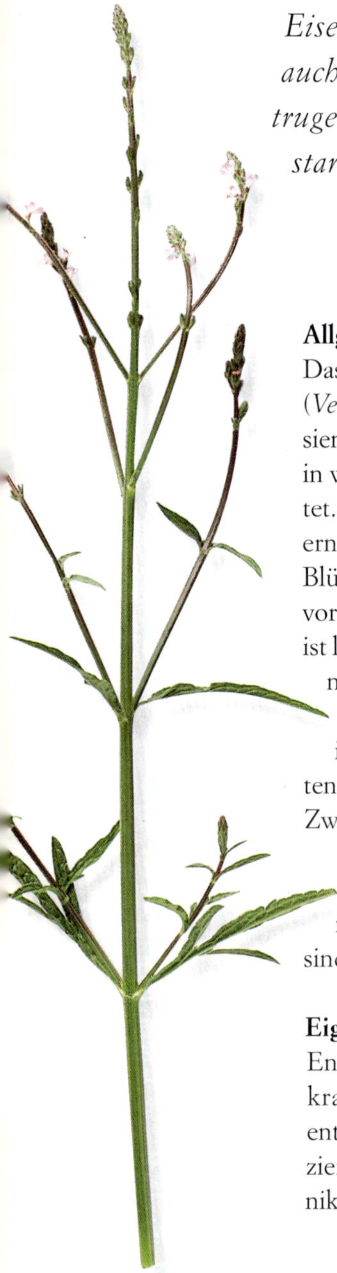

Die kleinen, rosa Blüten des Eisenkrauts öffnen sich im Hochsommer.

Allgemeine Beschreibung

Das europäische Echte Eisenkraut (*Verbena officinalis*) ist eine in Eurasien heimische Pflanze, hat sich aber in weiten Teilen der Welt ausgebreitet. Es ist eine mittelgroße, ausdauernde Pflanze mit kleinen, blaßrosa Blüten an langen Stengeln. Sie bevorzugt gut durchlässige Böden und ist leicht zu ziehen. Die Blaue Verbene (*Verbena hastata*), eine nordamerikanische Art, ist buschiger im Wuchs und gedeiht in feuchten Böden. Für medizinische Zwecke wird die gesamte Pflanze zu Beginn der Blütezeit gesammelt. Die auf Kreuzungen zurückgehenden Gartenverbenen sind keine Heilpflanzen.

Eigenschaften und Wirkung

Entspannendes Nervenmittel, krampflösend, schweißtreibend, entwässernd, milchbildend, desinfizierend, Antidepressivum, Bittertonikum, allgemeines Stärkungsmittel.

CHEMISCHE INHALTSSTOFFE

Alkaloide,
Flavonoide,
ätherisches Öl,
Tannin.

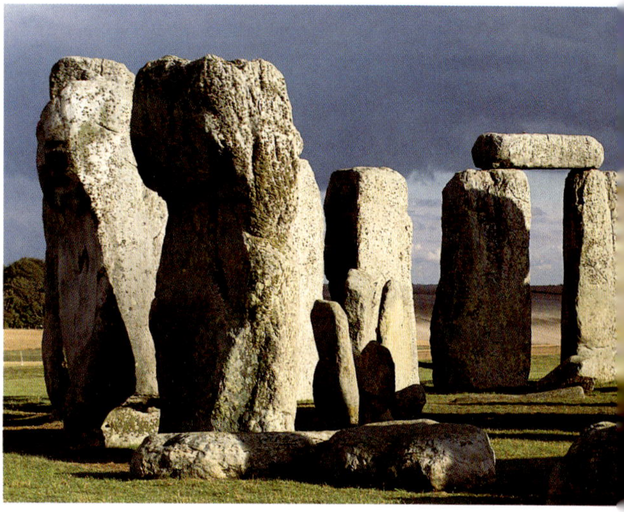

Für die keltischen Druiden war die Verbene ein heiliges Kraut mit magischen Kräften.

REZEPT

Eisenkraut-Blütenessenz

Die Bachblüte *Vervain* ist ein Mittel für Leute mit festen Grundsätzen, die ihre Meinung niemals ändern und glauben, immer recht zu haben. Sie können unnachgiebig und intolerant sein, Workaholics, die sich mit der Kraft ihres Willens durchs Leben boxen. Die Essenz sorgt für Ausgleich zwischen persönlichen Interessen und der Rücksichtnahme auf andere.

- Verbenenblüten
- 50 ml Weingeist
- Quellwasser
- Sauberes Vorratsfläschchen aus dunklem Glas (100 ml)

Blüten in Wasser legen und 3 Stunden in die Sonne stellen. 50 ml in ein Fläschchen gießen, mit Weingeist füllen.

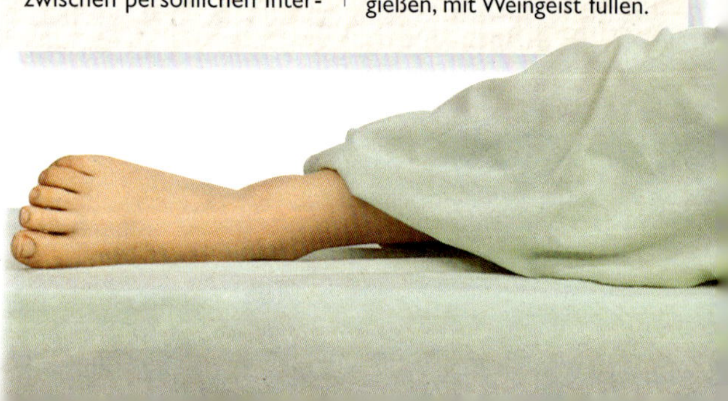

HAUSGEBRAUCH

INNERLICH

- **Fieber, besonders wenn von Kopfschmerz oder tiefsitzenden, ziehenden Schmerzen begleitet.**
- **Nervöse Erschöpfung durch Überarbeitung.**
- **Schwäche nach Virusinfekt.**
- **Unwohlsein und Verdauungsbeschwerden, besonders nach Infekten; leichte Gelbsucht.**
- **Wurmbefall.**
- **Nierensteine und Wasseransammlung.**
- **Asthma und Heuschnupfen mit verkrampfter Brustmuskulatur.**
- **Fördert die Milchproduktion stillender Mütter; besonders hilfreich bei besorgten, gestreßten jungen Müttern.**
- **Depressionen mit Schmerzzuständen oder Verdauungsstörungen.**
- **Schlaflosigkeit und unruhiger Schlaf; ungewöhnlich häufige Träume.**
- **Schmerzhafte Regelblutungen.**

ÄUSSERLICH

- **Als Salbe für schmerzende Schwellungen, Gürtelrose und schlecht heilende Wunden.**
- **Breiumschläge oder Kompressen bei Kopf- und Muskelschmerzen.**

DOSIERUNG

Bei akutem Fieber Teeaufguß in beliebigen Mengen trinken; bei Erschöpfung drei Tassen täglich.

Tinktur: 1–2 TL (5–10 ml) dreimal täglich. Falls erhältlich, ist die Tinktur aus frischen Pflanzen vorzuziehen.

Bei Schlaflosigkeit oder Alpträumen zwei Teelöffel mit etwas warmem Wasser während der Nacht.

Verträgt sich gut mit Johanniskraut bei leichten Depressionen und Neuralgien; mit Ziest (Stachys officinalis) *oder Salbei bei Schwäche nach Virusinfekt.*

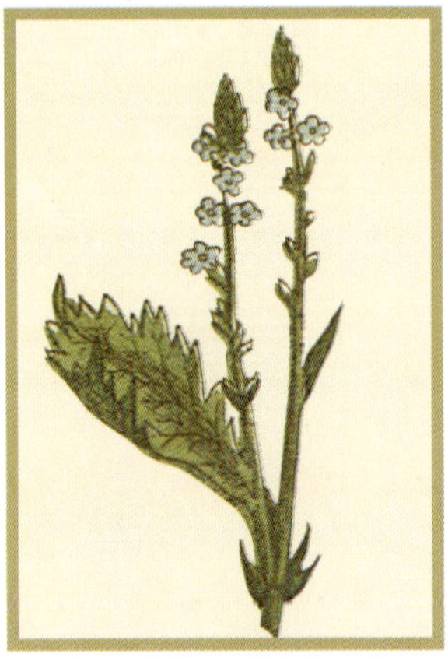

EISENKRAUT

HEILMITTEL

Paranoia, Wochenbettdepression, Epilepsie und Krämpfe. Krämpfe mit Fieber.

HAUSMITTEL

Eisenkraut bzw. *Vervain* ist eine der von Dr. Edward Bach entdeckten zwölf ursprünglichen Blütenessenzen.

Wer unter Schlaflosigkeit leidet, nehme Eisenkraut, um tief und entspannt schlafen zu können.

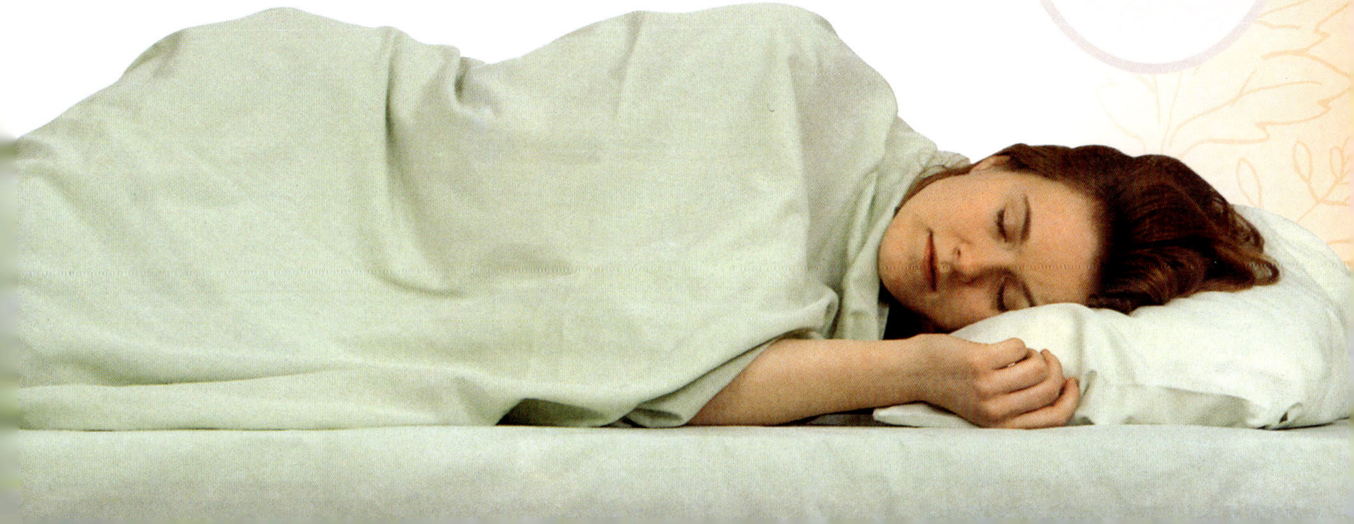

HISTORISCHE NOTIZEN

In alter Zeit wurde Eisenkraut als Talisman benutzt, um den Teufel und böse Geister zu vertreiben. John Gerard (1597) verwies diesen Glauben an Hexerei und Zauberei jedoch ins Reich der Fabel.

Ausführlich beschreibt Leonhart Fuchs (1543) »Die krafft und würkung« des Eisenkrauts. »Sie heylen auch die faulen und unreynen schäden / zerstossen und übergelegt. ... Das ganz kraut in wein gesotten / heylet die mundfeüle / und die geschwär des munds die umb sich fressen. ... Sie verhüten auch das einem die haar nit außfallen.

In einem englischen Kräuterbuch von 1526 heißt es, daß Eisenkraut die Leute am Tisch fröhlich mache. Dazu ließ man vier Blätter und vier Wurzeln in Wein ziehen und verspritzte den Wein im ganzen Haus.

VORSICHT

Während der Schwangerschaft meiden. Hohe Dosen können menstruationsfördernd wirken.

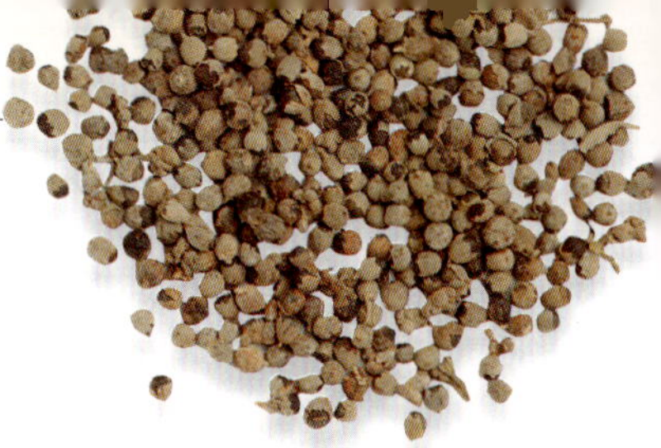

GETROCKNETE KEUSCHLAMMBEEREN

Mönchspfeffer

VITEX AGNUS-CASTUS

Die Gattung Vitex *gehört zu den Eisenkrautgewächsen. Mönchspfeffer, auch Keuschlamm, Keuschbaum genannt, ist vor allem als Anaphrodisiakum (für Männer) bekannt. In Deutschland angestellten Untersuchungen zufolge sollen die Früchte (*Agni casti fructus*) die Funktion der Hypophyse regeln und die Produktion der Hormone Progesteron und Prolactin anregen.*

Allgemeine Beschreibung
Der Keuschbaum ist im östlichen Mittelmeergebiet und Vorderasien heimisch und wächst inzwischen auch im Südosten der Vereinigten Staaten. In frostgeschützten Lagen gedeiht er auch in warmgemäßigten Gebieten. Für medizinische Zwecke werden die fleischigen, etwas bitter und scharf schmeckenden Beeren verwendet.

Eigenschaften und Wirkung
Reguliert die Hormonproduktion, Stärkungsmittel für das Nervensystem.

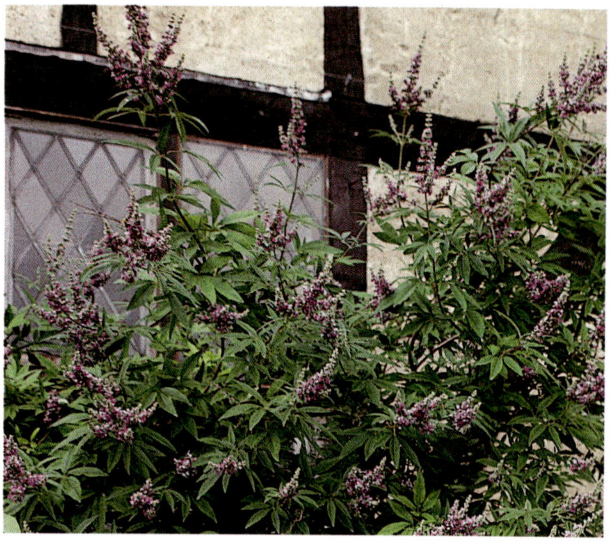

Der ursprünglich im Mittelmeergebiet und Vorderasien heimische Keuschbaum wächst auch in warmgemäßigten Gebieten.

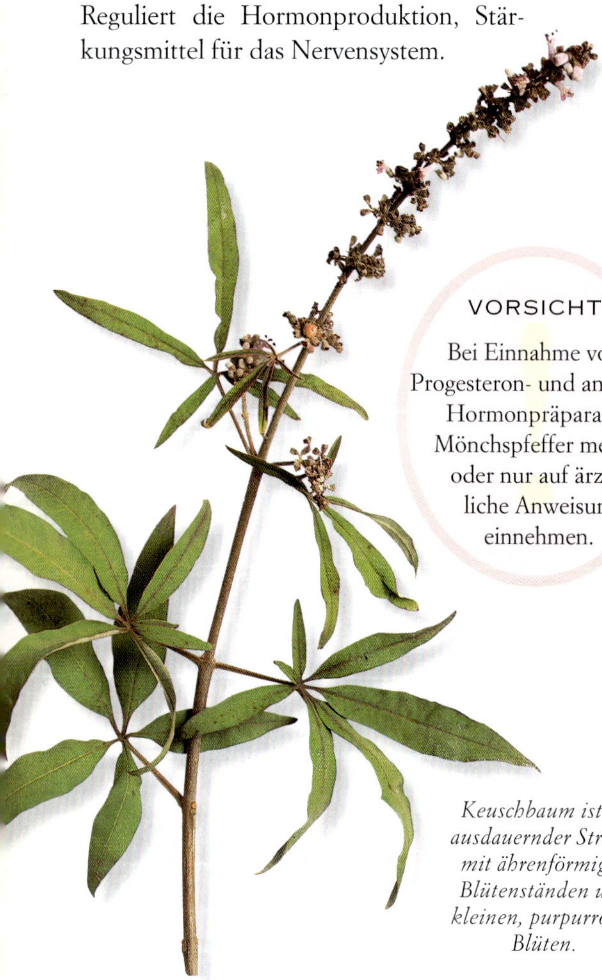

Keuschbaum ist ein ausdauernder Strauch mit ährenförmigen Blütenständen und kleinen, purpurroten Blüten.

VORSICHT

Bei Einnahme von Progesteron- und anderen Hormonpräparaten Mönchspfeffer meiden oder nur auf ärztliche Anweisung einnehmen.

HEILMITTEL

Starke Regelblutung und Blutungen zwischen den Perioden. Funktionsstörungen der Hypophyse. Endometriose.

CHEMISCHE INHALTSSTOFFE

Ätherisches Öl, Iridoide, Bitterstoffe, Alkaloide.

HAUSMITTEL

Zu einer Zeit, als Schwarzer Pfeffer eine Seltenheit und teuer war, wurden die getrockneten Beeren des Mönchspfeffers zerstoßen und als Gewürz anstelle von Pfeffer oder zum Strecken echten Pfeffers genutzt. Der Geschmack ist interessant und leicht pfeffrig. Probieren!

HAUSGEBRAUCH

INNERLICH

- **Prämenstruelles Syndrom (PMS) mit Stimmungsumschwüngen, Depressionen, Wasseransammlung und Brustschmerzen.**
- **Hitzewallungen, umschlagende Stimmungen in den Wechseljahren.**
- **Ausbleiben der Regelblutung und Unfruchtbarkeit infolge von Hormonstörungen (vorher ärztliche Abklärung). Unregelmäßige Perioden. Zur Wiederherstellung regelmäßiger Perioden nach der Entbindung.**
- **Zum Entwöhnen nach Einnahme empfängnisverhütender Mittel.**
- **Zur Anregung der Milchproduktion während der Stillzeit.**
- **Nervöse Erregbarkeit.**
- **Schwäche und Kopfschmerz infolge nervöser Spannungen.**

DOSIERUNG

Bei PMS: von der Abkochung 1 Tasse täglich, von der Tinktur täglich 20–30 Tropfen. Wirkt am besten bei Einnahme frühmorgens. Bei Tabletten Gebrauchsanweisung beachten.

Bei Wechseljahrsbeschwerden in Kombination mit Salbei, Herzgespann (Leonurus cardiaca) *und Johanniskraut. Von der Abkochung der drei Kräuter 2–3 Tassen täglich oder 3 TL von der Tinktur.*

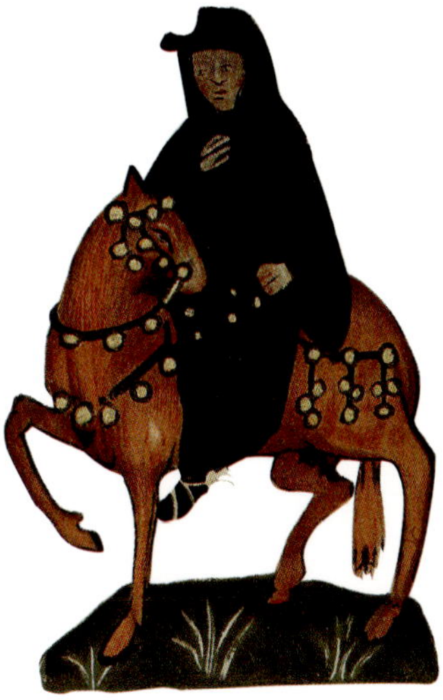

Um nicht gegen das Keuschheitsgelübde zu verstoßen, aßen Mönche Keuschlammbeeren, die deshalb auch Mönchspfeffer heißen.

HISTORISCHE NOTIZEN

Mönche bewahrten ihre Keuschheit, indem sie *Agnus-castus*-Beeren aßen; daher die Bezeichnungen Keuschlamm und Mönchspfeffer.

Frauen nahmen Mönchspfeffer, um die Milchproduktion anzuregen oder wenn die Regelblutung ausblieb. 1629 schrieb der englische Kräuterkundler Parkinson: »Das Kraut bringt in der Frauen Brüste die Milch hervor« und »ein Absud des Krauts und der Beeren ist sehr nützlich gegen Schmerzen der Mutter oder derer entzündeter Teile.« Mutter ist hier als Gebärmutter zu verstehen.

In China und Indien werden *Vitex*-Arten bei nervösen Spannungen, Muskelschmerzen und zur Linderungen von Erkältungen eingesetzt.

Im 17. Jahrhundert benutzten stillende Mütter Mönchspfeffer, um die Milchproduktion anzuregen.

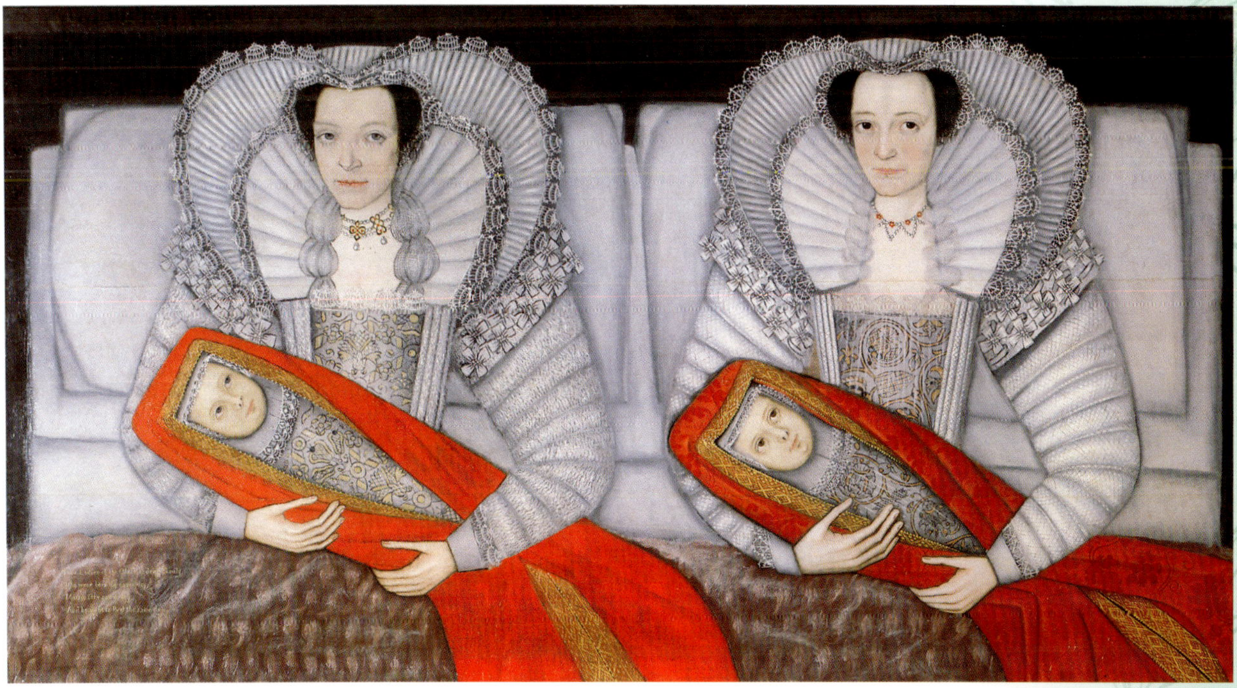

Pflanzenmedizin zu Hause

Allen Menschen ist der Selbsterhaltungstrieb angeboren. Dieser Wille zum Überleben, der als Vitalkraft oder Lebenskraft bezeichnet wird, kann in manchen Personen so stark ausgebildet sein, daß ihnen das Überwinden von Beschwerden und Leiden keine große Mühe bereitet. Die Pflanzenmedizin arbeitet mit diesen Kräften und vielen anderen Körpersystemen zusammen, die schützen, abwehren, ausgleichen und heilen. Ziel der Pflanzenmedizin ist es, dem Körper zu helfen, sich selbst zu heilen, indem sie die Ausscheidung von Giftstoffen unterstützt und geschwächten Gewebezellen frische Kräfte zuführt.

GESUND BLEIBEN

Gesundheit ist Teil des guten Allgemeinbefindens: Man fühlt sich wohlauf und hat Vertrauen in seinen Körper, weil man weiß, daß man den alltäglichen Anfechtungen und geistigen Belastungen gewachsen ist und genügend Kraftreserven zur Verfügung hat.

In der Jugend ist Gesundheit etwas Selbstverständliches. Eine Abschürfung verheilt wieder, gebrochene Knochen wachsen zusammen, Erkältungen kommen und klingen ab, und der Körper schafft es immer wieder, gestörtes Wohlbefinden und geschwächte Gesundheit wiederherzustellen. Mit zunehmendem Alter fordern die Belastungen ihren Preis, und unser Vertrauen in die Selbstheilungskräfte des Körpers gerät ins Wanken. Umweltverschmutzung, ungesunde Lebensweise und die Anforderungen der modernen Zivilisation zehren an unseren Kräften. Hier können die seit Jahrhunderten bekannten heilkräftigen Eigenschaften der Pflanzen eine bedeutende Rolle spielen, indem sie den Folgen von Streß und Krankheit entgegenwirken. Gesundheit zu erreichen und zu bewahren, ist ein von individuellen Faktoren bestimmter Vorgang. Was für den einen gut ist, kann dem anderen schaden. Es gibt jedoch einige Grundbedingungen zur Erhaltung der Gesundheit, die von jedem beachtet werden sollten:

- Wertvolle, gesunde Nahrung von bester Qualität.
- Saubere Luft und schadstoffreies Wasser.
- Angemessene Wärme und Schutz vor Kälte und Nässe.
- Gleichgewicht von Arbeit, Ruhe und Vergnügen.
- Ein klares Ziel vor Augen.
- Selbstwertgefühl – sich zugehörig fühlen und seinen Beitrag leisten.

Bei der Einschätzung des Allgemeinzustands ist das seelische Wohlbefinden genauso wichtig wie die körperliche Verfassung.

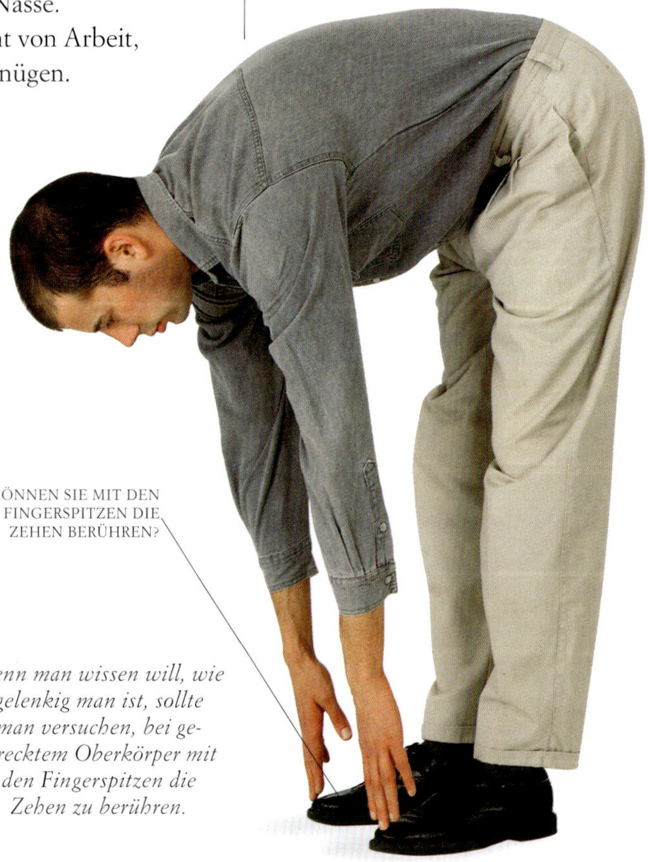

KÖNNEN SIE MIT DEN FINGERSPITZEN DIE ZEHEN BERÜHREN?

Wenn man wissen will, wie gelenkig man ist, sollte man versuchen, bei gestrecktem Oberkörper mit den Fingerspitzen die Zehen zu berühren.

IHRE JÄHRLICHE GESUNDHEITSUNTERSUCHUNG

Um bei bester Gesundheit zu bleiben, müssen Sie sich an einen gesunden Lebensstil gewöhnen und alles vermeiden, was krankmachend wirkt – sei es im körperlichen oder geistigen Bereich. Eine jährliche Prüfung Ihres Gesundheitszustands, die Sie zum Teil zu Hause vornehmen können, setzt Sie darüber ins Bild. Dabei können Sie feststellen, ob sich Anzeichen einer Erkrankung bemerkbar machen und welche Teile des Organismus Ihre Hilfe brauchen, welche Gewohnheiten Sie vielleicht abstellen und welche Heilmethoden Sie gegebenenfalls anwenden müssen. Betasten Sie Ihre Brüste oder Hoden. Sehen Sie sich Ihre Haut an: wie ist die Farbe, zeigen sich Warzen oder andere Verunstaltungen? Seit der letzten Untersuchung sollte nichts schlimmer geworden sein.

- Prüfen Sie Ihr Gewicht.
- Prüfen Sie, wie beweglich Sie sind und wie sich die Gelenke verhalten (strecken Sie sich mit den Fingerspitzen nach der Oberkante des Kleiderschranks oder mit geradem Oberkörper nach den Zehen).
- Prüfen Sie die Lungenfunktion, indem Sie beispielsweise einen Ballon aufblasen.
- Treiben Sie den Körper an, um Ihre Kondition zu testen und wie lange es dauert, bis Sie wieder zu Atem kommen (Treppe hinauflaufen).
- Führen Sie diese Prüfung nach jeder längeren Krankheit oder Rekonvaleszenzzeit durch, um ganz sicher zu sein, daß Sie wieder wohlauf sind.

Erkrankungen richtig einschätzen
Ob Ihre Krankheit sich lange hinzieht oder spontan begonnen hat, sind zwei wichtige Indikatoren für die Beantwortung der Frage, welche Behandlungsmethode angebracht ist und welche Heilmittel dabei genutzt werden sollten. Ebenso wichtig ist die Beobachtung des Krankheitsverlaufs und die Einschätzung des Zeitpunktes, wann ärztliche Hilfe in Anspruch zu nehmen ist. Besonders bei Kindern muß man Krankheitszeichen möglichst schon im Ansatz erkennen.

Stellen Sie folgende Fragen und notieren Sie die Antworten

- Was ist los?
- Falls Schmerzen auftreten: wie äußern sie sich? Zum Beispiel durch Stiche, Schneiden, Ziehen, dumpfes Klopfen, Taubheit?
- Ist der Schmerz anhaltend oder setzt er in Abständen ein?
- Wo tut's weh?
- Wie groß ist die schmerzende Stelle, wie sieht sie aus?
- Wann hat es angefangen?
- Wodurch wird es besser/schlimmer?
- Was ist außerdem nicht in Ordnung?

Registrieren Sie alle Veränderungen des Zustands und messen Sie die Körpertemperatur. Eine Aufstellungen spezifischer Krankheitszeichen wie laufende Nase, brennende Augen oder allgemeine Abgeschlagenheit ist nützlicher als allgemeine Bezeichnungen wie Grippe.

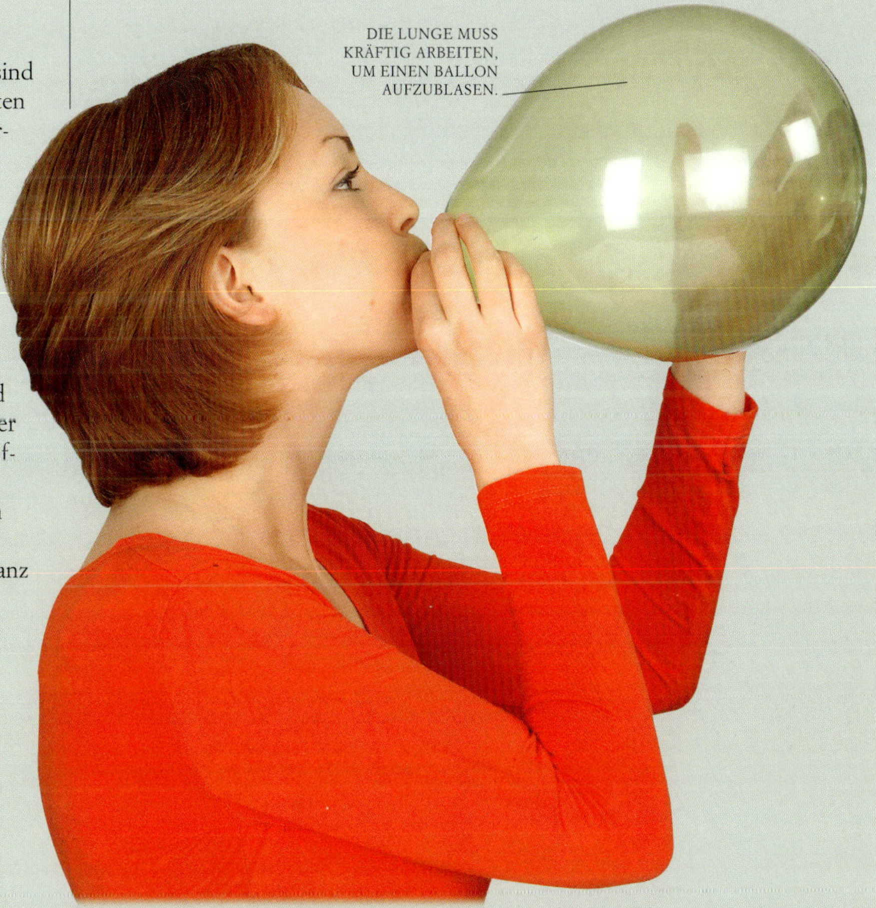

DIE LUNGE MUSS KRÄFTIG ARBEITEN, UM EINEN BALLON AUFZUBLASEN.

Zum Prüfen der Lungenfunktionen einen Luftballon aufblasen. Das sollte ohne größere Anstrengung möglich sein.

Selbsthilfe

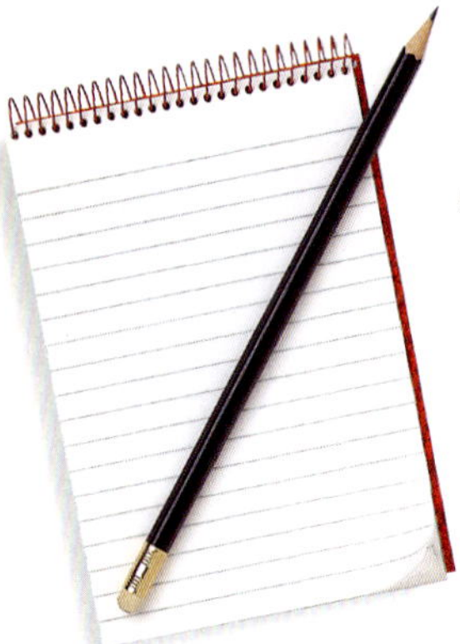

Bei der Selbstbehandlung alles aufschreiben, was man unternimmt.

Schon der gesunde Menschenverstand rät uns, Erkrankungen nach der ganzheitlichen Methode zu behandeln. Die meisten Menschen werden die unten aufgeführten Faktoren ganz intuitiv berücksichtigen. Aber Krankheiten belasten, und wenn man einen geliebten Menschen leiden sieht, vergißt oder übersieht man nur allzu leicht manches Detail. Wichtig ist, daß man Ruhe bewahrt und sorgfältig und systematisch vorgeht.

- Streß unbedingt vermeiden.
- Tägliche Gewohnheiten überprüfen (Essen, Ruhepausen, körperliche Betätigung) und eventuelle Veränderungen im Ablauf feststellen.
- Überlegen Sie, welche Heilpflanzen und Anwendungen – innerlich und äußerlich – am besten geeignet sein könnten. Was könnte helfen? Bäder, Waschungen, Einreibemittel, Gurgelmittel, Sirup und so weiter? Welcher Mindestumfang ist erforderlich, damit sie wirken können?
- Stellen Sie ein Behandlungsmodell auf, mit den Maßnahmen, die Sie zu Ihrer Genesung ergreifen:
  a) die Symptome lindern,
  b) den Körper kräftigen, damit er sich selbst heilen kann.
- Lernen Sie die Wirkungsweise der Heilmittel verstehen und was von ihnen zu erwarten ist. Nur die empfohlenen Dosen anwenden.
- Alles, was man tut und einnimmt, schriftlich festhalten. Gegebenenfalls Therapie ändern oder ärztlichen Rat einholen.
- Nach Abschluß der Behandlung feststellen, ob die Gesundheit vollständig wiederhergestellt ist. Sich Zeit zur Ruhe und Rekonvaleszenz nehmen. Falls erforderlich einen Zeitplan aufstellen.

HAUSBEHANDLUNG – FALLSTUDIE

1. STUDIE – EIN AKUTER FALL

Richard, 28, hat leichtes Fieber, einen geröteten Rachen und fühlt sich nervös und abgespannt. Er fühlt sich nicht wohl in seinem Körper.

BEHANDLUNGSMODELL

Streß abbauen. Nicht mehr arbeiten.
1. Tag: Leichte Diät, Bettruhe, Kräutertee 6 x. Gurgeln mit Salz und Salbei alle vier Stunden.
2. Tag: Leichte Bewegungen, Kräutertee 4 x, Kräuterbad. Gurgeln abends und morgens.
3. Tag: Normale Ernährung. Leichte Körperübungen. Kräutertee vorbeugend 3 x für den Rest der Woche.
4. Tag: Aufnahme der beruflichen Tätigkeit.

PFLANZENANWENDUNG

Medizinischer Kräutertee
Vier Kräuter zu gleichen Teilen:
PFEFFERMINZE zur Klärung von Kopf und Nebenhöhlen.
LINDENBLÜTEN zur Klärung und Kräftigung der Nase.
SCHAFGARBE zur Linderung des Fiebers.
KAMILLE zum Entspannen und gegen Abgeschlagenheit.

Salbei-Gurgelmittel
Ein desinfizierendes, beruhigendes und stärkendes Gurgelmittel für trockene, entzündete Kehlen.

KRANKHEITSVERLAUF

1. Tag: Es fiel schwer, zur Ruhe zu kommen; Gurgeln sehr hilfreich.
2. Tag: Die ganze Nacht und bis elf Uhr vormittags durchgeschlafen. Ahnte gar nicht, so müde und erschöpft zu sein. Habe alles liegen und stehen lassen. Kein Fieber. Kehle nicht mehr so stark entzündet.
3. Tag: Nachts gut geschlafen. Mit Hunger aufgewacht, kräftig gefrühstückt. Bin spazierengegangen. Habe Pläne für morgen gemacht.
4. Tag: Wieder gesund und zurück an die Arbeit. Trinke weiter Tee, aber nur noch zweimal. Kräuterbad: Habe 15 Tropfen Rosmarinöl in die Wanne gegeben (entspannt, klärt den Kopf, reinigt, regt Kreislauf an).

SCHLUSSFOLGERUNGEN

Erforderlich waren Ruhe und Erholung. Beim ersten Anzeichen gurgeln. Bei Fieber Arbeit abbrechen. Erst wieder arbeiten gehen, wenn Temperatur 24 Stunden normal bleibt. Auf Anzeichen von Streß achten.

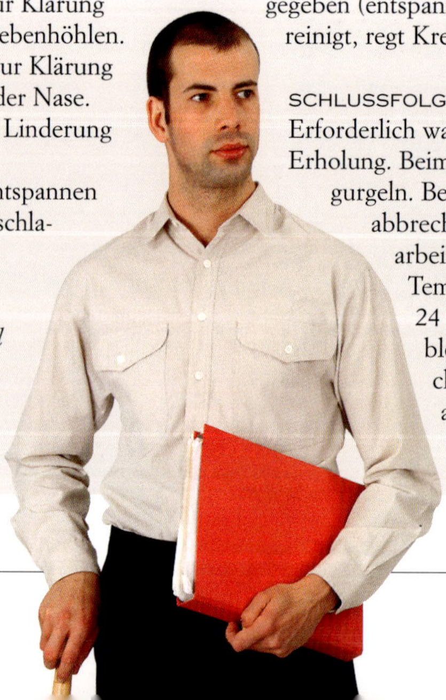

Salbei-Gurgelmittel gegen entzündete Kehle und Kräuterbäder zur Streßlinderung.

HAUSBEHANDLUNG – FALLSTUDIE

2. STUDIE – EIN CHRONISCHER FALL

Wilhelm, 73, wacht mit steifen Händen auf. Verschlimmerung im Tagesverlauf. Hat Angst vor dem Winter und hohen Heizkosten.

BEHANDLUNGSMODELL

Durch Änderung der Eßgewohnheiten Streß abbauen.

Mehr Gemüse und Grünzeug auf den Speiseplan setzen. Kaffeegenuß einschränken. Hände täglich warm baden. Kräutertee 3 x täglich. Abkochung bei starken Schmerzen, innerlich und äußerlich anwenden. Warmes Fußbad bei Bedarf. Behandlung zwei Monate lang durchhalten.

PFLANZENANWENDUNG

Wenig oder gar keinen Kaffee, um Wirkung der Pflanzen nicht zu beeinträchtigen.

Handbäder

Ätherisches WACHOLDERÖL zum Wärmen, Klären und Ausscheiden.
KAMILLENÖL zum Entspannen und Lindern der Entzündung.
Je 5 Tropfen Öl auf einen halben Liter warmes Wasser, Füße 10–20 Minuten im Bad lassen.

Medizinischer Kräutertee

Zu gleichen Teilen:
RINGELBLUME, entzündungshemmend.
PETERSILIE zum Austreiben (Wacholder könnte für den inneren Gebrauch zu stark sein).
LÖWENZAHN UND KLETTE, beide fördern die Ausscheidung und stärken Leber und Blut.
ROSMARIN zur Stärkung des Kreislaufs allgemein und Hebung der Stimmung.

Abkochung

WEIDENRINDE (wirkt entzündungshemmend) mit einer Prise INGWER.

Fußbad

INGWER oder SENF zum Wärmen und zur Stärkung des Kreislaufs.

KRANKHEITSVERLAUF

1. Woche: Kaum Besserung, aber die Fußbäder tun gut. Körperliche Betätigung, Tennisball drücken, alle zwei Tage spazierengehen.
Zwei Monate später: Allmähliche Fortschritte, gesamter Kreislauf wesentlich besser, Frostbeulen zurückgegangen. Gelenke brauchen Schmiere; zweimal in der Woche fetten Fisch essen. Werde noch drei weitere Monate so weitermachen.
Nach Ablauf der drei Monate: Hatte letzten Monat einen Rückfall, als das Wetter umschlug (Westwind), aber weniger schlimm als früher. Habe eine Woche lang Abkochung von Weidenrinde mit Ingwer genommen. Schon viel besser geworden. Mache mir Mut, um Depressionen zu vermeiden. Gutes Zureden hilfreich.

SCHLUSSFOLGERUNGEN

Körperübungen wichtig. Mehr Gemüse essen, Mahlzeiten regelmäßig einnehmen. Gemüsesuppen leicht, schnell und wärmend. Handbäder wirken Wunder: Habe Öl von Zedernholz und Sandelholz ausprobiert, weil ähnliche Wirkung wie Wacholder, aber angenehmer im Geruch. Ziehe Lavendel vor dem Schlafengehen vor – ruhigerer Schlaf. Fußbäder die reinste Freude, wärmen den ganzen Körper, machen Bewegung leichter, geben Auftrieb. Habe nach den Fußbädern zwei Paar warme Socken angezogen und bin ins Freie gegangen. Wenn mir zu kalt wird, genügen acht Minuten Fußbad, um mich wieder aufzuwärmen.

VORSICHT

Wenn Sie über die Bedeutung der Krankheitszeichen im Zweifel sind, lassen Sie sich vom Arzt eine Diagnose erstellen. Bei hohem Fieber, plötzlichen Zustandsveränderungen oder ergebnisloser Therapie medizinischen Beistand suchen. Wenn bei Kindern das Fieber auf 39 °C ansteigt, ist unverzüglich der Arzt hinzuzuziehen.

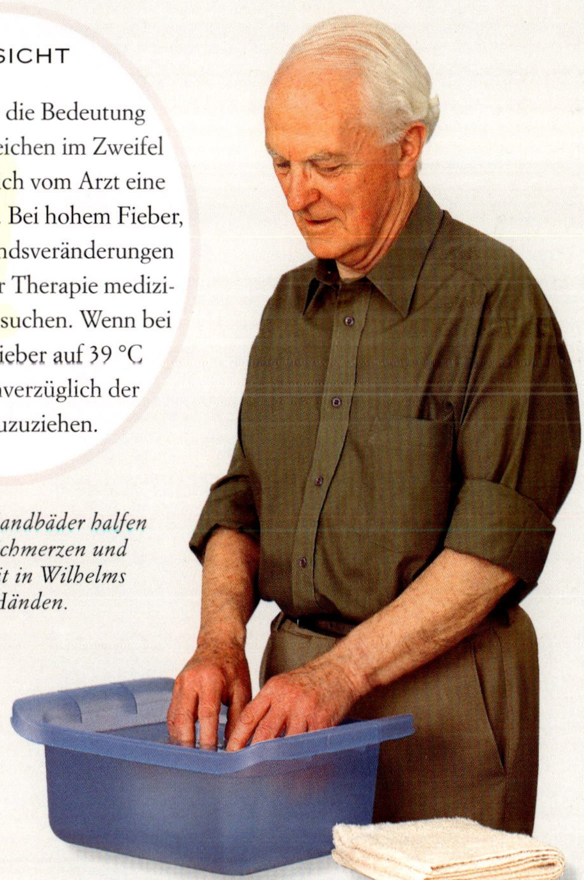

Warme Handbäder halfen gegen Schmerzen und Steifheit in Wilhelms Händen.

Die Haut

Die äußere Haut ist das größte Organ des Körpers. Ihre Aufgaben sind unter anderem das Ausscheiden von Abbauprodukten mit dem Schweiß und die Aufrechterhaltung der normalen Körpertemperatur. Sie hält die inneren Organe zusammen und schützt sie vor äußeren Einwirkungen und Fremdkörpern, nimmt Sinneseindrücke auf und leitet sie weiter. In vielen Fällen ist die Beschaffenheit der Haut ein Spiegel des inneren Zustands, so daß Heilmittel sowohl innerlich als auch äußerlich angewendet werden.

DIE HAUT GESUND ERHALTEN

- Ernährung (vor allem frisches Obst, Wurzelgemüse und Grünzeug).
- Hygiene.
- Körperübungen.
- Schutz (starke Sonneneinstrahlung meiden).
- Wasser (pro Tag 8 Gläser).

PFLANZENANWENDUNG

Innerlich
- Lymphabflußfördernde Mittel.
- Heilmittel, die die Zellregeneration aktivieren.
- Antiallergika und Beruhigungsmittel.
- Kreislaufstärkende Arzneien.

Äußerlich
- Desinfizierende und entzündungshemmende Mittel.
- Zugsalben und Kräuterumschläge.
- Kühlende Lotionen.
- Öle und Einreibemittel.
- Adstringentien.

EKZEME

Juckender Hautausschlag mit Bläschen, die eine klare Flüssigkeit enthalten. Können trocken sein oder nässen. Meist im Zusammenhang mit Allergien. Können durch Berühren von Metallen, Textilien, chemischen Reinigungsmitteln oder anderen Substanzen ausgelöst werden. Werden entsprechend der Ausbreitung des Ausschlags diagnostiziert.

Äußerliche Anwendung
- Kamillen- oder Ringelblumensalbe (auf allergische Reaktion testen).
- Bäder mit Kleie oder Haferstroh.
- Nässend: Lotion oder Paste von Eibisch und Salbei.
- Bei aufgesprungener Haut Beinwellsalbe versuchen.
- Sehr trocken: Ringelblumen-Ölauszug nach dem Baden.

Innerliche Anwendung
- Löwenzahnwurzel mit Klette oder Krausem Ampfer.
- Bei Reizbarkeit und Schlaflosigkeit Baldrian oder Kamille.

Andere Maßnahmen
- Lockere Kleidung aus Baumwolle. Keine Synthetikfasern.
- Keine alkalische Seife nehmen. Zur Hautreinigung Emulsionen oder Hautpflegecremes verwenden.
- Nahrungsmittel mit Zusätzen, insbesondere Farbstoffen, meiden.
- Allergietest vornehmen lassen.
- Verdauungsstörungen behandeln.
- Das Öl der Nachtkerze hat sich gut bewährt. Erwachsenenmenge: 6 Kapseln täglich.

Wenn sich der Ausschlag entzündet, Rat eines Hautspezialisten einholen.

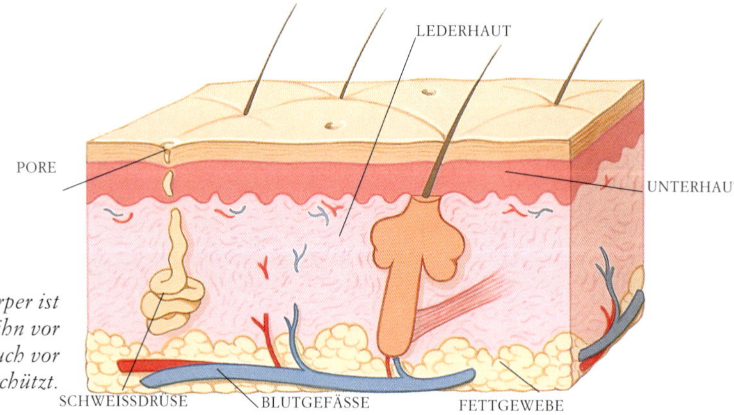

Der gesamte Körper ist von Haut bedeckt, die ihn vor Kälte und Hitze wie auch vor Fremdkörpern schützt.

SCHUPPENFLECHTE (PSORIASIS)

Charakteristisch sind Herde mit silberweißen Schuppen, ausgelöst durch Erbfaktoren oder Streß. Die nachstehenden Heilmittel sind angezeigt:

Äußerliche Anwendung
- Ölauszug von Brennessel, Ringelblume, Beinwell oder Johanniskraut.

Innerliche Anwendung
- 2 Teile Krauser Ampfer, 2 Teile Klette, 1 Teil Süßholz über längere Zeit.
- Falls streßbedingt, zusätzlich Baldrian.

Andere Maßnahmen
- Lebertran oder anderes Fischöl, innerlich.
- Sonnenlichteinwirkung.
- Häufig helfen Meersalzbäder (Totes Meer).
- Alkohol meiden.

Falls Gelenkschmerzen auftreten, Rat von professioneller Seite einholen.

AKNE

Große rote Flecke, meist im Gesicht und auf dem Rücken, häufig bei Heranwachsenden (Pubertät).

Äußerliche Anwendung
- Aloe vera, Zitronensaft, Salbei.
- Waschungen, Pasten und Umschläge mit Haferfrüchten und Ringelblume.
- Gegen Narben Beinwellsalbe.

Innerliche Anwendung
- Ringelblumenblüten und Blätter der Klette.
- Zusätzlich Sonnenhut (*Echinacea*), falls wund oder entzündet.
- Zusätzlich Mönchspfeffer, falls Hormonstörungen mitspielen.

Andere Maßnahmen
- Reichlich frisches Obst und Gemüse essen.

ROSAZEA

Rötungen, Pusteln, Papeln und erweiterte Äderchen im Gesicht.

Äußerliche Anwendung
- Aloe vera, Rosenwasser.

Andere Maßnahmen
- Alkohol, Zucker und Koffein meiden (*siehe auch Akne*).

FUSSPILZ UND ANDERE PILZINFEKTIONEN

Haut rötet sich, wird schuppig, juckt.

Äußerliche Anwendung
- Knoblauch, Thymian, Aloe vera und Ringelblume.

Andere Maßnahmen
- Oft wird Besserung durch »Anti-Candida-Diät« erzielt (*siehe* Das Immunsystem, *Seite 124–125*).

WARZEN

Warzen sind höckrige Hautwucherungen, ausgelöst durch ein Virus.

Äußerliche Anwendung
- Frischer Knoblauch, Zitronenschalenöl, Milchsaft aus Löwenzahnstielen.

Warzen sind hartnäckig. Es empfehlen sich verschiedene Kombinationen der drei Mittel. Warzen an den Genitalien nicht selbst behandeln.

BLÄSCHENAUSSCHLAG, FROSTBEULEN, GÜRTELROSE

Wunde, brennende, juckende Herde, auf denen sich Bläschen bilden.

Äußerliche Anwendung
- Johanniskraut, Tinktur oder Ölauszug; Aloe vera.
- Salbe bei neuralgischen Beschwerden nach Gürtelrose.

Innerliche Anwendung
- Johanniskraut, auf längere Zeit.
- Sonnenhut (*Echinacea*) häufig bei Anfällen.

Bei Auftreten von Fieber oder Gürtelrose im Umkreis der Augen zum Arzt gehen.

HAARAUSFALL, SCHUPPEN

Streß kann büschelweisen, vorübergehenden Haarausfall bewirken. Bei für Männer typischem Haarausfall können Pflanzenheilmittel hilfreich sein, besonders wenn Kopfhauterkrankungen dazukommen. Bei Ausfall von Körperhaaren ärztlichen Rat suchen.

Äußerliche Anwendung
- Rosmarin, Brennessel, Salbei.

Innerliche Anendung
- Rosmarin für den Kreislauf.
- Schachtelhalm bei Mangel an Spurenelementen.
- Baldrian, Helmkraut bei Streß.

Andere Maßnahmen
- Vitamine der B-Gruppe.
- Sanfte Kopfhautmassagen.

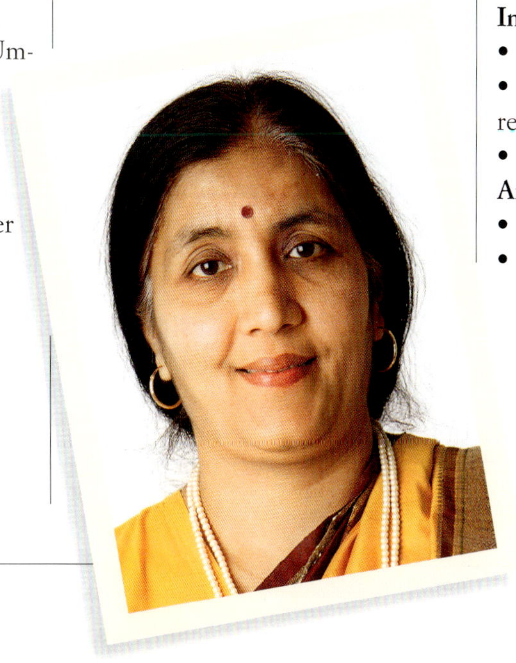

Heilmittel für den inneren und äußeren Gebrauch machen die Haut glatt, straff und geschmeidig.

Knochen und Gelenke

Die Knochen bilden das feste Gerüst für die Muskeln und schützen die inneren Organe. Allerdings ist dieses Gerüst Veränderungen unterworfen, denn die Knochensubstanz wird kontinuierlich abgebaut und durch neues Gewebe ersetzt, wie dies auch bei anderem Gewebe des Körpers der Fall ist. Wenn der Körper untätig bleibt, schwächt das die Knochen, so daß sie keine großen Belastungen mehr aushalten können. Schon durch leichte körperliche Betätigung kann die Festigkeit und Belastbarkeit der Knochen erhöht und die Gefahr von Knochenbrüchen verringert werden. Auch die Gelenke können auf diese Weise gesund und beweglich erhalten werden.

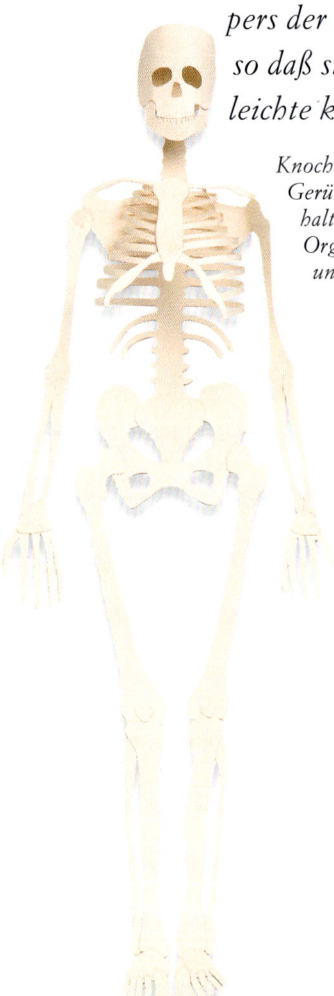

Knochen bilden das Gerüst des Körpers, halten die inneren Organe zusammen und schützen sie.

KNOCHEN UND GELENKE GESUND ERHALTEN

- Ernährung (insbesondere fetter Fisch und grünes Gemüse).
- Sanfte Körperübungen.
- Körpergerechte Haltung.
- Moderate Sonnenbäder (Zufuhr von Vitamin D).
- Funktionierender Kreislauf.

PFLANZENANWENDUNG

Innerlich
- Entzündungshemmende Mittel.
- Harntreibende Mittel.
- Stärkungsmittel für Knochen und Nerven.

Äußerlich
- Wärmende Einreibemittel.
- Kalte Wickel.
- Knochenstärkende Mittel.

VERRENKUNGEN

Durch Auskugelung kann infolge übermäßiger Belastung die Gelenkkapsel einreißen.

Äußerliche Anwendung
- Beinwell und Kohl.

Andere Maßnahmen
- Ruhe.
- Kalte Wickel oder Umschläge, um die Schwellung zu lindern.
- Abwechselnd heiße und kalte Wickel, wenn Schmerzen anhalten.
- Bei alten Verletzungen Massagen mit Beinwell und wärmenden Kräutern wie Cayennepfeffer und Ingwer.

OSTEOPOROSE

Knochenschwund; es wird nicht genügend neue Knochensubstanz aufgebaut.

Innerliche Anwendung
- Petersilie, Schachtelhalm, Beinwell und Brennessel, um Resorption von Calcium zu fördern.
- Petersilie, Fenchel, Mönchspfeffer und Salbei zur Regulierung des Hormonhaushalts.

Andere Maßnahmen
- Untersuchungen zufolge sind Körperübungen das beste Mittel, die Knochen zu kräftigen. Täglich etwas unternehmen.
- Übermäßigen Alkohol- und Kaffeegenuß meiden. Mit dem Rauchen aufhören.
- Aufnahme tierischer Eiweißstoffe und Milchprodukte reduzieren. Sojaprodukte enthalten Pflanzeneiweiß und mehr Calcium als Milch. Dunkelgrünes Gemüse ist hervorragend geeignet.

RHEUMATOIDE ARTRHRITIS UND GELENKENTZÜNDUNG

Schmerzhafte, geschwollene Gelenke. Oft sind kleine Gelenke wie die der Finger betroffen.

Äußerliche Anwendung
- Aloe vera, Kohlblätter, Beinwell.

Innerliche Anwendung
- Weidenrinde, Selleriesamen, Mädesüß, Ringelblume, Sibirischer Ginseng.

Andere Maßnahmen
- Abwechselnd heiße und kalte Wickel. Bei akuter Entzündung nur kalt.
- Bäder mit Emser Salz und dem ätherischen Öl von Rosmarin oder Thymian.
- Vitamin C und Fischöle.
- Diätetische Maßnahmen, von Fall zu Fall unterschiedlich. Krankheitszeichen genau analysieren.
- Geistig und körperlich aktiv und beweglich bleiben. Kreuzworträtsel, Yoga und leichte Turnübungen.

Bei anhaltender Gelenkentzündung zum Arzt gehen. Frühe Behandlung verhindert bleibende Gelenkschäden.

Bei Gelenkschmerzen geistig rege bleiben, zum Beispiel beim Lösen von Kreuzworträtseln.

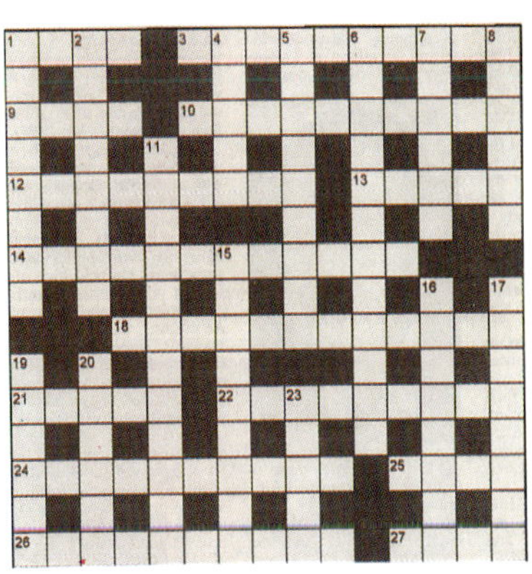

ARTHROSE

Steife, schmerzende Gelenke, schlimmer nach Ruhe und durch Kälte.

Äußerliche Anwendung
- Wärmende Kräuter wie Ingwer, Cayennepfeffer und Thymian.

Innerliche Anwendung
- Wie bei Arthritis, ergänzt durch kreislaufstärkende Mittel.

Andere Maßnahmen
- Physiotherapie, Massagen, Salzbäder.
- Heiße und kalte Wickel.
- Mineralstoffe (nach ärztlicher Beratung).
- Täglich 2 TL Apfelessig und 1 TL Honig in heißem Wasser.
- Körperübungen, die das betroffene Gelenk entlasten, beispielsweise Schwimmen.

GICHT

Schmerzende, heiße, geschwollene Gelenke, oft großer Zeh oder Daumen.

Äußerliche Anwendung
- Kohlblätter, Apfelessig.

Innerliche Anwendung
- (*Siehe oben*, rheumatoide Arthritis); Brennesseltee.

Andere Maßnahmen
- Eiweißarme Kost. Zu meiden sind: Alkohol, rotes Fleisch, Innereien und Meeresfrüchte.
- Vegetarische Ernährung hilft gegen Gicht.

RÜCKENSCHMERZEN

Manche Rückenbeschwerden lassen sich ohne fachmännische Hilfe nur schwierig behandeln, aber die folgenden Maßnahmen bringen in den meisten Fällen Linderung.

Äußerliche Anwendung
- Massagen mit Johanniskraut-Öl-auszug.
- Pflaster mit Cayennepfeffer.

Innerliche Anwendungen
- Weidenrinde und Selleriesamen.
- Baldrian gegen Krämpfe.

Andere Maßnahmen

Körperübungen sind ein gutes Mittel gegen chronische Schmerzen. Über spezifische Übungen geben Auskunft: Physiotherapeuten, Yogalehrer, Chiropraktiker, Osteopathen.
- Körperhaltung, Sitzhaltung, Höhe und Neigungswinkel von Arbeitsflächen prüfen und evtl. korrigieren.

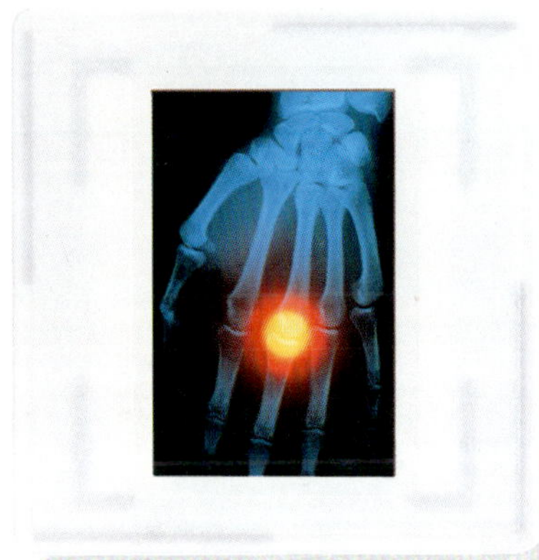

Abwechselnd heiße und kalte Wickel lindern die Folgen von Gelenkentzündungen.

KNOCHENBRÜCHE

Frakturen müssen in jedem Fall geröntgt, eingerichtet und geschient werden.

Anwendungen
- Beinwell innerlich und äußerlich unterstützt das Zusammenheilen der Knochen.
- Ringelblume und Wegerich begünstigen den Heilvorgang.

Andere Maßnahmen
- Massagen auf und unter dem Gipsverband zur Stärkung des Kreislaufs. Finger und Zehen häufig bewegen.

Das Kreislaufsystem

Zum Kreislaufsystem des Körpers gehören das Herz und die Blutgefäße, die für die Zirkulation des Blutes im Körper sorgen. Das Blut, das Nährstoffe und Sauerstoff transportiert, wird durch die Arterien zu den Organen und Gewebeteilen gepumpt und über Venen und Muskeln wieder zum Herzen zurückgeführt. Von dort fließt es weiter in die Lungen, wo die Aufnahme frischen Sauerstoffs erfolgt. An diesem Kreislauf sind viele Organe beteiligt, darunter die Nieren, die die Funktion von Filtern erfüllen und den Wasserhaushalt regulieren, die Leber und das Knochenmark, wo rote Blutzellen entstehen, sowie die Milz, die Lymphozyten produziert.

DAS KREISLAUFSYSTEM GESUND ERHALTEN

- Vernünftige Ernährung. Wärmende Speisen sind besonders nützlich.
- Leichte Bürstenmassagen am ganzen Körper zur Anregung der Zirkulation.
- Gesunde Nierenfunktion.
- Regelmäßige, leicht schweißtreibende Körperübungen.
- Unbeschwerte, fröhlich stimmende Tätigkeiten wie Singen oder Drachensteigen.
- Übermäßige Anstrengungen und Rauchen meiden.

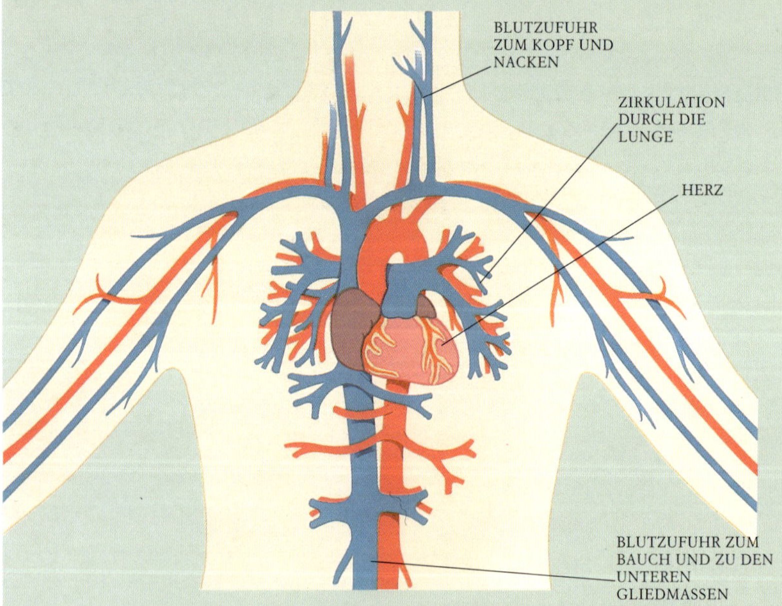

Das Herz-Kreislaufsystem versorgt den Körper mit lebenswichtigem Sauerstoff und Nährstoffen.

Im Mittelalter verstand man das Herz als Mittelpunkt des Kreislaufsystems, das in Beziehung zur Sonne steht. Man stellte es sich als Strahlenquelle vor, die dem Körper Wärme, Nahrung und geistige Kraft zuführt.

PFLANZENANWENDUNG

- Herzstärkende Mittel.
- Die Blutgefäße stärkende Mittel.
- Wärmende Mittel.
- Das Blut ernährende Mittel.
- Blut und Blutgefäße reinigende Mittel.
- Entspannende Nervenmittel.

KREISLAUFSCHWÄCHE

Kalte Hände und Füße, weiße Finger, Neigung zu Frostbeulen.

Innerliche Anwendung

- Rosmarin, Cayennepfeffer, Zimt, Angelika, Weißdorn. Ingwer bei plötzlicher Unterkühlung.

Äußerliche Anwendung

- Wärmende Kräuter wie oben.

Andere Maßnahmen

- Regelmäßige Körperübungen, kalt duschen.
- Das Rauchen beenden.

KRAMPFADERN

Schmerzen, Schwellungen und Entzündungen lassen sich lindern.

Innerliche Anwendung
- Schafgarbe mit Weißdorn und anderen zirkulationsstärkenden Arzneien.

Äußerliche Anwendung
- Beinwell, Schafgarbe, Hamamelis (Virginische Zaubernuß). Bei Entzündungen Ringelblume.

Andere Maßnahmen
- Beine hochlegen. Liegen oder laufen, nicht sitzen oder stehen.
- Zehen bewegen, auf dem Rücken liegend radfahren. Yoga.
- Stützstrümpfe.
- Vitamin E.

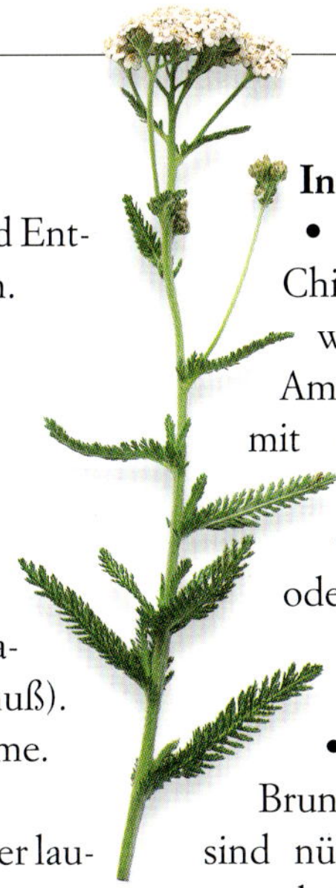
SCHAFGARBE

HOHER CHOLESTERINSPIEGEL, HYPERLIPIDÄMIE

Diagnose durch Bluttest. Trägt zu Herzerkrankungen bei.

Innerliche Anwendung
- Knoblauch, Haferfrüchte, Weißdorn, Lindenblüten, Ginkgo, Löwenzahnwurzel als Bestandteile der Ernährung oder als Heilmittel. Spezifische Wirkung und Anwendungen in der Beschreibung nachlesen.

Andere Maßnahmen
- Diätetische: Anteil an tierischen Fetten reduzieren (fettes Fleisch, Eier, Milchprodukte), Alkohol, Zucker und Pflanzenfette.
- Gut: Kaltgepreßtes Olivenöl, Artischocken, Äpfel und Portulak.
- Regelmäßige Körperübungen.

BLUTARMUT

Eisenmangel, Blässe, Müdigkeit. Folge von Blutverlust oder schlechter Eisenresorption. Häufig in der Schwangerschaft und Stillzeit. Kann Folge einer Virusinfektion sein.

Innerliche Anwendung
- Brennessel, Petersilie, Chinesische Angelika, Löwenzahnwurzel, Krauser Ampfer und Klette entweder mit der Nahrungsaufnahme oder als Tee, Stärkungswein, Sirup-Abkochung oder Tinktur.

Andere Maßnahmen
- Vitamin C.
- Seetang, rotes Fleisch, Brunnenkresse und Aprikosen sind nützlich. Kaffeegenuß einschränken.

Bei anhaltender Blutarmut zum Arzt gehen.

BLUTHOCHDRUCK

Hoher Blutdruck erhöht die Gefahr von Herzattacke und Schlaganfall.

Innerliche Anwendung
- Weißdorn, Schafgarbe und Knoblauch mit der Nahrung oder als Medizin.
- Zum Entwässern Brennessel oder Löwenzahnblätter.
- Wenn durch Streß ausgelöst: Arznei aus Baldrianblättern und -blüten.

Andere Maßnahmen
- Genuß von Salz und Alkohol einschränken.
- Aufhören zu rauchen.
- Übergewicht verringern.

Die Behandlung nicht abbrechen, ohne vorher kompetenten Rat eingeholt zu haben.

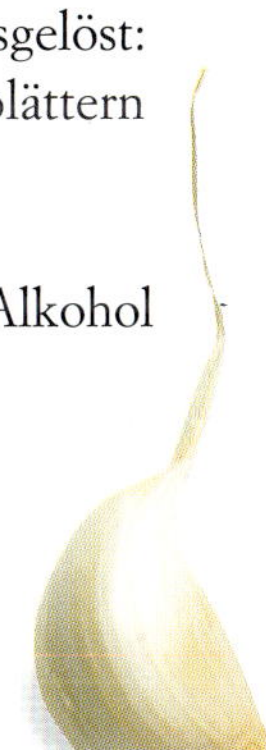
KNOBLAUCH

NIEDRIGER BLUTDRUCK

Kann die Folge von Blutarmut oder Erschöpfung sein. Bewirkt Schwindelgefühle, Ohnmachtsanfälle, Ohrensausen und den ständigen Wunsch, sich hinzulegen. Die genauere Untersuchung möglicher Ursachen ist ratsam. Bei konstitutionell niedrigem Blutdruck ist keine Behandlung erforderlich.

Innerliche Anwendung
- Cayennepfeffer, Rosmarin, Ginseng.

Andere Maßnahmen
- Salzarme Kost kann zu abfallendem Blutdruck führen.
- Seetang als Nahrung aufnehmen.

SCHLAGANFALL

Durchblutungsstörungen im Hirn mit einseitiger Lähmung. Kann Folge geschwächter Blutgefäße oder Blutgerinnsel sein. Die Anfälle können plötzlich auftreten oder sich innerhalb einiger Stunden entwickeln. Ein Warnzeichen sind vorübergehende Schwächeattacken mit Ohnmacht und anschließender Schwäche in einem Teil des Körpers. Bei ersten Anzeichen den Arzt aufsuchen.

Innerliche Anwendung
- Schafgarbe und Ginkgo verringern die Gefahr eines weiteren Anfalls.
- Heilmittel einnehmen, die blutdrucksenkend wirken, wenn medizinisch erwünscht.
- Sibirischer Ginseng unterstützt die Genesung.

Äußerliche Anwendung
- Massagen mit sanft wärmenden (keinen heißen) Heilmittel wie Rosmarin, Angelika, Fenchel und Wacholder.

Andere Maßnahmen
- Diätetische wie bei Bluthochdruck und erhöhtem Cholesterinspiegel.
- Leichte Übungen und passive Bewegungen der gelähmten Glieder.
- Für reichliche Anregungen sorgen, um den Willen zur Genesung und die Freude am Leben stärken.

Die Harnorgane

Dieses Organsystem besteht aus den Nieren, die Abbauprodukte aus dem Blut filtern und den Harn bilden, den Harnleitern, durch die der Harn aus den Nieren abgeleitet wird, der Harnblase, wo sich der Harn sammelt, und der Harnröhre, durch die er ausgeschieden wird. Damit dieses System funktionsfähig bleibt, müssen wir viel Flüssigkeit aufnehmen. Werden Abbauprodukte nicht gründlich entfernt, kann es zu Hauterkrankungen, Arthritis und Gicht kommen. Schonend wirkende Heilpflanzen gegen Nierenstörungen wie Zinnkraut sind für fast alle Fälle geeignet und in vielen natürlichen Heilmitteln enthalten.

DIE HARNORGANE GESUND ERHALTEN

- Ernährung (insbesondere grünes Blattgemüse).
- Wasser (8 Gläser täglich trinken).
- Körperliche Betätigung (Laufen, Rumpfbeugen).
- Übungen für Becken und Rücken.
- Streß vermeiden.

PFLANZENANWENDUNG

- Harntreibend, entwässernd.
- Harnreinigend, -desinfizierend.
- Säurebindende Mittel.
- Entzündungshemmende Mittel.
- Den Hormonhaushalt ausgleichende Mittel (Prostata).

Der Harn sollte schwach sauer sein, denn mit ihm werden die bei den Stoffwechselvorgängen entstehenden Säuren ausgeschieden. Gegen zu sauren Harn nimmt man Moosbeere, bei zu wenig Säure einen Teelöffel Essig mit Wasser. Sorgen Sie unverzüglich für Entleerung, wenn sich der Harndrang bemerkbar macht. Wenn Sie den Harn zurückhalten, kann es später Probleme geben.

DIURETIKA

Arzneimittel, die die Harnproduktion in der Niere fördern und zur Entwässerung des Körpers beitragen.
Wirkung:
- Durchspülung der Harnblase und Nieren.
- Ausscheidung von Abbauprodukten des Stoffwechsels, insbesondere bei Arthritis und Hautkrankheiten.
- Lindern in Kombination mit anderen spezifischen Pflanzenheilmitteln Ödeme und Wasseransammlung.
- Helfen bei Bluthochdruck.

Zu den pflanzlichen Diuretika zählen Löwenzahn (Blätter und Wurzel), Klettenwurzel, Holunderblüte, Fenchel, Petersilie, Brennessel und Klebkraut.

BLASENENTZÜNDUNG

Erkrankung der Blaseninnenwand mit brennenden Schmerzen beim Harnlassen und starkem, häufig auftretendem Harndrang. Mögliche Ursachen sind Ernährung, Geschlechtsverkehr, empfängnisverhütende Salben und Brausebäder oder eine Infektion. Tritt häufiger bei Frauen auf, weil bei ihnen die Harnröhre kürzer ist und so leichter Erreger aufsteigen können.

Über die Harnorgane werden Abbauprodukte des Stoffwechsels und überschüssige Flüssigkeit ausgeschieden.

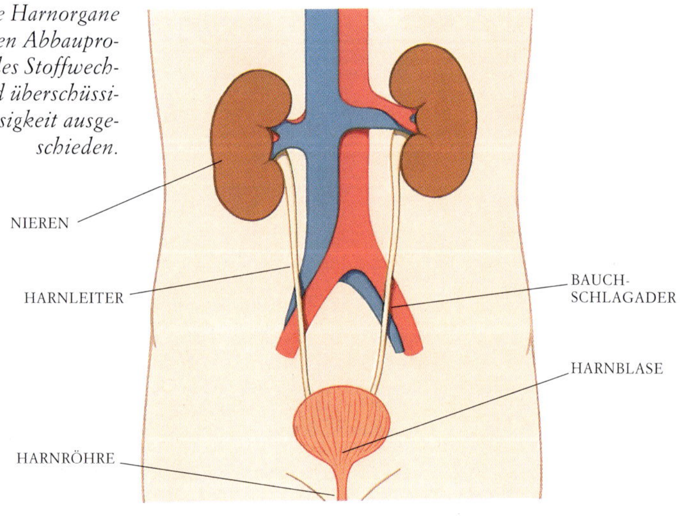

Innerliche Anwendung

- Entwässernde Pflanzen, besonders Löwenzahnblätter.
- Harndesinfizierende Heilmittel: Selleriesamen, Fenchel, Angelika, Thymian.
- Einhüllende, schonende Mittel, besonders Eibisch.
- Teeaufguß aus jeweils einem dieser Pflanzen und täglich mehrere Tassen davon trinken.

Andere Maßnahmen.

- Viel Wasser trinken.
- Moosbeerensaft, Heidelbeersaft, Gerstenschleim sind nützlich.
- 1 TL doppeltkohlensaures Natrium (Backpulver) in einem Glas warmem Wasser alle sechs Stunden.
- Körperhygiene: nach Stuhlgang immer von vorn nach hinten wischen, damit keine Keime aus dem Darm in die Harnblase gelangen.
- Blase ganz entleeren und sich nach Geschlechtsverkehr waschen, aber nicht mit Seife, was zu Reizungen führen könnte.
- Nach Möglichkeit keine Unterwäsche aus Synthetikfasern tragen und auch keine Strumpfhosen.
- Zucker, scharfe Speisen, Kaffee, Tee und Colagetränke meiden.
- Viel Gemüse, wenig Fleisch. Bei Blut im Harn oder Schmerzen im mittleren Rücken mit Fieber zum Arzt gehen, denn das sind Anzeichen dafür, daß die Entzündung der Harnleiter auf die Nieren übergreift.

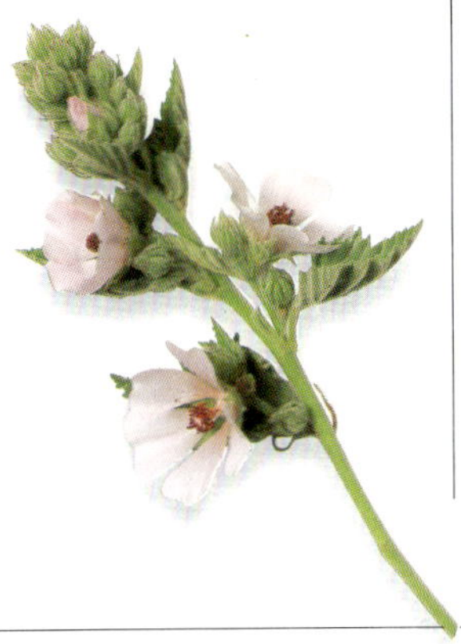

EIBISCH

CHRONISCHE BLASENENTZÜNDUNG UND -REIZUNG

Wiederkehrende Schmerzen in der Blase und im unteren Rücken, Häufigkeit des Harndrangs und Brennen beim Harnlassen können ihre Ursache in einer chronischen Entzündung der Blase oder Harnwege haben. Unverzüglich den Arzt aufsuchen.

Innerliche Anwendung

- Ringelblume, Johanniskraut, Schafgarbe, Schachtelhalm.
- (*Siehe* Blasenentzündung).

Andere Maßnahmen

- Abwechselnd heiße und kalte Umschläge.

NIERENSTEINE UND -GRIESS

Schmerzen und Druckempfindlichkeit im mittleren Rücken, die beim Abgang der Steine zur Harnblase ziehen. Die Schmerzen können fast unerträglich werden. Kleine Steine oder Grieß im Urin. Das Leiden kann angeboren sein. Möglicherweise hervorgerufen durch übermäßige Einnahme von Calcium in säurehemmenden Präparaten.

Innerliche Anwendung

- Eibischblätter zusammen mit Petersilie und Löwenzahnblättern.

Andere Maßnahmen

- Ingwerkompresse zum Lindern der Schmerzen.
- Viel Mineralwasser mit niedrigem Calciumgehalt trinken.

Verschiedene Arten von Steinen bedürfen unterschiedlicher Behandlungsmethoden. Auf jeden Fall kompetenten Rat einholen!

PROSTATA-ADENOM

Die Vergrößerung der Prostata führt zu Störungen des Harnabflusses mit verzögertem Beginn, dünnem Strahl, Drang zu häufigerem Harnlassen. Die Schwellung drückt auf Harnleiter und blockiert den Harnfluß von der Blase. Kann zu Blasenentzündung führen. Verbreitet bei älteren Männern.

Innerliche Anwendung

- Brennesselwurzel, Weidenrinde, Sägepalme, Sibirischer Ginseng.

Andere Maßnahmen

- Kürbiskerne, 2 TL täglich, gegebenenfalls mit Müesli.
- Blütenpollen.
- Sojaprodukte, Nachtkerzenöl und Fischöle sind nützlich.

Symptome sollten vom Arzt beurteilt werden. Ein einfacher Bluttest zeigt, ob Krebs vorliegt.

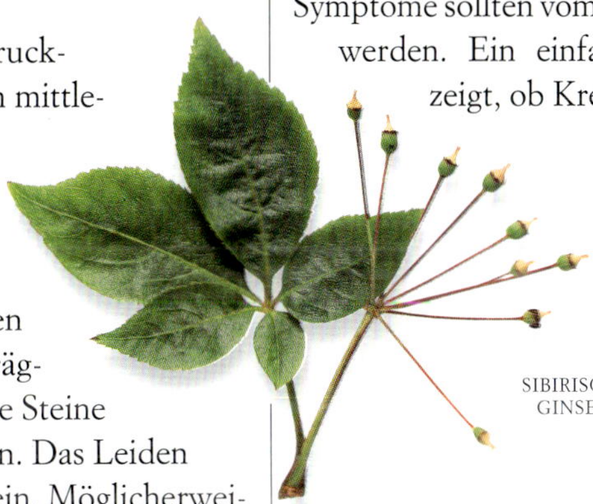

SIBIRISCHER GINSENG

HARNINKONTINENZ

Die Unfähigkeit der Blase, den Harn zurückzuhalten, kann die Folge einer Störung der Organe sein. Auch durch Schließmuskelschwäche bei älteren Menschen.

Innerliche Anwendung

- Schachtelhalm, Schafgarbe, Odermennig, Johanniskraut.

Andere Maßnahmen

- Blasenschließmuskel trainieren – anspannen und entspannen.
- Mit dem Rauchen aufhören.
- Falls nichts hilft, Arzt aufsuchen.

Die Atmungsorgane

Bei jedem Atemzug füllen sich die Lungen mit Luft und bewirken den Gasaustausch zwischen Luft und Blut. Sauerstoff wird dem Blut zugeführt, Kohlendioxid wird ausgeatmet. Die Atmung sollte beschwerdefrei und mühelos ablaufen. Beim Einatmen wird der Brustkorb vorwiegend durch Zurücktreten des Zwerchfells und Anheben der Rippen erweitert. Die Ausatmung ist überwiegend passiv. Der Gasaustausch erfolgt zwischen den feinen Lungenbläschen und den Blutkapillaren der Lunge. Das Blut führt dem Körper die benötigte Energie zu.

DIE ATMUNGSORGANE GESUND ERHALTEN

- Vernünftige Ernährung.
- Saubere, feuchtigkeitshaltige Luft.
- Körperliche Betätigungen (Laufen oder Schwimmen).
- Singen.
- Atemübungen.
- Schutzmaßnahmen (Atemschutzmaske bei schadstoffverseuchter Luft).

PFLANZENANWENDUNG

- Antikatarrhalische Mittel.
- Die Schleimhautfunktion unterstützende Mittel.
- Auswurffördernde Mittel – beruhigend, anregend oder bakterienhemmend.
- Die Lunge kräftigende Mittel.
- Anitallergisch wirkende Mittel.
- Mittel zum Inhalieren und Einreiben.

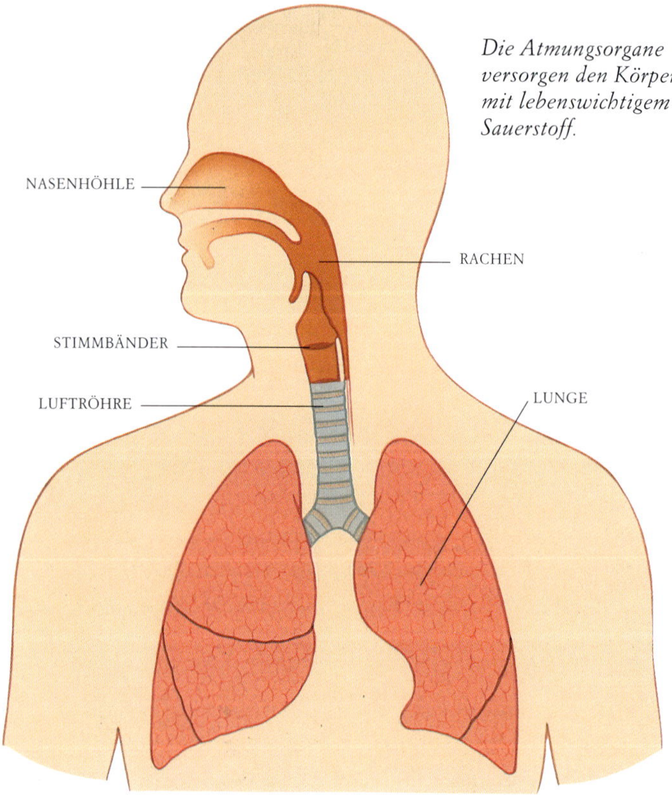

Die Atmungsorgane versorgen den Körper mit lebenswichtigem Sauerstoff.

Zum Abwehrsystem der Atemorgane gehören die Nase, die mit Härchen die Luft filtert und anwärmt, das Niesen, wobei Fremdkörper ausgestoßen werden, das Zusammenziehen der Bronchien, um das Einatmen von Fremdkörpern gering zu halten, die Produktion von Schleim, um Fremdkörper und Keime zu binden und abzuhusten. Heilpflanzen wirken auf diese Organe ein und stellen ihre Funktionstüchtigkeit wieder her.

ERKÄLTUNG UND GRIPPE

Gleich beim ersten Anzeichen (Niesen, tränende Augen, rauhe Kehle, laufende Nase) Heilmittel innerlich anwenden, Brust einreiben, inhalieren.

- Holunderblüten, Schafgarbe, Pfefferminze, Knoblauch, Salbei, Ingwer, Zimt.
- Sonnenhut (*Echinacea*) bei Infekten oder Fieber.

Andere Maßnahmen

- Vitamin C, 2–3 g täglich.

SCHNUPFEN

Verstopfte oder laufende Nase, Rachenkatarrh, allgemeine Verschleimung, Nebenhöhlenschmerzen und Kopfschmerz um oder über Augen. Kann zu Mittelohrverstopfung und Ohrenschmerzen führen.

Als Inhalationsmittel

- Kamille, Rosmarin oder Thymian zum Inhalieren.

Äußerliche Anwendung

- Cayennesalbe über den Nasennebenhöhlen, aber nicht zu lange, da hautreizend.
- Bei Ohrenschmerzen Ölauszug von Knoblauch oder Johanniskraut als Tropfen ins Ohr (nur bei intaktem Trommelfell).

Andere Maßnahmen

- Vitamin C.
- Auf Milch- und Weizenprodukte verzichten.
- Nasenspülungen mit Salzwasser.
- Bei Kälte Kopf warmhalten.

HEUSCHNUPFEN

Allergische Reaktion der Augen, Nase und Kehle auf Reizstoffe in der Luft (Gras, Pollen usw.).

Innerliche Anwendung und Inhalationsmittel

- Holunderblüten, Augentrost, Knoblauch, Schafgarbe, Brennessel, Salbei.
- Gegen Niesen: Holunderblüten oder Augentrost in Salzwasser als Nasentropfen.
- Augenbäder mit Kamille, Holunderblüten, Augentrost.

Andere Maßnahmen

Aus dem Vorratsfläschchen ätherisches Öl der Kamille einatmen.

- Honig, 3 TL täglich.
- In der Heuschnupfenzeit auf Milchprodukte verzichten; viel frisches Gemüse essen.

HUSTEN UND BRONCHITIS

Die meisten Hustenarten erfordern Pflanzenkombinationen. Die Anteile der einzelnen Kräuter den jeweiligen Bedürfnissen anpassen.

Innerliche Anwendung bei produktivem Husten (Schleimauswurf)

- Thymian, Huflattich, Wollblume, Knoblauch, Alant, Angelika, Salbei.
- Bei infektiösem Husten (mit grünem Schleim) zusätzlich Knoblauch.

Innerliche Anwendung bei trockenem Reizhusten

- Eibisch, Beinwell, Süßholz, Schachtelhalm, Honig und Sirupe.
- Bei nervösem Reizhusten zusätzlich Baldrian oder Kamille.

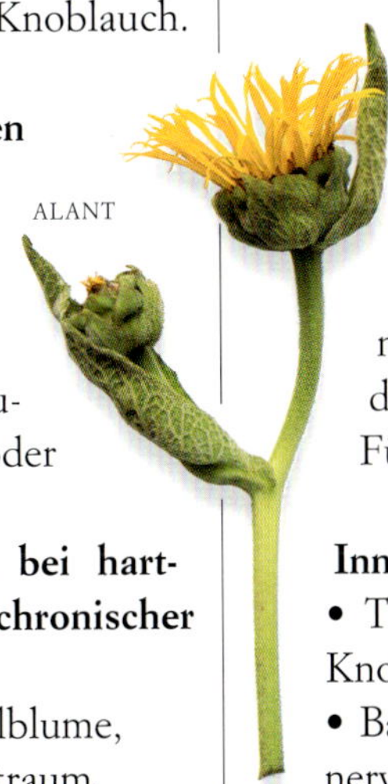

ALANT

Innerliche Anwendung bei hartnäckigem Husten oder chronischer Bronchitis

- Huflattich, Alant, Wollblume, Salbei über längeren Zeitraum.

Äußerliche Anwendung

- Brusteinreibungen mit Ölauszug von Knoblauch oder Thymian.

Andere Maßnahmen

- Milchprodukte meiden.
- Mit dem Rauchen aufhören.
- Kräutertabak kann hilfreich sein (*siehe S. 96–97*).

Bei hartnäckigem, trockenem, unproduktivem Husten, für den es scheinbar keinen Grund gibt, und bei Bronchitis den Arzt aufsuchen, denn es besteht Gefahr von Lungenentzündung oder anderer schwerer Erkrankungen.

LUNGENEMPHYSEM

Schädigung der Lunge durch Rauchen. Krankheitszeichen sind starke Atemnot, schnelles Atmen, faßförmige Brust und häufig anhaltender, chronischer Husten.

- Regelmäßig Knoblauch nehmen, um Lungeninfekte einzugrenzen.
- Heilmittel gegen hartnäckigen Husten sind hilfreich.
- Linderung der Symptome bei geschwächten Patienten: Einreibungen über dem Zwerchfell mit dem Ölauszug wärmender Pflanzen.

ASTHMA

Wiederkehrende Anfälle von Atemnot, Keuchen durch Bronchienverengung, häufig mit trockenem Husten, oft nach Infekt oder Allergie (*siehe S. 124*). Die Anfälle lassen manchmal von selbst nach, heftige Anfälle können jedoch gefährlich werden und bedürfen ärztlicher Fürsorge.

Innerliche Anwendung

- Thymian, Alant, Wollblume, Knoblauch.
- Baldrian oder Helmkraut bei nervösem Asthma.
- Kamille bei allergischem Asthma.
- Zimt und Löwenzahnblätter zusätzlich können oft hilfreich sein.

Äußerliche Anwendung

- Wie bei Husten (*siehe links*)
- Rückenmassagen mit sanften, kreisenden Bewegungen.

Andere Maßnahmen

- Allergene und andere Auslöser meiden oder entfernen.
- Die Luft feucht halten (Wasser mit Sprayflasche versprühen); einige Tropfen ätherisches Öl von Lavendel, Thymian oder Eukalyptus in der Duftlampe verdunsten.

Warnung: Ätherische Öle können eventuell Asthmaanfälle auslösen.

- Reichliche Mengen Wasser trinken, um Austrocknung vorzubeugen.
- Atemübungen zum Kräftigen der Lungen, Singen, Schwimmen, Ballons aufblasen.
- Salzarme Kost, keine Lebensmittelfarbstoffe, keine Zusatzstoffe wie Glutamat, keine geschwefelten (billigen) Weine.
- Milchprodukte meiden, besonders wenn Nebenhöhlenprobleme und Ekzeme zusätzlich auftreten.

Das Fortpflanzungssystem

Das Fortpflanzungssystem des Menschen entwickelt sich in der Pubertät. Die Veränderungen bei Heranwachsenden, der Menstruationszyklus und später die Wechseljahre und abnehmende Fruchtbarkeit beanspruchen den Organismus körperlich und seelisch. Hier können bestimmte Pflanzenheilmittel hilfreiche Dienste leisten. Streß hat tiefgreifende Auswirkungen auf das Gleichgewicht des Hormonhaushalts, und seelische Gesundheit kann durch Pflanzen verbessert werden, was wiederum der Fruchtbarkeit zugute kommt. Es gibt viele Heilpflanzen, die besonders auf die Geschlechtsorgane wirken.

FORTPFLANZUNGSORGANE GESUND ERHALTEN

- Ernährung (insbesondere Nüsse, Samen, Vollkornprodukte und grünes Gemüse).
- Streß meiden.
- Beckenübungen (Tanzen, Bauchtanz).
- Auf richtiges Körpergewicht achten.

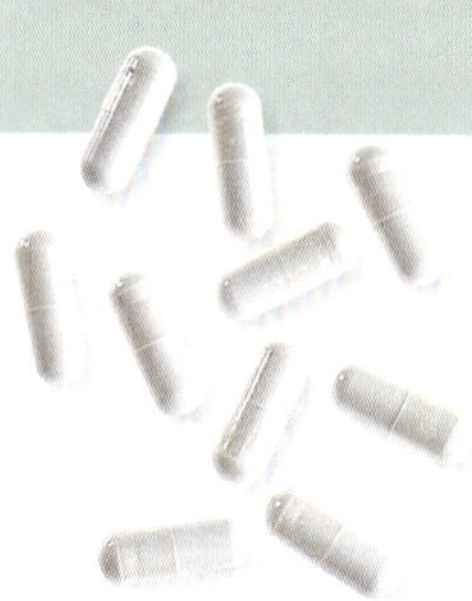

VIT. B-KOMPLEX-TABLETTEN

PFLANZENANWENDUNG

- Entspannt den Leib.
- Klärt die Wasserverhaltung.
- Bringt die Hormone ins Gleichgewicht.
- Kräftigt die Fortpflanzungsorgane.
- Stellt das Gleichgewicht her zwischen Nervensystem und Hormonsystem.

Die männlichen und weiblichen Geschlechtsorgane erzeugen Geschlechtszellen, die für die Fortpflanzung wichtig sind.

PRÄMENSTRUELLES SYNDROM (PMS)

Gereiztheit, Depressionen, Wasserverhaltung, aufgedunsener Bauch und schmerzende Brüste etwa eine Woche vor Einsetzen der Regelblutungen.

Innerliche Anwendunge

- Mönchspfeffer.
- Zusätzlich mit Kamille, Lindenblüten oder Helmkraut bei Nervosität.
- Zusätzlich mit Salbei, Fenchel oder Eibisch bei Brustschmerzen.
- Petersilie oder Löwenzahnblätter bei Wasserverhaltung und geschwollenen Brüsten.

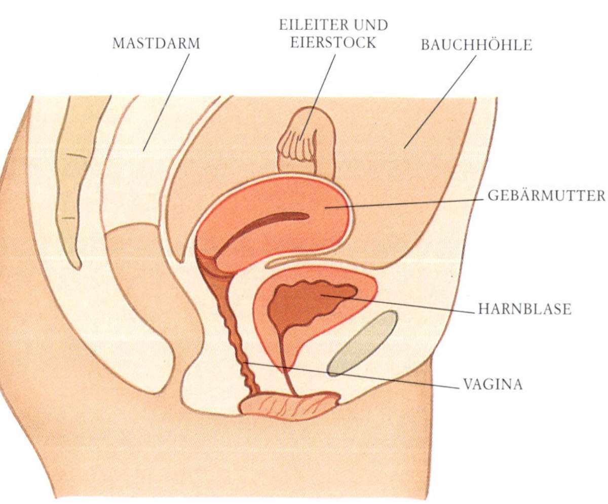

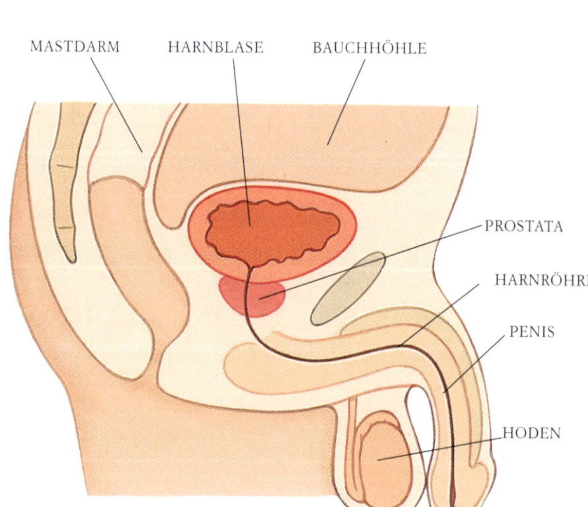

Andere Maßnahmen

• Um Blutzuckerwerte niedrig zu halten, wenig, aber häufiger essen, Kaffee meiden.

• Ätherisches Öl der Nachtkerze ist hilfreich bei körperlichen Symptomen.

• Vitamin B_6 wirkt bei vielen Frauen günstig. Unter Umständen sind B-Komplex-Tabletten noch besser.

PERIODENSCHMERZEN

Häufig sind dumpfer Schmerz oder schmerzhafte Krämpfe im unteren Bauch charakteristische Beschwerdezeichen.

Innerliche Anwendung

• Ringelblume, Himbeerblätter, Herzgespann, Johanniskraut, Weidenrinde, Pfefferminze, Schafgarbe, Chinesische Angelika.

• Etwas Ingwer zu den genannten Mitteln ist immer nützlich.
Man nimmt diese Heilmittel zwei Wochen vor der Periode.

• Zur Linderung heftiger Schmerzen empfiehlt sich die mengenmäßig unbeschränkte Einnahme von Weidenrinde mit etwas Ingwer.

Äußerliche Anwendung

• Kompressen mit Ingwer und heiße Wärmflasche auf den unteren Bauch.

HEFTIGE PERIODEN

Mögliche Ursachen: Eisenmangel, Myome oder Hormonstörungen.

Innerliche Anwendung

• Himbeerblätter, Frauenmantel, Hirtentäschel.

• Zusätzlich mit Brennessel bei Blutarmut.

Bei Blutungen zwischen den Perioden zum Arzt gehen.

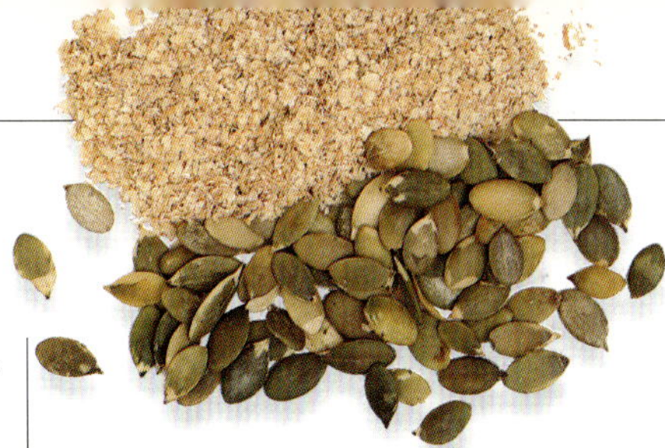

VOLLKORNBROT UND KÜRBISKERNE

WECHSELJAHRS-BESCHWERDEN

Hitzewallungen, Depressionen, Stimmungsumschwünge und andere Symptome im Zusammenhang mit unregelmäßigen und ausbleibenden Perioden.

Innerliche Anwendung

• Mönchspfeffer, Salbei, Petersilie, Herzgespann, Johanniskraut, Chinesische Angelika, Süßholz.

• Bei Hitzewallungen hilft häufig kalter Salbeitee.

SCHEIDENSOOR

Weißer, juckender Ausfluß, ausgelöst durch Soorpilz (*Candida albicans*). Man sollte die Symptome auf keinen Fall ignorieren.

Äußerliche Anwendung

Waschungen, Salben, Cremes und Duschen.

• Aloe vera, Ringelblume, Himbeerblätter, Knoblauch.

• Hormonale Heilmittel können sich als nützlich erweisen.

Andere Maßnahmen

• Keine hautenge Unterwäsche.

• Bei hartnäckigen Fällen Anti-Candida-Diät einhalten (*siehe S. 125*).

VERLUST DES GESCHLECHTSTRIEBS UND IMPOTENZ

Früher oder später trifft es jeden. Ursache können anhaltender Streß und Besorgnis sein, Müdigkeit, Hormonstörungen und manche Drogen.

Innerliche Anwendung

• Sibirischer Ginseng. Für ältere Menschen Klettenwurzel.

• Mönchspfeffer für Frauen.

• Bei Männern wirken kreislaufstärkende Heilmittel erektionsfördernd: Weißdorn, Cayennepfeffer, Ingwer.

• Pfefferminze, Basilikum, Ingwer, Muskatnuß und Zimt können kurzzeitige Hilfe bringen. Für die Zubereitung eines wohlschmeckenden Likörs läßt man je einen Teelöffel der genannten Kräuter mit 500 ml Brandy ziehen. Bei Bedarf 3–4 TL.

UNFRUCHTBARKEIT

Mögliche Ursachen: blockierte Eileiter, Hormonstörungen oder niedrige Spermienzahl. Häufig keine spezifische Ursache feststellbar. In vielen Fällen helfen die folgenden Pflanzen:

Innerliche Anwendung

• Für Frauen: Salbei, Frauenmantel und Ringelblume. Letztere besonders bei blockierten Eileitern. Bei Hormonstörungen Mönchspfeffer.

• Für Männer: Sibirischer Ginseng und Sarsaparille.

• Cayennepfeffer bei schwachem Kreislauf oder Blutstau im Becken.

Andere Maßnahmen

• Allgemeine Vorsorge: gesunde Nahrung und körperliche Betätigung.

• Die Nahrung sollte wenig tierisches Fett und viel frisches Gemüse enthalten.

• Zink ist das beste Ergänzungsmittel. Kürbiskerne, Adukibohnen, Pinienkerne und Weizenkeime sind gute Quellen für Zink. Hafer ist hilfreich.

• Rauchen und Alkohol können sich negativ auf die Fruchtbarkeit auswirken.

Das Verdauungssystem

Der gesamte Verdauungsapparat vom Mund bis zum Magen sowie der Darmtrakt sind von den gleichen, sich nur gering unterscheidenden Epithelzellen umhüllt. Der Verdauungsprozeß setzt bereits ein, wenn die Nahrung gekaut und mit Enzymen im Speichel vermischt wird. Der Speisebrei wird im Magen durch Verdauungssäfte weiter aufgeschlossen, wandert weiter durch Zwölffingerdarm, Dünndarm und Dickdarm, wobei ihm die für den Körper wichtigen Nährstoffe entzogen werden, und wird über Mastdarm und Anus ausgeschieden. Dieser Prozeß dauert 24 Stunden. Appetitmangel ist meistens ein Hinweis auf eine Erkrankung, zu deren Bekämpfung der Körper Energie verbraucht, die beim Verdauungsvorgang nicht zur Verfügung steht.

DAS VERDAUUNGSSYSTEM GESUND ERHALTEN

- Ernährung (ausgewogene Kost mit reichlich Ballaststoffen).
- Regelmäßige Verdauung.
- Streß vermeiden (Aufregung schlägt auf den Magen).

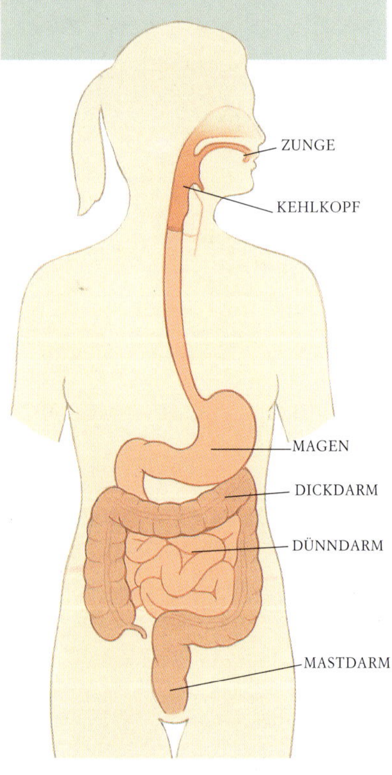

Das Verdauungssystem verwertet die Nahrung und scheidet feste Abfallprodukte aus.

PFLANZENANWENDUNG

- Säurebindende Mittel.
- Aromatische, verdauungsfördernde Mittel.
- Bitterstoffe.
- Entzündungshemmende Mittel.
- Krampflösende Mittel.
- Adstringentien.
- Abführmittel.

Das Verdauungssystem wehrt sich mit Reflexhusten (als ob ein Fremdkörper in der Kehle stecke), Erbrechen und schneller Entleerung.

ENTZÜNDUNGEN DER MUNDHÖHLE, ZAHNFLEISCHBESCHWERDEN

Reizungen von Mundschleimhäuten und Zunge. Zahnfleischentündung.

- Salbei hilft – in der Zahnpasta, zum Mundspülen und Gurgeln. Eine Prise Salz unterstützt die Wirkung.
- Zum Gurgelmittel Eibisch (Tee, Abkochung oder Tinktur) dazugeben, falls die Entzündung stark ist oder Mundgeschwüre auftreten.
- Zusätzlich mit Sonnenhut (Tee, Abkochung oder Tinktur) oder einigen Gewürznelken bei Zahnschmerzen und Abszessen.
- Zusätzlich mit Ringelblume (Tee, Abkochung oder Tinktur) bei Mandelentzündung und Mundsoor.
- Zusätzlich mit einer Prise Cayennepfeffer bei Kehlkopfentzündungen und Halsentzündungen, die bei Kälte schlimmer werden.

ÜBERSÄUERTER MAGEN

Brennende Schmerzen im Magen nach dem Essen, Sodbrennen, Säurereflux, Appetitlosigkeit. Kann zu Magengeschwüren führen. Die Magenwände müssen innen mit einer säureresistenten Schutzschicht überzogen sein. Säurebindende Mittel helfen dabei, sie wiederherzustellen.

Innerliche Anwendung

- Mädesüß mit Beinwell und Kamille.
- Pfefferminze, Fenchel und Zimt.
- Säurebindende Mittel vor der Nahrungsaufnahme: Eibisch, Ulmenrinde, Süßholz, Karottensaft, Kohlwasser oder -saft.
- Zusätzlich mit Sonnenhut bei starken, hartnäckigen Symptomen, oder Thymian zur Desinfektion.

Andere Maßnahmen

- Nicht rauchen, Alkoholgenuß einschränken.

- Stark gewürzte und fette Speisen meiden.
- Langsam essen. Luftschlucken verschlimmert den Zustand.
- Papaya-Extrakt ist hilfreich.

ÜBELKEIT

Krankheitsgefühl im Bauch, Kehle oder Brust. Erbrechen möglich.

- Ingwer in allen Formen, Tee, Tinktur, Abkochung, kandiert oder kleines Stück Wurzel kauen – alles hilft gegen Übelkeit. Wenn Übelkeit die Folge von Spannungen und Krämpfen ist, helfen warme Ingwerkompressen auf dem Magen.
- Bei anhaltender Übelkeit Lebermittel nehmen und Arzt aufsuchen.

LEBERSTÖRUNGEN

Die moderne Lebensweise fordert die Leber stark. Übermäßiger Alkoholgenuß, reichhaltiges, ungesundes Essen, Umweltverschmutzung und viele Medikamente belasten dieses Organ, desgleichen unterdrückter Ärger und Verstimmungen. Zu den Symptomen gehören Verdauungsbeschwerden, Fettunverträglichkeit, Alkoholunverträglichkeit, Völlegefühl und Übelkeit, Verstopfung, heller Stuhl, Depressionen, Gereiztheit, Gelbsucht und Hautjucken. Lebermittel sollten in Behandlungsmodelle für Allergien, Arthritis und Hauterkrankungen einbezogen werden.

Innerliche Anwendung

- Löwenzahnwurzel und Klette.
- Zusätzlich mit Krausem Ampfer, Angelika, Rosmarin, Salbei oder Thymian entsprechend den spezifischen Symptomen.

Andere Maßnahmen

- Leichte Nahrung mit viel frischem Obst und Gemüse.
- Artischocken, Knoblauch und Olivenöl sind nützlich.

- Rumpfbeugen und -strecken.
- Durch kreative Beschäftigung aufgestauten Ärger abbauen.

Bei anhaltenden oder sich verschlimmernden Symptomen zum Arzt gehen.

GALLENSTEINE

Gallensteine sind Steine, die sich in der Gallenblase bilden.

Innerliche Anwendung

Wie bei Leberstörungen, insbesondere Rosmarin oder Krauser Ampfer.

Andere Maßnahmen

- Frischgepreßter Apfelsaft, Haferfrüchte und Blattgemüse. Gallensteine können ausgespült werden, was aber unter ärztlicher Aufsicht geschehen sollte.

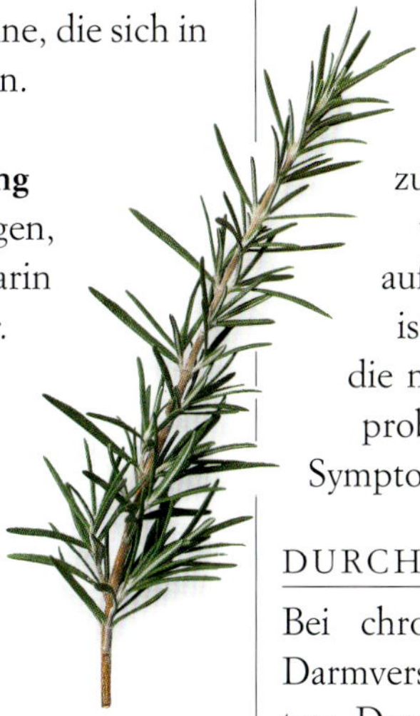

ROSMARIN

DARMVERSTIMMUNG

Schlechte Verdauung, Bauchschmerzen, aufgeblähter Leib und Blähungen. Morgendurchfall. Verstopfung mit Durchfall abwechselnd. Schleimiger Stuhl. Darmverstimmungen infolge von Streß. Beginnen häufig nach Einnahme starker Antibiotika.

Innerliche Anwendung

- Bei Streß und Schmerzen: Baldrian oder Kamille.
- Bei Winden und aufgeblähtem Bauch: Pfefferminze, Salbei, Alant und Fenchel.
- Bei Durchfall zusätzlich mit Himbeerblättern oder Mädesüß.

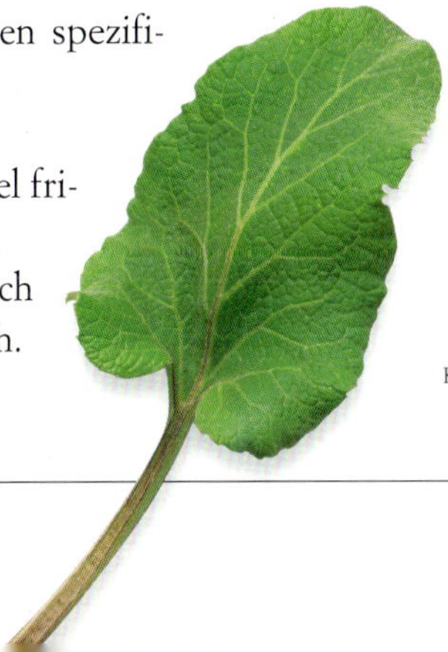

KLETTE

- Bei anhaltender Verstopfung versuche man es mit Ampfer.
- Immer ein säurebindendes Mittel dazugeben: Beinwell, Eibisch oder Ulmenrinde.

Andere Maßnahmen

- Nährstoffreiche Speisen mit Ballaststoffen: gedünstetes Blattgemüse und Haferfrüchte. Verzicht auf Lebensmittel mit Kleiezusätzen; sie können schwer verdaulich sein. Den Arzt aufsuchen, wenn Blut im Stuhl ist oder wenn bei Menschen, die noch nie über Verdauungsprobleme geklagt haben, die Symptome plötzlich auftreten.

DURCHFALL

Bei chronischem Durchfall *siehe* Darmverstimmung (*links*). Bei akutem Durchfall infolge von Lebensmittelvergiftung oder Infekten nehme man:

- Krausen Ampfer mit Zimt oder Ingwer.

Andere Maßnahmen

Viel Flüssigkeit trinken, um Austrocknung vorzubeugen. Ein nützliches Mittel für Notfälle: $1/2$ Liter abgekochtes Wasser mit einer Prise Salz und 2 Teelöffeln Honig.

VERSTOPFUNG

Häufige Ursachen sind Mangel an Ballaststoffen oder zuwenig Flüssigkeitsaufnahme.

- Löwenzahnwurzel, Krauser Ampfer, Blätter der Aloe vera.
- Zusätzlich mit Baldrian oder Kamille bei Krämpfen und Verstopfung durch Streß.

Andere Maßnahmen

- Ballaststoffreiche Nahrung: Vollkornbrot, Haferfrüchte und Blattgemüse.
- Regelmäßige Körperübungen.

Das Immunsystem

Das Abwehrsystem schützt den Körper vor schädlichen Eindringlingen, damit er seine Aufgaben zur Aufrechterhaltung der Gesundheit wahrnehmen kann. Für die Immunabwehr sorgt das lymphatische System, das Nährstoffe transportiert, Abbauprodukte entfernt sowie Lymphozyten und Antikörper produziert, die Krankheitserreger bekämpfen. Wenn bei Erkrankungen die Lymphknoten im Hals, in den Leisten und Achselhöhlen anschwellen, ist dies ein Zeichen dafür, daß das lymphatische System mit Hochdruck arbeitet. Hinweise auf eine Schwächung der Abwehrkräfte sind kleinere, aber hartnäckige Infekte, spontane Allergien oder Nahrungsmittelunverträglichkeiten und allgemeine Abgeschlagenheit.

DAS IMMUNSYSTEM GESUND ERHALTEN

- Gesunde Ernährung.
- Flüsssigkeitsaufnahme in großen Mengen.
- Körperübungen und -betätigung.
- Übermäßigen seelischen Streß und äußere Belastungen meiden.
- Ausgeglichenes Gefühlsleben.
- Geregelte Ausscheidung über die Haut, Nieren und den Verdauungstrakt.

PFLANZENANWENDUNG

- Mittel, die das Immunsystem kräftigen und anregen.
- Das lymphatische System stärkende Mittel.
- Entspannende Nervenmittel und Antidepressiva.
- Unterstützende Heilmittel.
- Fiebersenkende Mittel.
- Desinfizierende, antivirale und bakteriostatische Mittel.
- Entzündungshemmende Mittel.

HARTNÄCKIGE KLEINERE INFEKTE

Verursacht durch Immunschwäche.

Innerliche Anwendung

• Knoblauch, Sonnenhut, Sibirischer Ginseng, Salbei.

• Zusätzlich mit Ringelblume bei chronischer Mandelentzündung und geschwollenen Lymphknoten.

• Fiebersenkende Mittel: Holunderblüten, Schafgarbe, Ringelblume und Thymian – auch bei Grippe. Übermäßige Einnahme von Antibiotika vermeiden.

(*Siehe auch* Entzündungen der Mundhöhle, *S. 122*).

SCHWÄCHE NACH VIRUSINFEKTIONEN

Chronische Müdigkeit, Depressionen und Nachtschweiß nach Virusinfektion wie Grippe.

• Salbei, Ringelblume, Sonnenhut, Sibirischer Ginseng, Alant, Brennessel, Angelika.

• Kalter Salbeitee bei Nachtschweiß.

• Zimt und Angelika bei anhaltenden Erkältungen.

• Baldrian, Helmkraut und Kamille für ruhigen Schlaf.

Wenn die Beschwerden nach wenigen Wochen nicht vergehen, Arzt aufsuchen.

ALLERGIEN

Überempfindlichkeit gegen spezifische Stoffe oder Nahrungsmittel wie Nüsse, Fisch, Eier, Meeresfrüchte sowie Pollen, Hausstaub, manche Pflanzen, Insektenbisse und -stiche, Nickel, Schwefel (als Konservierungsmittel), Penizillin, Aspirin, Lebensmittelfarbstoffe und Konservierungsmittel, Chemikalien und Tampons. Reaktionen treten erst nach dem zweiten oder häufigeren Kontakt mit dem Allergen auf.

Nach Virusinfektionen antriebsstärkende Kräuter einnehmen, um die Stimmung zu heben.

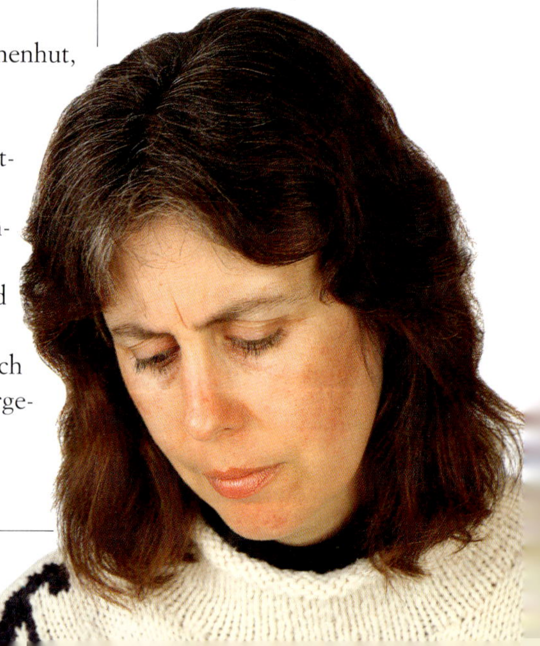

Zu den Symptomen gehören Schwellungen und Entzündungen des Mundes, der Kehle oder Haut, Nesselausschlag, Durchfall, Erbrechen, Asthma, Heuschnupfen, Fieber, Ekzeme und Migräne. Heftige Reaktionen können lebensbedrohlich sein und müssen ärztlich versorgt werden.

Innerliche Anwendung
- Knoblauch, Brennessel, Kamille, Augentrost.

Äußere Anwendung
- Kamille, Schafgarbe, Wegerich, Eibisch.

Andere Maßnahmen
- Ausgebildeten Heilpraktikern stehen stärkere Pflanzenheilmittel zur Verfügung. Allergieanfälligkeit kann in manchen Fällen abgeschwächt werden.
- *Siehe auch* Asthma, *S. 119*, Ekzeme, *S. 110 und* Lebensmittelunverträglichkeit, *unten*.

LEBENSMITTEL-UNVERTRÄGLICHKEIT

Die Unfähigkeit, bestimmte Nahrungsmittel gründlich zu verdauen. Kann angeboren oder erworben sein. Die Anfälligkeit scheint zuzunehmen, weil der Körper zwischen natürlicher Nahrung, chemischen Zusätzen und Umweltschadstoffen zu unterscheiden versucht. Zu den allgemeinen Krankheitszeichen gehören unter anderem Verdauungsstörungen. Spezifischere Symptome: Gelenkschmerzen, Ekzeme, Nesselsucht, starker Schnupfen, Asthma, Antriebsschwäche, Kopfschmerz.

Innerliche Anwendung
- Kamille, Himbeerblätter, Ringelblume, Odermennig, Knoblauch.
- Lebermittel: Löwenzahnwurzel, Klette.

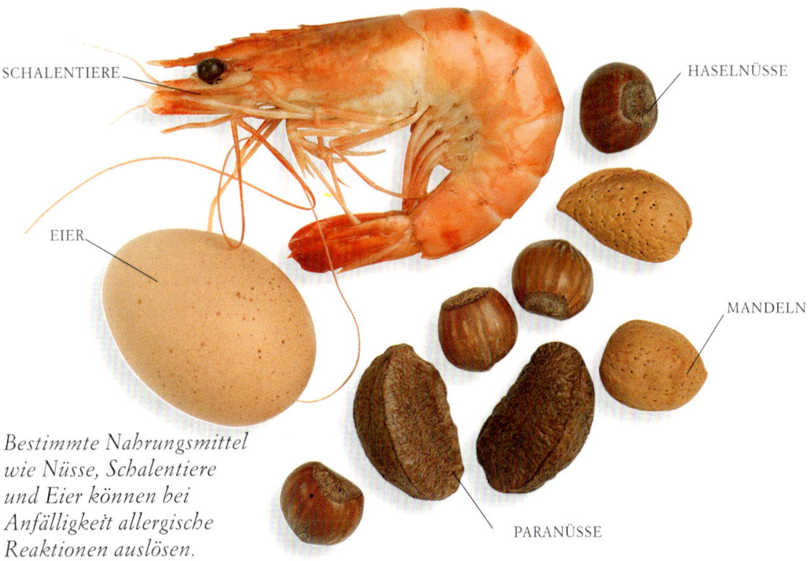

Bestimmte Nahrungsmittel wie Nüsse, Schalentiere und Eier können bei Anfälligkeit allergische Reaktionen auslösen.

Andere Maßnahmen
- Über Speisen und Symptome Buch führen, um verdächtige Nahrungsmittel zu identifizieren.
- Die Unverträglichkeit kann vorgeschützt sein. Der Körper scheint sich dagegen zu wehren, tut das aber nur mit großer Anstrengung.
- Die als Auslöser verdächtigten Nahrungsmittel einen Monat lang vom Speisezettel streichen.
- Falls mehrere Nahrungsmittel verdächtig erscheinen oder Unsicherheit besteht, womit man beginnen soll, den Rat eines anerkannten Heilpraktikers oder Ernährungsfachmanns einholen.

CANDIDIASIS

Candida ist ein Hefepilz in der Darmflora. Candidamykose ist die übermäßige Vermehrung des Pilzes im Verdauungstrakt mit der Folge von Winden, aufgeblähtem Bauch und Antriebsschwäche – Anzeichen für Immunschwäche. Kann sich auch in hartnäckigem Scheidensoor, Pilzinfektionen der Haut, Hormonstörungen und Lebensmittelunverträglichkeit äußern. Möglicherweise Folge von wiederholt eingenommenen Antibiotika.

Innerliche Anwendung
- Aloe-vera-Gel,Ringelblume, Knoblauch, Himbeerblätter, Sonnenhut.

Andere Maßnahmen

Die »Anti-Candida-Diät«.
- Keinen Zucker und keinerlei süße Nahrungsmittel einschließlich Honig und Trockenobst.
- Keine hefehaltigen Nahrungsmittel: Wein, Bier, Hefeextrakte (Verpackung von Fertiggerichten und vegetarischen Grundnahrungsmitteln überprüfen), reifer Käse und Brot (ausgenommen Sojabrot).
- Täglich Joghurt oder Acidophilus-Tabletten.

Diät drei Monate durchhalten. Bei starker Schwächung und Verdacht auf Lebensmittelunverträglichkeit sollte man einen Ernährungsfachmann oder Heilpraktiker aufsuchen.

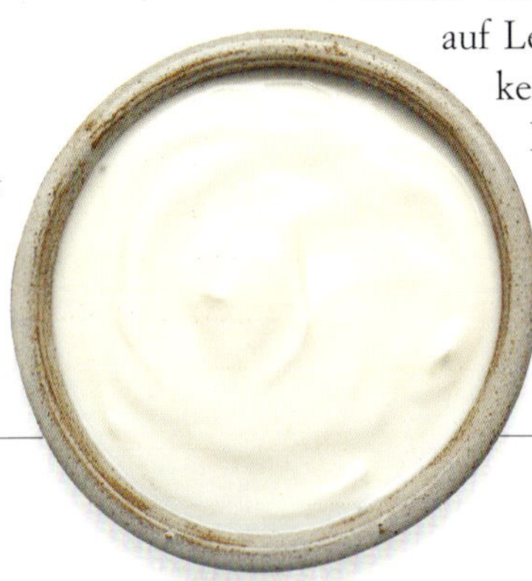

Joghurt wirkt antimykotisch und ist hilfreich bei der Behandlung von Pilzinfektionen.

Das Nervensystem

Das Nervensystem hat die Aufgabe, Informationen außerhalb und innerhalb des Körper zu sammeln, und entsprechend zu reagieren, damit die Funktionstüchtigkeit des Organismus erhalten bleibt. Wahrnehmung kann belastend sein, aber bis zu einem bestimmten Grad dient Streß dazu, uns zu motivieren, auf die Probe zu stellen und in die Lage zu versetzen, uns an veränderte Umstände anzupassen. Andauernde Streßbelastung hingegen kann zu emotionalen und körperlichen Problemen führen. Wenn man sich überanstrengt, überempfindlich, besorgt, mutlos oder überwältigt fühlt, sollte man sich Zeit nehmen, mit anderen Menschen zu sprechen, auf die inneren Bedürfnisse zu hören und sich durch geeignete Körperübungen entspannen.

DAS NERVENSYSTEM GESUND ERHALTEN

- Ernährung (insbesondere Vitamin B, zum Beispiel in Vollkornprodukten).
- Ausreichend erholsamer Schlaf.
- Emotionales Gleichgewicht.

PFLANZENANWENDUNG

Zu den Verteidigungsmechanismen gehören: sich wehren oder fliehen, Aktivität, Entspannungstechniken, Abschalten, Schlafen.
- Nervenstärkungsmittel.
- Entspannende Kräuter.
- Antidepressiva.

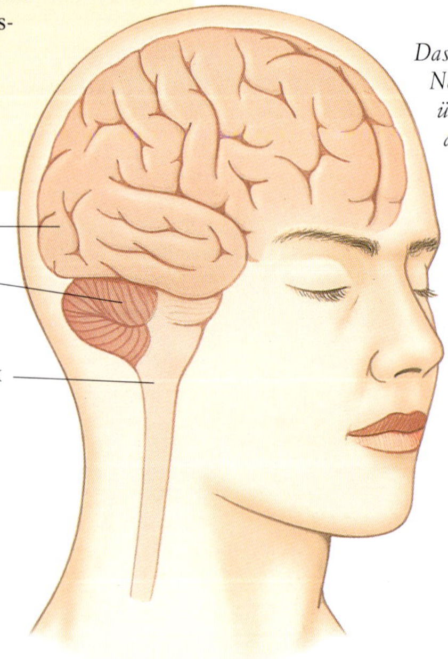

Das Hirn empfängt Nervensignale und übermittelt sie an andere Organe.

KOPFSCHMERZ

Kann verschiedene Ursachen haben. Nebenhöhlenkopfschmerz tritt im Bereich der Augen auf und hängt mit verstopfter Nase oder Erkältungen zusammen. Spannungskopfschmerz macht sich gewöhnlich durch Druck auf die Stirn bemerkbar und folgt oft auf Verspannungen im Nacken. Migräne ist einseitig und beginnt häufig mit Übelkeit und Sehstörungen. Weitere Ursachen: Überanstrengung der Augen, Leberstörungen, Allergien, Drogen, Gifte, Klimaanlagen und Umweltverschmutzung.

Innerliche Anwendung
- Kamille, Rosmarin, Helmkraut.
- Bei Migräne: außerdem Mutterkraut. Manchmal hilft etwas Cayennepfeffer, den man im Mund behält.
- Bei durch Angstgefühle ausgelösten Kopfschmerzen hilft Baldrian.

Äußerliche Anwendung
- Bei Kopfschmerz mit Hitzegefühl: Kompressen mit Kamille oder Lavendel auf Stirn und Nacken.

Wenn der Kopfschmerz schlimmer wird oder lange anhält, Fieber, Übelkeit und empfindliche Kopfhaut dazukommen, oder nach einem Schlag auf den Kopf zum Arzt gehen.

NEURALGIE (NERVENSCHMERZEN)

Brennende oder stechende Schmerzen im Gesicht mit überempfindlicher Haut um betroffenen Bereich. Kann durch Zahnschmerzen oder kalte Zugluft ausgelöst sein.

Innerliche Anwendung
- Johanniskraut, Helmkraut, Baldrian, Rosmarin, Kamille.

Äußerliche Anwendung
- Ätherisches Öl von Rosmarin oder Lavendel.

• Cayennepfeffer-Creme, wenn Schmerz von Kälte herrührt.

ANGSTZUSTÄNDE UND STRESS

Nicht entspannen und nicht abschalten können, ständig besorgt sein, grundlos weinen, gereizt sein, nicht schlafen können. Falls nicht behandelt, können daraus Depressionen und Immunschwäche entstehen.

Innerliche Anwendung

• Baldrian, Kamille, Helmkraut, Melisse, Salbei.

Andere Maßnahmen

• Fachmännischen Rat einholen.
• Coffeinaufnahme reduzieren: Kaffee, starker Tee, Colagetränke.
• Bäder mit entspannenden ätherischen Ölen, z. B. Lavendel, Kamille.
• Regelmäßige Körperübungen (um Adrenalin abzubauen).
• Sich Zeit nehmen zum Nichtstun: die Schönheit der Natur genießen, mit den Kindern spielen. Wenn Sie sich entspannen, machen Sie sich weniger Sorgen und können Ihre Lebensweise besser organisieren.
• Yoga, Meditation, Tai Chi oder andere Entspannungstherapien.
• Vitamin B-Komplex.

PANISCHE ANFÄLLE

Entsetzliche Angst, Herzklopfen, Herzjagen, verkrampfte Magenmuskeln, trockener Mund, Schweißausbrüche, schneller, flacher Atem.

Innerliche Anwendung

• Regelmäßig Baldrian oder Kamille.
• Zusätzlich mit Weißdorn oder Herzgespann bei Herzjagen.
• Baldrian- und Weißdorntropfen immer dabei haben.

Andere Maßnahmen

• Fläschchen mit entspannendem ätherischem Öl bei sich führen: Lavendel, Kamille oder Neroli. Wenn Panik ausbricht, daran riechen.
• Atmung verlangsamen. Bei Hyperventilation ruhig in eine Papiertüte atmen.
• Blütenessenzen: Stern von Bethlehem, Bachsche Notfalltropfen oder andere Erste-Hilfe-Essenzen.

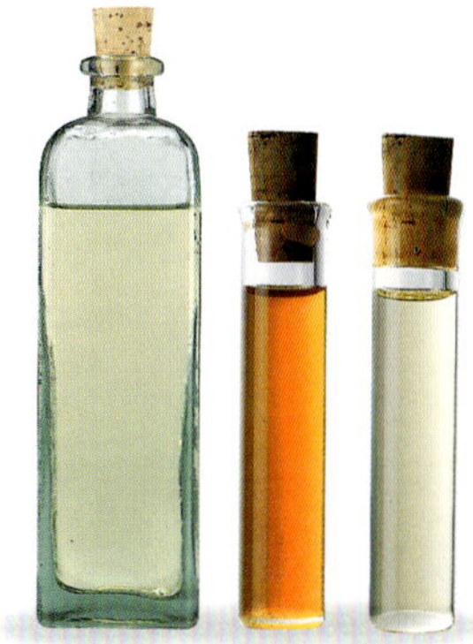

Riechfläschchen mit ätherischem Öl helfen bei panischen Anfällen.

Bei Verschlimmerung den Arzt aufsuchen; die Anfälle können stoffwechselbedingt sein.

DEPRESSIONEN

Man fühlt sich miserabel, niedergeschlagen, abwesend und teilnahmslos. In vielen Fällen kommen dumpfe Schmerzen dazu. Betroffene finden sich damit ab und machen weiter, ohne zu ahnen, wie stark die Depressionen sind, bis sie am Ende ihrer Kräfte sind. Bei anhaltenden Depressionen zum Arzt gehen.

Innerliche Anwendung

• Johanniskraut bei schwachen bis mittleren Depressionen. Salbei, Fenchel, Rosmarin.
• Zusätzlich Sellerie bei Schmerzen.
• Zusätzlich mit Baldrian bei Angstgefühlen.

Andere Maßnahmen

• Massagen und Bäder mit aufmunternden ätherischen Ölen, zum Beispiel Muskatellersalbei, Rosmarin, Rose, Melisse.
• Durch Körperbewegungen gelangen depressionslindernde Substanzen ins Hirn, auch durch Lachen.
• Blütenessenzen: Enzian gegen Depressionen aus äußeren Anlässen, Wilder Senf gegen Depressionen, die spontan und ohne Ursache auftreten (*Siehe auch* Leberstörungen, *S. 123*).

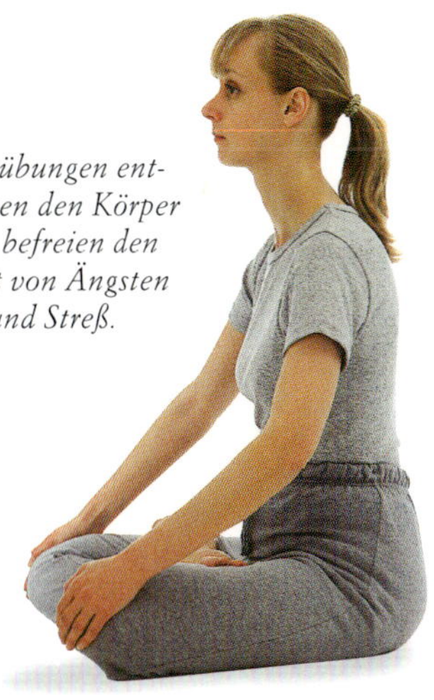

Yogaübungen entspannen den Körper und befreien den Geist von Ängsten und Streß.

SCHLAFSTÖRUNGEN

Es gibt viele Gründe, warum man schlecht schläft: unter anderem Angst, Depressionen, Verdauungsstörungen, Übererregung und totale Erschöpfung. Ältere Menschen brauchen weniger Schlaf (*siehe S. 133*).

Innerliche Anwendung

• Baldrian, Helmkraut, Kamille, Salbei, Pfefferminze, Passionsblume. Besonders hilfreich als warme Tees.
• Gegen Alpträume nehme man Rosmarin oder wilden Thymian.

Andere Maßnahmen

• Lavendel- und Hopfenkissen.
• Warme Bäder, vorzugsweise mit ätherischem Lavendelöl.
• Egal wie spät es sein mag – schalten Sie ab und machen Sie Entspannungsübungen vor dem Zubettgehen.
• Die Blütenessenz Weiße Kastanie verscheucht quälende Gedanken.

Pflanzenmedizin bei Schwangerschaft und Geburt

Während der Schwangerschaft muß der Körper für die Bedürfnisse von Mutter und Kind sorgen. Pflanzenheilmittel sind generell sanfte Arzneien und gut dafür geeignet, eventuell auftretende Beschwerden zu lindern. Aber nicht alle sind gut für werdende Mütter (siehe unten)*. Beginnen Sie in den ersten drei Schwangerschaftsmonaten keine neue Therapie oder Pflanzenbehandlung ohne ärztlichen Rat. Am besten ist ein für die gesamte Schwangerschaft geltendes, von einem fachkundigen Heilpraktiker verordnetes Behandlungsmodell.*

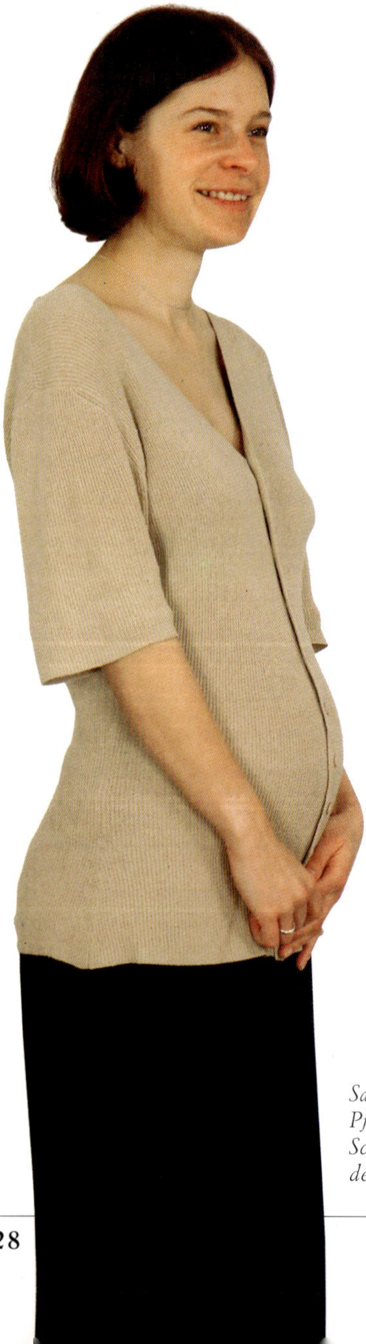

Sanft wirkende, nahrhafte Pflanzenmittel während der Schwangerschaft bereiten den Körper auf die Geburt vor.

PFLANZENANWENDUNG

- Stärkungsmittel.
- Entspannungsmittel.
- Bei allen Symptomen nur sanft wirkende Arzneien verwenden.
- Mittel, die den Leib auf die Geburt einstimmen.
- Die Wehen unterstützende Mittel.
- Die Genesung fördernde Mittel.

FÜR SCHWANGERE NICHT GEEIGNETE MITTEL

Es gibt einige Mittel, die man während der Schwangerschaft meiden sollte. Dazu gehören Angelika, Aloe-vera-Blätter, Beinwell, Zimt, Nelken, Fenchel, Ginseng, Melisse, Majoran, alle Minzegewächse, Petersilie, Salbei, Mutterkraut, Hydrastisrhizom, Wacholder, Raute, Wermutkraut und starke Abführmittel. Schafgarbe und Cayennepfeffer nicht in hohen Dosen einnehmen.

Normale Mengen dieser Kräuter bei der Essenzzubereitung sind unbedenklich. Falls Zweifel bestehen, Rat vom Fachmann einholen.

ERNÄHRUNG IN DER SCHWANGERSCHAFT

- Brennesseltee und eisenhaltige Stärkungsmittel.

Andere Maßnahmen

- Gesunde, bekömmliche Ernährung mit viel frischem Obst und Gemüse. Hören Sie auf Ihren Körper und essen Sie, worauf Sie Lust haben, anstatt sich nach Vorschriften zu richten.
- Falls Sie hinsichtlich der Zusammenstellung Ihrer Ernährung Zweifel haben, kaufen Sie spezielle Präparate mit Vitaminen und Spurenelementen für Schwangere. Es ist inzwischen erwiesen, daß Folsäure-Ergänzungsmittel das Risiko von Geburtsschäden herabsetzen, unter anderem von *Spina bifida* beim Kind. Man muß sie aber schon bei Beginn der Schwangerschaft einnehmen, noch besser vor der Empfängnis. Vermeiden Sie Vitamin-A-haltige Nahrungsergänzungsmittel.

SCHWANGERSCHAFTS-SYMPTOME

Während der Schwangerschaft können verschiedene Beschwerden auftreten, unter anderem:

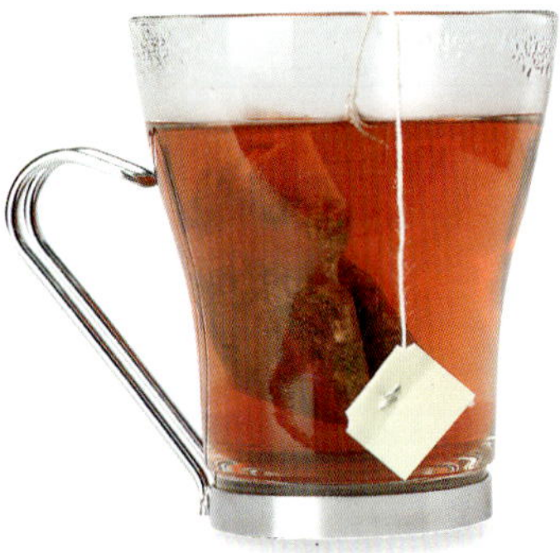

Tee aus Himbeerblättern während der letzten drei Schwangerschaftsmonate hilft bei den Wehen.

Übelkeit
• Ingwer, Eibisch.
• Falls anhaltend, zusätzlich mit Löwenzahn.
• Bei morgendlicher Übelkeit vor dem Aufstehen trockenen Zwieback essen.

Verstopfung
• Löwenzahnwurzel, Krauser Ampfer.

Übersäuerter Magen
• Kamille, Mädesüß, Eibisch, Tee aus Ulmenrinde.

Bluthochdruck
• Weißdorn oder Lindenblüten, viel Ruhe. Blutdruck regelmäßig messen.

Streß und Angstgefühle
• Kamille, Lindenblüten.

Krampfadern
• Ringelblumen-Creme und -Lotion.

Scheidensoor
• Joghurt. Ringelblumen-Creme.

VORBEREITUNG AUF DIE GEBURT

Je gesünder Sie sind, umso besser werden Sie die Wehen verkraften.
• In den letzten drei Monaten Himbeerblätter.
• In den letzten zwei Wochen zwei bis drei Nelken zum Tee geben und Himbeerblätter mit Herzgespann kombinieren.

NÜTZLICHE »GEBURTSHELFER«

Halten Sie eine Tasche mit folgenden Gegenständen bereit, um rasch darauf zurückgreifen zu können. Informieren Sie Hebamme oder Geburtshelfer vom Inhalt der Tasche.
• Große Flasche mit entspannendem Tee, zum Beispiel Mischung aus Kamille, Lindenblüten und Melisse.
• Flasche mit entspannenden und schmerzlindernden Ölen für Massagen des unteren Rückens während der Wehen. Ein nützliche Mischung besteht aus jeweils 20 Tropfen Muskatellersalbei, Lavendel, Neroli, Kamille und Gewürznelke mit 100 ml Trägeröl (Mandelöl).

NACH DER ENTBINDUNG

Daß man sich die ersten Tage nach der Entbindung nicht ganz auf der Höhe fühlt, ist völlig normal. Risse und Stiche können sehr schmerzhaft sein.
• Ringelblume und Beinwell als Badezusatz.
• Ringelblumen- und Beinwellsalbe bei Dammriß.
• Tee aus gleichen Teilen Himbeerblättern, Johanniskraut und Kamille unterstützt rasche Erholung, wenn man ihn in der Woche nach der Entbindung trinkt.

DIE ERSTEN WOCHEN NACH DER ENTBINDUNG

Nach der Entbindung ist ein häufig geäußerter Wunsch junger Mütter, mehr über den Vorgang der Geburt gewußt zu haben. Aber niemand kann Sie auf diese Erfahrung gründlich vorbereiten; Sie müssen das allein durchstehen. Die Entbindung steht am Ende der Schwangerschaft und am Anfang neuer Aufgaben. Viele Gefühle prallen aufeinander, und die Stimmung kann gehoben oder bedrückt sein. Passen Sie sich den neuen Umständen allmählich an. Andere unterstützen Sie gern dabei.
• Mönchspfeffer, Himbeerblätter, Fenchel und Eisenkraut.

Wenn Niedergeschlagenheit und Weinkrämpfe länger als einige Tage anhalten, leiden Sie möglicherweise unter Depressionen. Suchen Sie fachmännische Hilfe.

STILLEN

Nicht allen Müttern fällt das Stillen leicht. Lassen Sie sich beraten, falls es Probleme geben sollte.

Brustmassagen mit sanften, engen Kreisbewegungen hinauf bis zum Hals und an den Seiten bis unter die Arme verhüten, daß es zu Milchstau kommt.
• Fenchel- oder Kümmeltee zur Anregung der Milchproduktion und Verhütung von Koliken.
• Brennessel, Himbeerblätter und Eibisch.
• Salbei meiden, denn er könnte die Milchproduktion behindern.
• Kalte Umschläge mit Ringelblume helfen gegen wunde Brustwarzen. Die traditionelle Kompresse mit geriebenen Karotten wirkt besänftigend und heilkräftig.

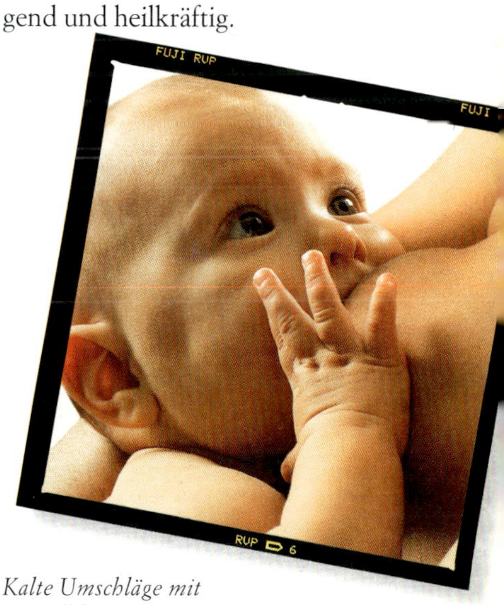

Kalte Umschläge mit Ringelblume oder Karotten lindern empfindliche, wunde Brustwarzen.

Heilpflanzen für Kinder

Kindheit ist die Zeit starken Wachstums und rascher Veränderungen. Die Kinder lernen beständig und müssen Gelegenheit haben, in einer behüteten Umgebung auch Fehler zu machen. Das Recht auf Kindheit ist ein hohes Gut, dem Schutz gebührt. Zwar gibt es Kinder, die wie Erwachsene wirken und sich manchmal auch so benehmen, aber man darf sich davon nicht täuschen lassen und muß ihnen trotzdem die Zuneigung und Aufmerksamkeit schenken, die sie benötigen. Kindliches Verhalten erfordert Ihr Verständnis; die geistige Entwicklung braucht Zeit.

PFLANZENARZNEIEN FÜR KLEINKINDER

Kleinkinder lernen von ihren Eltern und entwickeln ihr Selbstgefühl aus deren positiven oder negativen Einstellung zu den gewonnenen Eindrücken. Sind Eltern unsicher, defensiv und furchtsam, verhalten sich die Kinder genauso. Positive Einstellungen und Anregungen unterstützen das Kind in seiner Entwicklung.

Stillen verringert das Risiko von Erkrankungen. Gibt es in der Familie Fälle von Allergien oder Lebensmittelunverträglichkeit, muß man Kuhmilch und andere verdächtige Nahrungsmittel meiden, bis das Kind ein Jahr alt ist. Sojamilch-Kindernahrung bietet einen Ersatz.

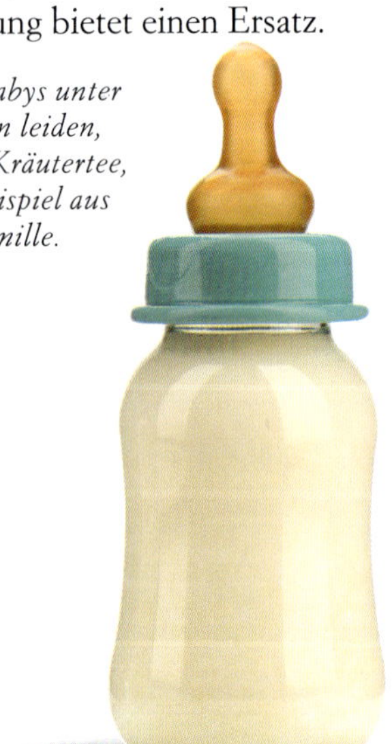

Wenn Babys unter Koliken leiden, hilft oft Kräutertee, zum Beispiel aus Kamille.

KOLIK

Kolik ist ein schlimmes Bauchweh und tritt bei zwei bis drei Wochen alten Neugeborenen auf, vergeht aber wieder nach etwa drei Monaten. Unter Koliken leidende Kleinkinder krümmen sich vor Schmerzen und weinen fürchterlich.

- Tees von Fenchel, Dill, Kümmel oder Kamille zur Kindernahrung geben; stillende Mütter trinken den Tee selbst.

GEREIZTHEIT UND UNRUHE

Die Ursache feststellen und entsprechend handeln. Durch genaues Beobachten des Babys kann man die richtigen Schlüsse ziehen.

- Allgemeines Unwohlsein: Kamillentee. 1–2 TL (5–10 ml) zur Nahrung oder 1–2 Tassen im Badewasser.
- Zahnen: 2 Gewürznelken zu einer Tasse Kamillentee, wie oben.
- Anhaltende Schlafstörungen: Das Herz eines Salatkopfes klein hacken und 5 Minuten in einer Tasse mit Muttermilch oder Sojamilch sieden (nicht aufkochen). Abseihen. 1 TL Honig dazugeben. Dosierung: 2–3 TL (10–15 ml) vor dem Zubettgehen. Auch die Eltern sollten vor dem Einschlafen entspannende Kräuter einnehmen, damit sie nach dem Aufwachen mitten in der Nacht rasch wieder einschlafen.
- Walnußblüten-Arznei ist hilfreich bei anhänglichen Babys und bei Veränderungen jeglicher Art, zum Beispiel beim Entwöhnen.

WINDELAUSSCHLAG UND MILCHSCHORF

Windelausschlag kommt häufig vor und läßt sich durch häufigen Windelwechsel vermeiden. Bei Milchschorf bilden sich gelbbraune Krusten auf der Kopfhaut des Babys.

- Gegen Windelausschlag hilft Ringelblumensalbe; bei Milchschorf die Kopfhaut mit Ölauszug von Ringelblume sanft einreiben.

TROCKENE, JUCKENDE HAUT

Die Haut des Neugeborenen ist sehr empfindlich; deshalb sind Hauterkrankungen in diesem Alter häufig. Oft trocknet die junge Haut aus und juckt, Pflanzenheilmittel helfen.

- Ölauszug von Ringelblume zum Badewasser. Malventee: 2–3 TL (10–15 ml) zur Kindernahrung.

ERKÄLTUNGEN UND SCHNUPFEN

Virusinfektionen kommen bei Kleinkindern besonders häufig vor, besonders in den ersten beiden Jahren, weil die Abwehrkräfte zu schwach sind.

- Holunderblütentee: 2–3 TL (10–15 ml) zur Kindernahrung. Oder 2–3 Tassen ins Badewasser.

DURCHFALL

Bei der Darmentleerung wird dünnflüssiger, wäßriger Stuhl ausgeschieden.

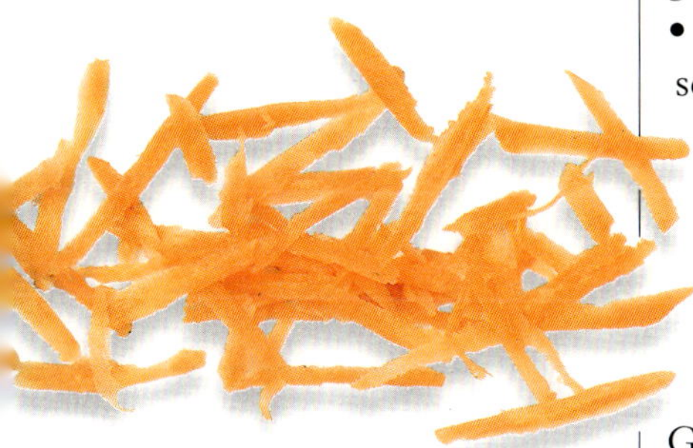

Zur Bekämpfung von Würmern gibt man geriebene Karotten zur täglichen Mahlzeit.

- Tee aus Kamille oder Himbeerblättern mit Honig; vermischt in beliebiger Menge löffelweise verabreichen.
- Karottensaft in beliebiger Menge.
- Heilnahrung oder speziellen Flüssigkeitsersatz gibt es in Apotheken.

Bei starkem oder mehrere Tage anhaltendem Durchfall ist der Kinderarzt aufzusuchen.

PFLANZENARZNEIEN FÜR KINDER

Kinderkrankheiten haben viele Auslöser – Ansteckung, die Schule, Aufregung, Angst oder Drangsalierung. Beschwerden können vorgetäuscht werden, um Aufmerksamkeit zu erheischen oder Anweisungen nicht befolgen zu müssen. Wenn die Eltern in solchen Fällen ehrlich und aufrichtig reagieren, helfen sie ihren Kindern bei der Bewältigung der Lebensaufgaben, ohne daß sie sich in Scheinerkrankungen flüchten müssen.

FIEBER

Wenn die Körpertemperatur 38 °C übersteigt, spricht man von Fieber.

- Lindenblüten, Schafgarbe, Holunderblüten, Katzenminze.
- Knoblauchhonig vorbeugend gegen Erkältung und Brustinfektionen.
- Zusätzlich mit Ringelblume bei geschwollenen Mandeln oder Lymphknoten.
- Sonnenhut und Knoblauch bei häufigen Erkältungen und Fieber.

SCHLECHTE VERDAUUNG

Gewöhnen Sie das Kind an neue Speisen und Nahrungsmittel, aber zwingen Sie es niemals, etwas zu essen, das es nicht mag.

- Pflaumensaft, Feigensirup.
- Sennesblättersirup, falls erforderlich, aber jeweils nur wenige Tage hintereinander.

WURMBEFALL

Jucken am After, das nachts schlimmer wird. Kommt bei Kindern häufig vor. Stuhl auf Würmer oder Wurmeier untersuchen. Das Abtöten der Eier ist schwierig, deshalb auf wiederkehrende Symptome achten.

- Knoblauchhonig: 2–4 TL (10–20 ml) zwei Wochen lang vor dem Frühstück.
- Thymiantee.
- Täglich geriebene Karotten.

Andere Maßnahmen

- Vor den Mahlzeiten Hände gründlich waschen.
- Bettzeug und Schlafanzüge häufig wechseln.
- Alle Familienmitglieder mitbehandeln.

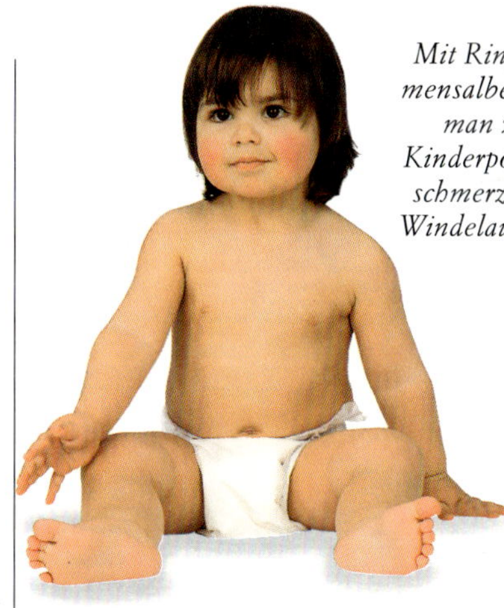

Mit Ringelblumensalbe schützt man zarte Kinderpopos vor schmerzhaftem Windelausschlag.

KOPFLÄUSE

Juckende Kopfhaut. Auf Läuse und Nissen achten, die am Haar kleben. Verbreitet bei Schulkindern. Die gesamte Familie sollte sich behandeln lassen.

- Ätherisches Teebaumöl: 5–10 Tropfen ins Spülwasser nach dem Haarewaschen. Auch vorbeugend.
- Späne von Quassienholz: starke Abkochung zubereiten und damit das Haar nach dem Waschen spülen. Eignet sich gut zum Vorbeugen.

BETTNÄSSEN

- Johanniskraut, Schachtelhalm, Eibisch, Thymian, Wollblume.

Andere Maßnahmen

- Abends nichts trinken. Darauf achten, daß das Kind vor dem Zubettgehen die Blase entleert. Falls durch tiefen Schlaf ausgelöst, Kind zwei Stunden nach dem Zubettgehen wecken und zur Toilette führen. Nicht schimpfen.

VORSICHT

Immer vom Kinderarzt prüfen lassen, daß Fieber nicht lebensgefährdend ist, bevor man es zu Hause behandelt.

Pflanzen für ältere Menschen

Mit zunehmender Lebenserwartung und Lebensqualiät hat sich auch die Vorstellung vom Alter verändert. Auf die Körperflüssigkeiten bezogen, wird der Begriff Alter in erster Linie mit Phlegma definiert: Hohes Alter ist phlegmatisch. Die Vorzüge dieser Haltung sind Beständigkeit und Zuverlässigkeit, Festigkeit ohne Erstarrung, mehr Flexibilität als in mittleren Jahren und mehr Besonnenheit als in der Jugend. Fortgeschrittenes Alter braucht die Gesundheit und Lebenskraft nicht merklich zu beeinträchtigen, sofern man in den vorangegangenen Jahren vernünftig gelebt hat.

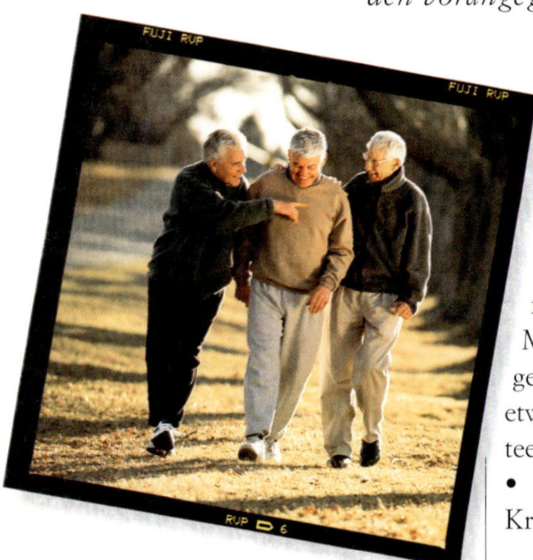

Spaziergänge im Freien sind eine große Hilfe für ältere Menschen.

Kreislauf

Mit dem Alter wird der Kreislauf schwächer. Im Volksmund heißt es, ältere Menschen werden »kälter« und brauchen mehr wärmende Heilmittel wie auch Wärme allgemein: einen dickeren Pullover, wärmere Räume, aufwärmende Getränke. Körperliche Betätigung und warme Fußbäder sind geeignete Mittel, dem Körper Wärme zuzuführen.

Allgemeine Altersbeschwerden

• Rosmarin für langfristige Anwendungen zur Kräftigung des Kreislaufs und zur Behandlung von Symptomen wie Glieder- und Muskelschmerzen, die bei kaltem Wetter schlimmer werden. Dosierung: 1–2 Tassen Tee täglich.

• Cayennepfeffer gegen Kältegefühl mit Lethargie und Schwäche. Man nehme die Tinktur oder Essigextrakt. Dosierung: 4–5 Tropfen in etwas warmem Wasser oder Kräutertee drei- bis sechsmal täglich.

• Schafgarbe ist hilfreich bei Krampfadern und kalten Füßen.

Herzbeschwerden

• Weißdorn nach ärztlicher Abklärung bei Herzschwäche mit Kurzatmigkeit nach Überanstrengung, blauen Lippen und geschwollenen Fußknöcheln. 2–3 Tassen täglich. Etwas Cayennepfeffer dazugeben.

• Weißdorn mit Herzgespann bei unregelmäßiger Herztätigkeit.

• Zusätzlich mit Ginkgo für die Durchblutung des Hirns und bei Krampfadern.

VORSICHT

Bei schwächerem Stoffwechsel bleiben die Wirkstoffe länger im Körper, deshalb kleine Dosen einnehmen. Sehr schwache ältere Menschen sollten sich mit halber Normaldosis begnügen.

Verdauung

Mit zunehmendem Alter bewegen wir uns weniger, die Verdauung verlangsamt sich, Vitamine und Spurenelemente werden in geringeren Mengen resorbiert. Dennoch brauchen wir regelmäßige Mahlzeiten, möglichst alle vier Stunden, mit gesunden, wertvollen Nährstoffen, aber in geringeren Mengen.

Heilmittel zur Anregung der Verdauung und besserer Nahrungsresorption:

• Cayennepfeffer. Dosis wie oben.

• Angelika, Alant.

• Seetang, Brennessel, Schachtelhalm und Haferfrüchte. Bei Verstopfung (infolge von geringer Nahrungsaufnahme).

• Chinesische Angelika, Löwenzahnwurzel, Krauser Ampfer.

• Aloe-vera-Gel oder Tinktur aus den Blättern; letztere ist stärker.

• Reinigende »Wachmacher«-Getränke nach dem Aufstehen: Obst-

Weißdorn ist ein ausgezeichnetes Heilmittel im fortgeschrittenen Alter, vor allem bei Herzbeschwerden.

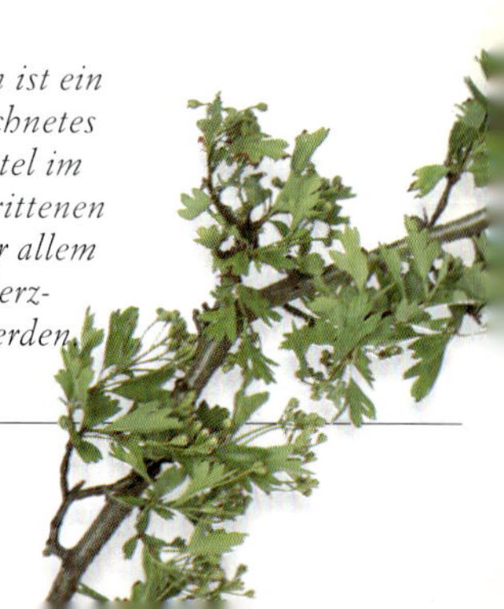

oder Rosmarinessig, mit etwas Wasser verdünnt, wird gern genommen.

Andere Maßnahmen

- Für Speisen milde Gewürze nehmen: Zimt, Ingwer, Fenchelsamen.
- Generell an Ballaststoffen reiche Nahrungsmittel wählen, also viel Grünzeug und Vollkornprodukte. Bei akuten Schmerzen Menge an Ballaststoffen vorübergehend reduzieren und Weißbrot (das die Verdauung kaum belastet) und Wurzelgemüse essen.
- Durch höhere Flüssigkeitsaufnahme (Wasser am Morgen) können Verstopfungen gelindert werden.

MÜDIGKEIT UND ENERGIEMANGEL

Wärmende Stärkungsmittel zur Aufrechterhaltung der Kräfte, sexueller Energie und Vitalität.

- Salbei, Chinesischer Ginseng, Klettenwurzel und Sägepalme (*Serenoa serrulata*).

Kräftigungstee, Melisse und Salbei mit Honig am Morgen verscheuchen die Müdigkeit.

GEDÄCHTNISSCHWÄCHE, VERWIRRUNG, ANGST

Viele alte Menschen leiden unter Vergeßlichkeit und Verwirrung. Begleiterscheinungen sind gemeinhin Angstzustände, Depressionen und Stimmungsumschwünge.

- Salbei, Melisse (*Melissa officinalis*), Beifuß, Sibirischer Ginseng sind hilfreiche Pflanzenheilmittel.

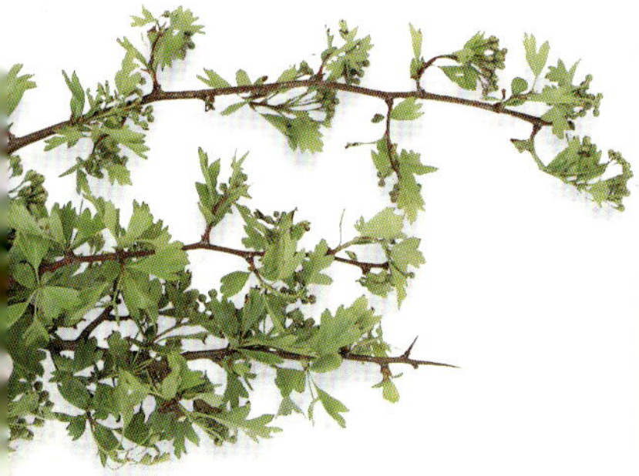

- Zusammen mit Ginkgo, falls gemeinsam mit den genannten Symptomen Schwindel auftritt. Auch bei Alzheimer im Frühstadium.

Andere Maßnahmen

- Fortbildungskurse und Lernen. Der Geist arbeitet besser, wenn er gefordert wird.
- Haferfrüchte ergänzend zur Nahrung.
- Den Verstand anregende Nahrungsmittel wie fetter Fisch (Lachs, Sardinen, Makrelen); vier Portionen pro Woche.

SCHLAFSTÖRUNGEN

Der alternde Körper kommt mit weniger Schlaf aus. Wenn Sie sich den veränderten Gegebenheiten anpassen, werden Sie feststellen, daß Sie für andere Dinge mehr Zeit haben. Viele im Altersruhestand lebende Menschen legen zwischendurch kurze Schlafpausen ein oder ruhen nachmittags für ein, zwei Stunden. Nachts kommen sie in der Regel mit vier bis fünf Stunden Schlaf aus.

Schlaflosigkeit

- Riechkissen mit Lavendel und Hopfen.
- Bäder mit Lavendel und warme Getränke helfen in vielen Fällen.
- *Siehe auch* Das Nervensystem, *S. 126–127.*

SEHVERMÖGEN

Augenübungen sowie Massagen von Kopf und Nacken sind hilfreiche Maßnahmen, die Blutzufuhr zu den Augen anzuregen und zu unterstützen.

Innerliche Anwendung

- Klettensamenkapseln, Beifuß, Heidelbeermarmelade (ungesüßt).
- Karotten und Karottensaft kräftigen die Augen.
- Nahrungsmittel mit hohem Gehalt an Vitamin C.

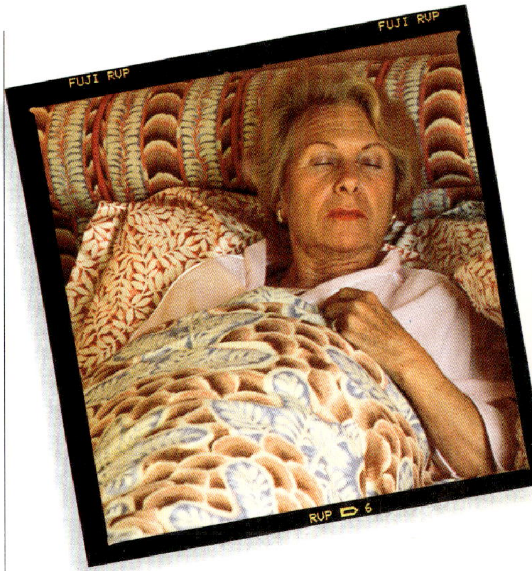

Heilpflanzen lindern die Symptome fast aller Erkrankungen, auch wenn keine Hoffnung auf Genesung besteht.

STERBEHILFE

Der Vorgang des Sterbens ist eine ebenso natürliche Erscheinung wie jede andere im Leben des Menschen. Im Laufe seines Daseins trifft der Mensch unbewußt viele Entscheidungen, die die Art und Zeit seines Ablebens bestimmen. Es erübrigt sich von selbst, ihm deshalb Vorhaltungen zu machen, wenn die Zeit näherrückt. Schmerzen können mit geeigneten Pharmazeutika erträglicher gemacht werden, und mit Pflanzenmitteln lassen sich bestimmte andere Symptome lindern. Waschungen mit Kamillentee oder Lavendel wirken beruhigend. Auch Umschläge und Fuß- oder Handbäder sind hilfreich und werden dankbar angenommen. Bei Wundsein durch langes Liegen zeigen Beinwell- und Lavendelsalbe nützliche Wirkung. Nach Belieben getrunkener Ringelblumentee und Notfalltropfen aus dem Sortiment der Blütenessenzen erleichtern den Pflegenden die schwere Aufgabe und ermöglichen es dem Patienten, auf würdige Weise »loszulassen«.

Hausapotheke und Erste Hilfe

Der Zweck einer Hausapotheke besteht darin, die Mittel zur Hand zu haben, die man für häufiger vorkommende Verletzungen und leichtere Erkrankungen im Kreis der Familie benötigt. Sie ist eine Ergänzung des Verbandskastens für Notfallsituationen. Die sofortige, fachgerechte Behandlung von Erkrankungen verkürzt ihre Dauer und verhütet schlimmeres. Die Ausstattung der Hausapotheke hängt vom Alter der Familienmitglieder und ihrem allgemeinen Gesundheitszustand ab. Bevor man also mit der Einrichtung beginnt, sollte man sich vergegenwärtigen, welche kleineren Beschwerden in der Familie häufig auftreten.

Wenn Sie Kinder haben, brauchen Sie Hustensaft, Magentee und eine große Flasche Ringelblumentinktur für kleine Schnittverletzungen und Hautabschürfungen. Wählen Sie die Heilpflanzen aus und überlegen Sie, welche Mengen Sie davon für eine Behandlung brauchen. 100 Gramm Thymian reichen für eine durchschnittliche Familie ein Jahr lang (einmal Magenverstimmung und zweimal Husten). Wenn Infektionskrankheiten häufiger auftreten, sollte man einen Bedarf von 250 g einkalkulieren.

Erneuern Sie die Mittel jedes Jahr, damit sie frisch sind. Stellen oder hängen Sie die Hausapotheke in einen kühlen Raum und außer Reichweite von Kindern. Zwar ist keine der Arzneien giftig, aber Tinkturen enthalten Alkohol, der kleinen Kindern gefährlich werden kann.

Zur Hausapotheke gehört auch ein Notizbuch, um den Vorratsbestand zu prüfen und Rezepte und ihre Wirkung festzuhalten. Dieses gesammelte Wissen ist für Sie von großem Wert, auch später noch, wenn Ihre Kinder erwachsen sind (im 17. Jahrhundert hat man in jedem herrschaftlichen Haus ein Buch geführt, in dem alle wichtigen Rezepte gesammelt wurden).

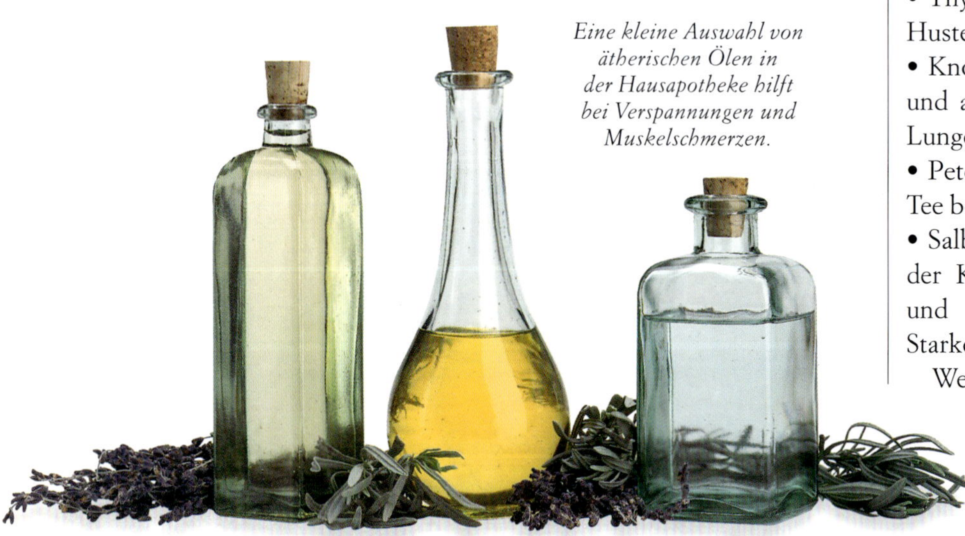

Eine kleine Auswahl von ätherischen Ölen in der Hausapotheke hilft bei Verspannungen und Muskelschmerzen.

PFLANZEN UND ARZNEIEN FÜR DIE HAUSAPOTHEKE

Die folgenden Mittel gehören in jede Hausapotheke.

- Beinwellsalbe – zum Schmerzlindern, Kühlen und Heilen.
- Ringelblumentinktur – zum Desinfizieren und Kühlen. Für Umschläge verdünnte Tinktur verwenden.
- Feigensirup, Krauser Ampfer – als Abführmittel.
- Pfefferminze, Fenchel – zur Anregung der Verdauung.
- Kamille, Lindenblüten – als Beruhigungsmittel.
- Massageöl mit Kamille, Ingwer und Thymian – bei verspannten Muskeln und Gelenkschmerzen.
- Thymian und Huflattichhonig als Hustensaft.
- Knoblauchhonig – gegen Husten und als Desinfektionsmittel für die Lunge.
- Petersilie, Salbei und Kamille – als Tee bei Frauenbeschwerden.
- Salbei – als Tee bei Entzündungen der Kehle, der Mundschleimhäute und bei Zahnfleischbeschwerden. Starker Salbeitee als Gurgelmittel.

Weitere Heilmittel können bei Bedarf hinzugekauft werden.

ERSTE HILFE

Erste-Hilfe-Maßnahmen sind leicht zu erlernen und können Leben retten. Sie sind einer der wichtigsten Aspekte der Gesundheitsvorsoge zu Hause, und jedermann sollte in der Lage sein, anderen in Notsituationen Hilfe zu leisten. Viele Schulen und Organisationen wie das Rote Kreuz bieten Erste-Hilfe-Kurse an, und eine fachmännische Ausbildung befähigt Sie dazu, schnell, überlegt und verantwortungsbewußt zu handeln.

In allen Haushalten sollte es einen Verbandskasten geben. Zur Ausstattung gehören unter anderem eine kleine Schere, Pinzette, Meßbecher, Fieberthermometer, Verbandsmull, Heftpflaster und Mullbinden in verschiedenen Größen. Verbandsmaterial muß immer in geschlossenen Verpackungen aufbewahrt werden, damit es steril bleibt.

Darüber hinaus sollte der Verbandskasten enthalten:

• Ringelblumensalbe für Schnitt- und andere Wunden sowie für Kompressen.

• Ätherisches Lavendelöl für Brandwunden (erst nach Kühlung der Verbrennung auftragen).

• Eine Blütenessenz für Schock, zum Beispiel die Bach'schen »Notfalltropfen«.

LEBENSMITTELAPOTHEKE

In jeder Küche finden sich mehrere wertvolle Heilmittel, wie Kochsalz, Pfeffer, Zitrone, Honig und Knoblauch. Damit lassen sich bei sachgerechter Anwendung eine ganze Reihe von Leiden und Beschwerden im Anfangsstadium lindern.

Salz in verdünnter Lösung zum Reinigen von Wunden, zum Gurgeln und als Augenbäder anwenden. Ein Bad in Salzwasser (1 bis 2 Tassen für eine normale Badewanne) hilft gegen steife Glieder und nach Infektionskrankheiten.

Pfeffer ist ein wärmendes Mittel mit anregenden Eigenschaften. Am kräftigsten ist Cayennepfeffer, aber eine kleine Prise jeder Sorte Pfeffer zum Kräutertee wirkt bei feuchtkaltem Wetter vorbeugend gegen Erkältungskrankheiten.

Zitronensaft mit heißem Wasser, einer Prise Pfeffer und einem Löffel Honig ist ein altes Hausmittel gegen Erkältungen und Grippe. Schon beim ersten Anzeichen damit beginnen und nach Belieben trinken (*siehe* Cayennepfeffer, *S. 52-53.*).

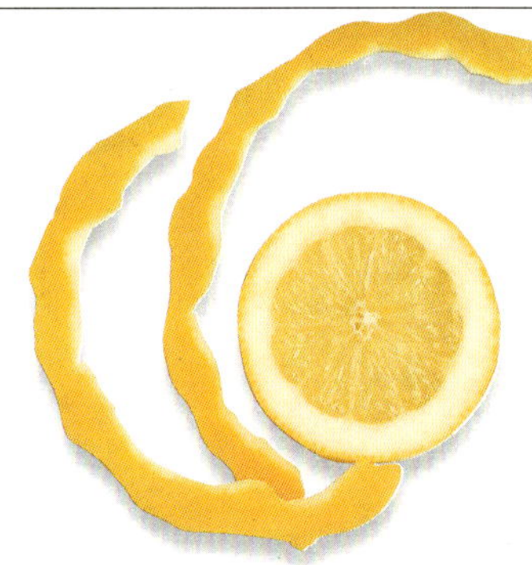

Zitronensaft mit Wasser kühlt den Körper und lindert Fiebersymptome.

Mit Wasser verdünnter Zitronensaft kühlt den Organismus und kann beliebig viel getrunken werden, um bei Fieber und auch bei Blasenentzündung Linderung zu bringen. Mit geriebener Zitronenschale werden Pilzinfektionen der Haut behandelt.

Honig wirkt desinfizierend und lindert Husten bei Kindern. Kann auch äußerlich angewendet werden, zum Beispiel bei trockenen, juckenden Hautbeschwerden.

Knoblauch und Zwiebel innerlich und äußerlich wirken desinfizierend, schleimlösend und ziehen Fremdkörper aus der Haut (*siehe* Knoblauch, *S. 36-37.*).

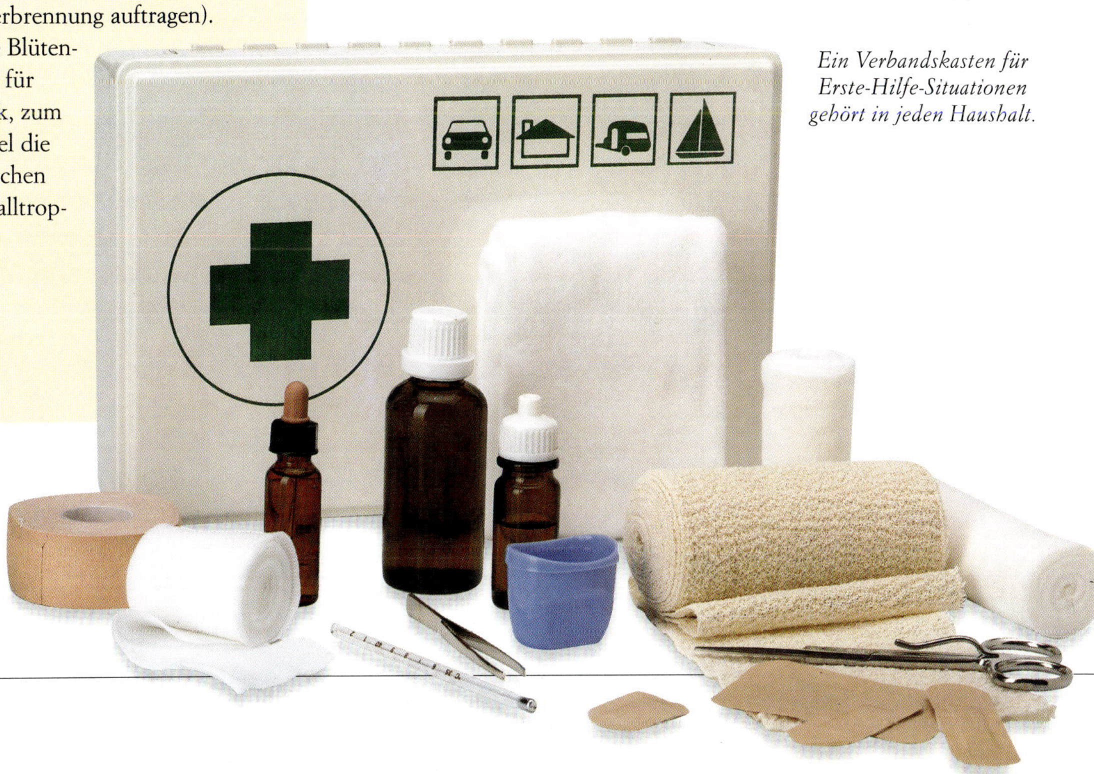

Ein Verbandskasten für Erste-Hilfe-Situationen gehört in jeden Haushalt.

Beim Heilpraktiker

Die in der »Materia Medica« beschriebenen Heilpflanzen sind absolut sicher und können zu Hause bedenkenlos angewendet werden. Aber sie umfassen nur einen kleinen Bereich der natürlichen Heilmittel. Pflanzen können andere Therapien ergänzen oder als Einzelmaßnahmen angewendet werden. In den Händen ausgebildeter Heilpraktiker werden sie zu Arzneien mit starker, nachhaltiger Wirkungskraft.

DER PHYTOTHERAPEUT

Der beste Weg, einen Phytotherapeuten, einen Fachmann für die Heilbehandlung mit pflanzlichen Substanzen, zu finden, führt über persönliche Empfehlung. Wenn Sie jedoch niemanden kennen, der Ihnen einen zuverlässigen Heilpraktiker nennen kann, fragen Sie bei einer Berufsorganisation an, zum Beispiel bei der Gesellschaft für Phytotherapie. Pflanzenheilkundler werden manchmal als letzter Ausweg betrachtet und aufgesucht, wenn keine andere Arznei erfolgreich war. Viel sinnvoller ist es, sich schon beim ersten Anzeichen einer Beschwerde an den Heilpraktiker zu wenden, denn er kann sowohl chronische als auch akute Fälle fachkundig behandeln.

DER ERSTE BESUCH

Die erste Beratung dauert etwa eine Stunde. Dabei werden alle Aspekte Ihres Gesundheitszustands und Ihres Lebensstils angesprochen. Es können auch eine ärztliche Untersuchung, Blutdruckmessung und ein Urintest erforderlich werden. Wie bei einem Arztbesuch sind auch in diesem Fall Bereitschaft zum Mitwirken und Vertrauen in den Behandelnden erforderlich. Falls Sie Vorbehalte oder das Gefühl haben, nicht verstanden zu werden, gehen Sie zu einem anderen Heilpraktiker. Eine vertrauensvolle Beziehung sollte von Dauer sein. Sollte Ihnen der Heilpraktiker nicht helfen können, wird er Sie an einen Spezialisten verweisen.

Der Heilpraktiker muß wissen, welche Medikamente Sie einnehmen; nehmen Sie also alle benutzten Arzneien mit, auch Pharmazeutika. Der Heilpraktiker kennt sich in den Wechselwirkungen zwischen Heilpflanzen und Drogen aus und wird dieses Wissen bei der Verordnung berücksichtigen. Zur Therapie gehören Pflanzen in verschiedenen Anwendungsformen wie auch Ratschläge zur gesunden Ernährung, Vorsorge und Lebensweise.

Alle Pflanzenarzneien werden spezifisch verordnet, das heißt für einen bestimmten Patienten. Nur er – niemand anderes – darf sie anwenden. Halten Sie die vorgegebene Dauer der Therapie ein. Sie kann bei chronischen Fällen einige Monate dauern.

DAUER DER BEHANDLUNG

Der nächste Besuch erfolgt in der Regel zwei bis acht Wochen nach dem ersten, je nach Art, Schwere und Entwicklung der Erkrankung. In den meisten Fällen, selbst chronischen, kann eine Linderung verschafft werden. Die Behandlung chronischer Beschwerden kann sechs Monate oder länger dauern, sollte aber innerhalb von drei Monaten eine Wende zum Besseren bewirken. Bei akuten Erkrankungen kann Besserung schon nach kurzer Zeit eintreten.

Sie können Ihren Hausarzt vom Besuch beim Heilpraktiker unterrichten oder letzteren bitten, es zu tun. Wie Sie sich verhalten, liegt ganz bei Ihnen. Man wird Ihre Wünsche respektieren. Alle Konsultationen unterliegen der ärztlichen Schweigepflicht.

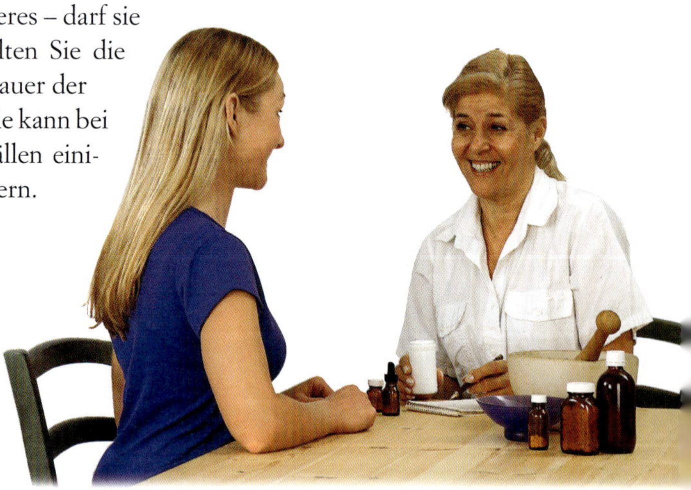

Ein gutes Vertrauensverhältnis ist wichtige Voraussetzung.

FALLSTUDIE

Hans, 5, besucht seit kurzem die Schule. In den vergangenen zwei Jahren hat er wegen hartnäckiger Erkältungen und Ohreninfektionen sechsmal Antibiotika verschrieben bekommen. Seine Mutter befürchtet, daß die Erkrankungen sich nachteilig auf seine schulischen Leistungen auswirken könnten. Der Arzt rät zum Paukenröhrchen. Die Mutter möchte es erst mit Pflanzenmedizin versuchen, bevor sie dazu bereit ist.

Tinktur
Holunderblütentinktur, 25 ml
Sonnenhuttinktur, 25 ml
Salbeitinktur, 2 ml
Honig, 60 ml
Vor Gebrauch kräftig schütteln.
Dosierung: 1 TL dreimal täglich.
Behandlungsziel: Kräftigung der Immunabwehr, Vorbeugung gegen Infektionskrankheiten, Reinigung der Ohren über das lymphatische System.

Kräutertee gegen Erkältungen und Grippe
Getrocknete Holunderblüten
Getrocknete Pfefferminzblätter
Getrocknete Schafgarbe (Blätter und Blüten) zu gleichen Teilen
Bei ersten Anzeichen Tee für die gesamte Familie zubereiten. Trinken nach Belieben.

Raumspray
Wasser, halber Liter
Eukalyptusöl, 5 Tropfen
Lavendelöl, 5 Tropfen
In einer mit Zentralheizung beheizten Wohnung die Sprühflasche verwenden. Schlafräume und Wohnzimmer regelmäßig sprühen.
Behandlungsziel: Nasenschleimhäute funktionsfähig halten und Austrocknung verhindern.

Ergebnis
Erster Winter: eine Erkältung – Therapie mit Kräutertee und Brusteinreibungen. Besserung des Allgemeinzustands, Freude am Schulbesuch.

FALLSTUDIE

Ruth, 26, alleinerziehende Mutter, zwei Kinder von sechs und vier Jahren. PMS, Brustschmerzen, aufgeblähter Bauch, Reizbarkeit, Zornausbrüche, Erschöpfung, Depressionen. Gesamtes Leben dreht sich nur um die Bedürfnisse der Kinder. Manchmal zu gestreßt, um etwas essen zu können.

Ernährung: Wenig, aber häufig. Kohlenhydrate alle vier Stunden.

Stärkungstee zur Besserung des Allgemeinbefindens
Getrocknete Kamillenblüten, 1 Teil
Getrocknete Melisse (Blätter und Blüten), 1 Teil
Getrocknete Petersilie, 1 Teil
Als Teezubereitung, wahlweise mit Honig.
Dosierung: 2–3 Tassen täglich.
Behandlungsziel: Abbau von Streß allgemein, Lebensfreude heben, Wasserverhaltung klären.

Mönchspfeffer-Tinktur
50 ml im Pipettierfläschchen
Dosierung: 15 Tropfen täglich nach Eisprung (14 Tage nach Menstruation) bis Einsetzen der Periode.
Drei Monate lang.
Behandlungsziel:
Hormonstörungen beheben.

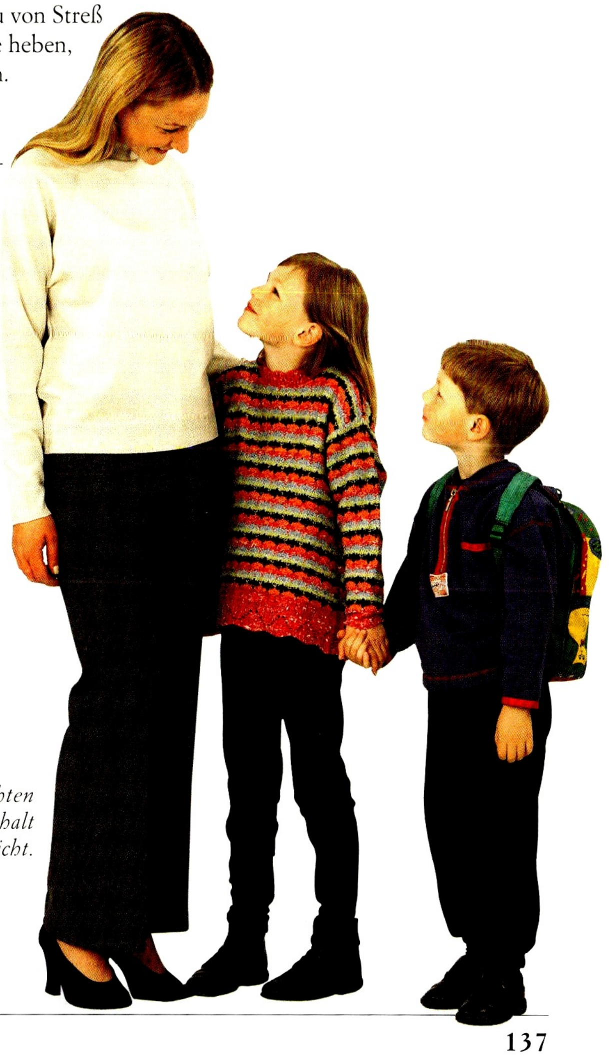

Heilpflanzen brachten Ruths Hormonhaushalt ins Gleichgewicht.

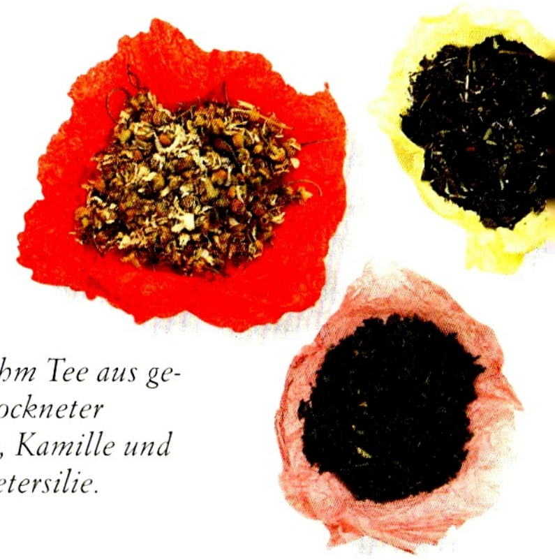

Ruth nahm Tee aus getrockneter Melisse, Kamille und Petersilie.

Ergebnis: Leichte Besserung bei der ersten Regelblutung, Brüste deutlich weniger empfindlich. Fortschreitende Besserung bei jeder folgenden Periode. Nach der vierten Regelblutung erklärte Patientin, daß sich ihr Zustand gebessert habe.

Nützliche Adressen

DEUTSCHLAND

Bund Deutscher Heilpraktiker
Geschäftsstelle
Südstr. 11
48231 Warendorf
Tel.: 02581-61550
Fax: 02581-633329 + 61508
Internet: http://www.bdh-online.de
e-mail: Bund Deutscher
Heilpraktiker@t-online.de

Deutsche Gesellschaft für
psychosomatische Medizin
(DGPM) e.V.
Geiselgasteig 203
81545 München
Tel.: 089-642723-0
Fax: 089-64272395

Förderkreis Hildegard v. Bingen e.V.
Schiffstr. 2
78464 Konstanz

Gesellschaft für Naturheilkunde
Deutschland e.V.
Postfach 402027
80720 München

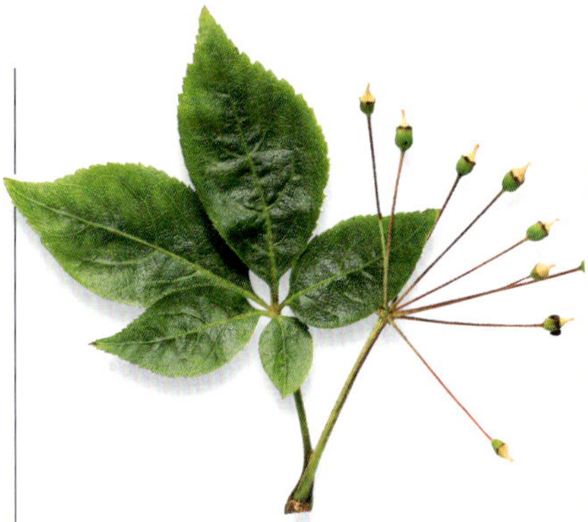

Hufelandgesellschaft für
Gesamtmedizin e.V.
Vereinigung der Ärzte für
biologische Medizin
Ortenaustr. 10
76199 Karlsruhe
Tel.: 0721-886276 + 886277
Fax: 0721-886278

IDH Interessengemeinschaft Deutscher
Heilpraktiker e.V.
Sternwartstr. 42
40223 Düsseldorf
Tel.: 0211-901729-0
Fax: 0211-3982710

Verein für anthroposophisches
Heilwesen e.V.
Gemeinnütziger Verein
Johannes-Kepler-Str. 56
75378 Bad Liebenzell-Unterlegenhardt
Tel.: 07052-2034, 2035
Fax: 07052-4107
e-mail: verein@heilwesen.de

Zentralverband der Ärzte für
Naturheilverfahren e.V.
Alfredstr. 8
72250 Freudenstadt
Tel.: 07441-2121
Fax: 07441-87830
e-mail: ZAEN-Freudenstadt
@t-online.de
http://www.zaen.org und
http://www.zaen.de

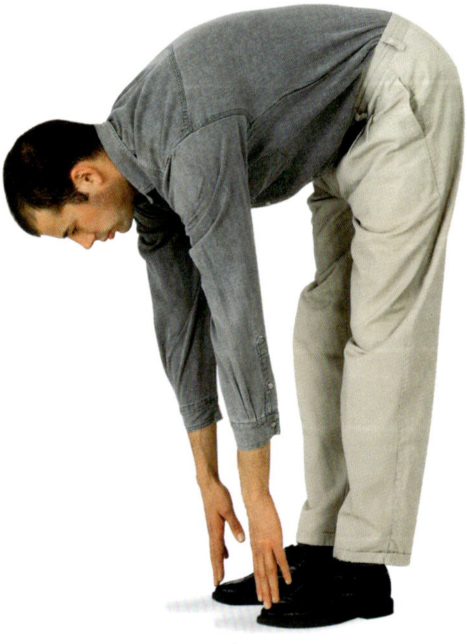

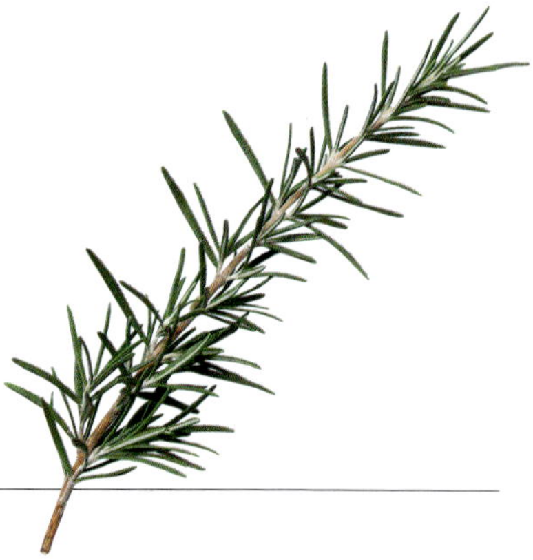

Literaturhinweise

Aichele/Schwegler,
Die Blütenpflanzen Mitteleuropas, Stuttgart, 1994

Blab,
Rote Liste der gefährdeten Tiere und Pflanzen in der Bundesrepublik Deutschland, Greven 1978[2]

Boros,
Heil- und Teepflanzen,
Stuttgart 1980

Buchner,
Schönheit aus der Natur,
Bad Homburg 1977

Ebert,
Arznei- und Gewürzpflanzen,
Stuttgart 1982

Encke/Buchheim/Seybold,
Zander – Handwörterbuch der Pflanzennamen, Stuttgart 1992[14]

Fischer/Krug,
Heilkräuter und Arzneipflanzen,
Heidelberg 1980

Funke,
Die Welt der Heilpflanzen, Band 1,
Stuttgart 1980

Gäbler,
Gesund durch Heilpflanzen, Stuttgart 1979

Haase-Hauptmann, Elke,
Die Heilkräuter der Hildegard von Bingen, München 1997

Hoffmann, David
Das Findhorn-Kräuter-Heilbuch, München 1992

Höhne, Anita,
Medizin am Wegesrand, München 1997
Heiltees, die Wunder wirken. Die Geheimrezepte des Tiroler Arztes Dr. med. Leonhard Hochenegg, Augsburg 1997

Kircher, Tamara/Lowery, Penny,
Praktische Einführung in die Kräuterheilkunde, München 1996

Kölbl, Konrad,
Kölbl's Kräuterfibel, München 1995[24]

Mayell, Mark,
Sanfte Selbsthilfe aus der Hausapotheke der Natur, München 1995

McHoy, Peter/Westland, Pamela,
Die Kräuterbibel. Praktische Kräuterkunde für Garten und Gesundheit, Köln 1998

Meyer-Camberg,
Das praktische Lexikon der Naturheilkunde, München 1977

Pahlow, Mannfried,
Das große Buch der Heilpflanzen. Gesund durch die Heilkräfte der Natur, München 1993

Hausapotheke, München 1992

Heilpflanzen-Kompaß, München 1992

Richtig würzen – gesünder leben, Bern 1976

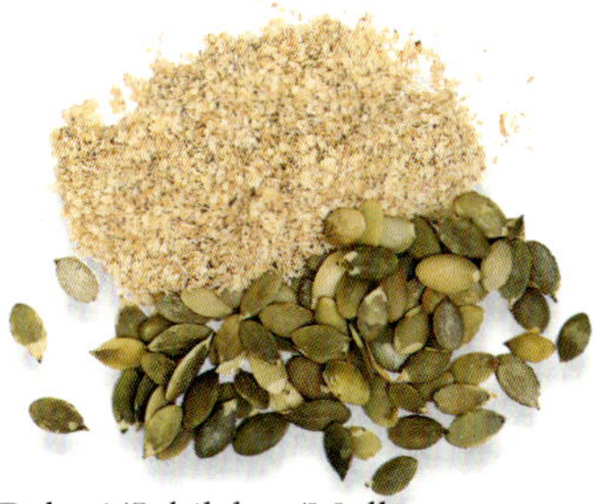

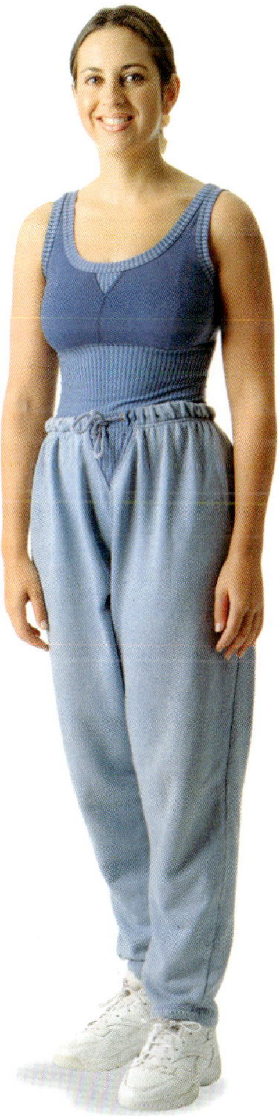

Poletti/Schilcher/Müller,
Heilkräftige Pflanzen in Farbe. Erkennen – Sammeln – Anwenden, Weil d. Stadt 1982

Schauenberg/Paris,
Heilpflanzen BLV Bestimmungsbuch,
München 1978

Schönfelder/Schönfelder.
Der Kosmos-Heilpflanzenführer,
6. Aufl., Stuttgart 1995

Schunk, Rainer,
Gewürze sind gesund. 150 Gewürze und Würzmittel leicht verständlich dargestellt, Abtswind 1995

Heilkraft aus Heilkräutern. 170 Arzneimittel leicht verständlich dargestellt,
Abtswind 1994

Bei der Könemann Verlagsgesellschaft mbH sind erschienen:

In der Reihe *Alternative Heilkunde*:

Mortimore, Denise,
Natürliche Heilmittel, Köln 1999

Rogans, *Chinesische Kräuterheilkunde*,
Köln 1999

Shaw, Non,
Pflanzenheilkunde, Köln 1999

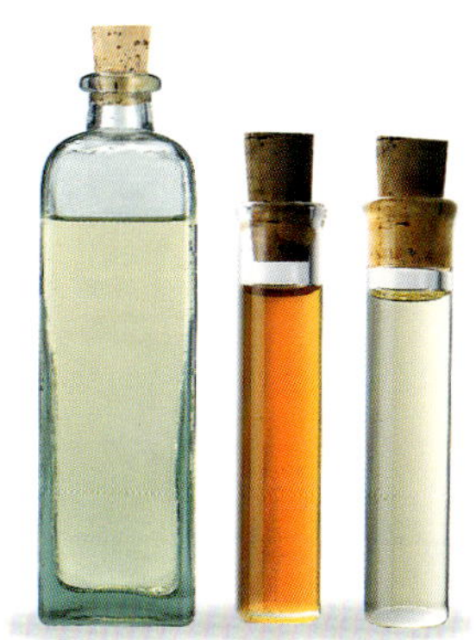

Medizinisches Glossar

Abkochung (Absud). Durch Abkochen von Pflanzenteilen gewonnener Extrakt; wird meist bei Wurzeln und Rinde angewendet.

Abschwellende Mittel. Lösen Verstopfungen der Nasen- und Nasennebenhöhlen. Beispiele: Pfefferminze, Meerrettich, Rosmarin.

Adaptogene. Helfen dem Körper bei der Bewältigung von Streß. Beispiel: Sibirischer Ginseng.

Adjuvans. Die Wirkung anderer Medikamente förderndes Heilmittel.

Adstringentia. Bilden Membranen an Wunden und Schleimhäuten und wirken dadurch entzündungshemmend, bakteriostatisch, austrocknend und blutstillend. Reduzieren die Schleimbildung. Beispiele: Himbeerblätter, Hamamelis (Virginische Zaubernuß).

Akut. Die Erkrankung beginnt plötzlich und ist von kurzer Dauer, zum Beispiel Grippe oder Mandelentzündung. Bei chronischen Beschwerden (*siehe* chronisch) können akute Phasen auftreten, bei denen die Beschwerden zeitweise deutlich zunehmen, wie bei Arthritis.

Allopathie. Heilverfahren, das Krankheiten mit entgegengesetzt wirkenden Mitteln zu behandeln versucht (im Gegensatz zur Homöopathie, *siehe* dort)

Alterantia. Wirken regulierend auf den Stoffwechsel. Beispiele: Petersilie, Krauser Ampfer.

Analgetika. Schmerzlindernde Mittel. Beispiele: Weidenrinde, Nelken, Kamille.

Anaphrodisiaka. Hemmen den Geschlechtstrieb. Beispiel: Weidenrinde, Mönchspfeffer (bei Männern).

Antiemetika. Beruhigen den Magen und verhindern Erbrechen. Beispiel: Ingwer.

Antiseptika. Töten Bakterien und verhindern Infektionen. Beispiele: Thymian, Knoblauch, Honig sowie die meisten ätherischen Öle.

Antispasmodika. Lindern die Auswirkungen von Krämpfen und Spasmen. Beispiele: Kamille, Ingwer, Fenchel, Weidenrinde.

Aufguß. Zubereitung von Pflanzenarzneien auf die gleiche Weise wie Tee, indem man die Kräuter in heißem Wasser ziehen läßt.

Bitterstoffe. Regen den Appetit an und fördern die Verdauung. Beispiele: Kamille, Löwenzahn, Krauser Ampfer, Magenbitter (Likör), Kräuterweine.

Carminativa. Blähungstreibende Pflanzenheilmittel; wirken im Magen-Darm-Trakt gärungswidrig, verdauungsfördernd und spasmolytisch. Beispiele: Pfefferminze, Fenchel, Zimt.

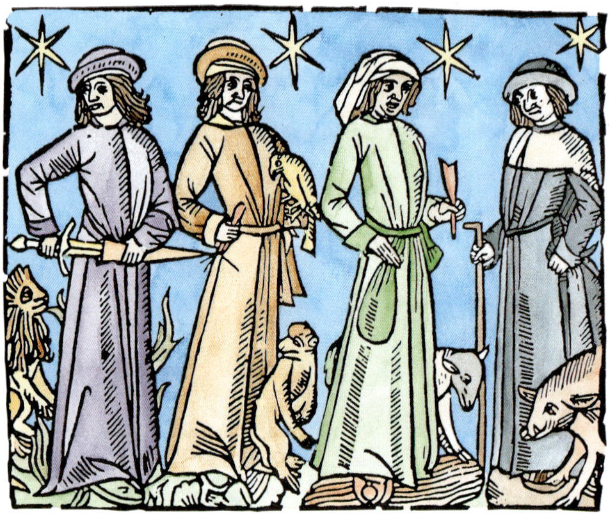

Cholagoga (Cholekinetika, Choleretika). Galletreibende Mittel; steigern die Gallesekretion in der Leber. Beispiele: Löwenzahnwurzel, Krauser Ampfer.

Chronisch. Die Erkrankung zieht sich über lange Zeit hin, z. B. Arthritis. Die Heilung chronischer Beschwerden erfordert lange Behandlungsdauer und konsequente Anwendung der verordneten Mittel.

Demulzenzien. Reizlindernde Mittel. Beispiele: Eibisch, Beinwell, Honig.

Diaphoretika. Schweißtreibende Mittel. Beispiele: Salbei, Cayennepfeffer, Holunderblüten.

Diätetika. Für eine Diät geeignete Nahrungsmittel.

Digestiva. Fördern die Verdauung. Beispiele: Kamille, Ingwer, Haferfrüchte, Rosmarin, Kräuterliköre, Magenbitter.

Diuretika. Harntreibende Mittel. Beispiele: Löwenzahnblätter und -wurzeln, Petersilie.

Emetika. Brechmittel. Führen zum Erbrechen durch direkte Reizung der Magenschleimhäute oder durch Erregung des Brechzentrums im Gehirn. Beispiele: Kochsalz,

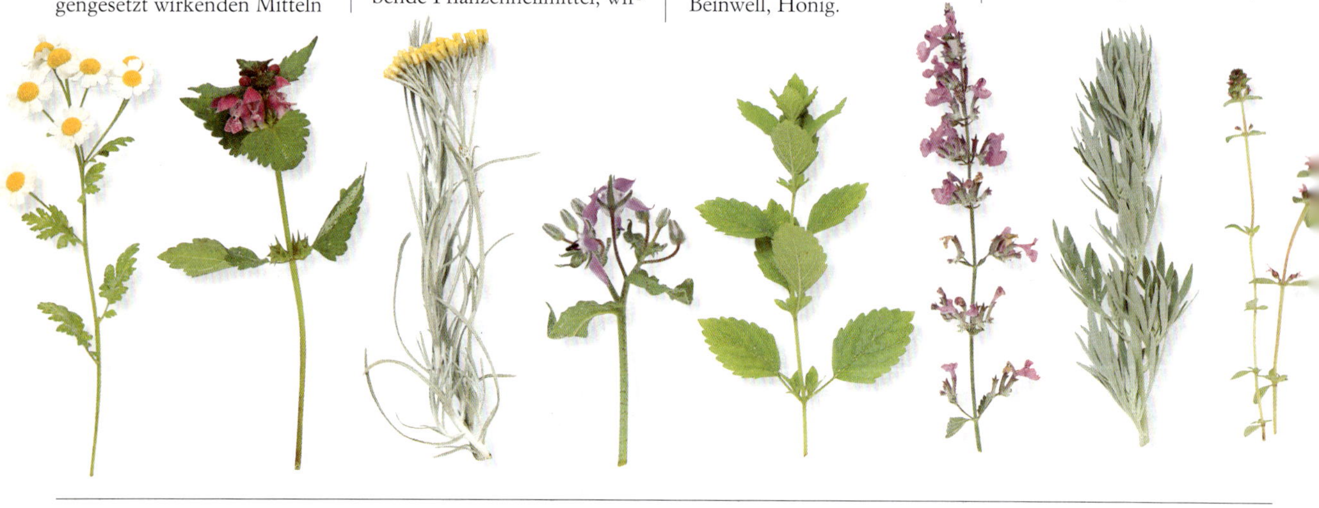

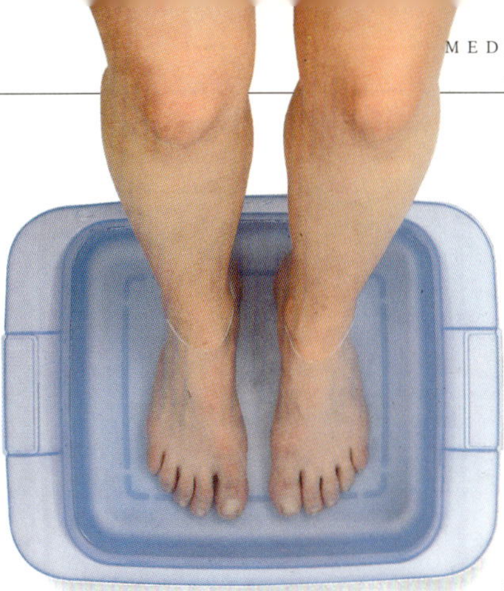

Senf, Mädesüß in hohen Dosen.

Emmenagoga. Fördern den Eintritt der Regelblutung. Beispiele: Beifuß, Pfefferminze, Salbei. Während der Schwangerschaft sollte die Einnahme unterbleiben.

Emollientien. Präparate, die die Haut weich und geschmeidig machen. Beispiele: Eibisch, Leinsamen.

Entzündungshemmende Mittel. Schützen den Körper vor Entzündungen. Beispiele: Weidenrinde, Kohl, Kamille.

Expektorantien. Fördern die Schleimentfernung aus den oberen Luftwegen. Beispiele: Thymian, Knoblauch.

Fiebersenker. Fieber- und temperatursenkende Mittel. Beispiele: Schafgarbe, Kamille, Salbei.

Fomentation. Warmer Umschlag. Mit heißem Kräutertee oder Tinktur getränkter Verbandsmull zum Wärmen und Lindern von Schmerzen und Gelenksteife durch Kälte. Beispiele: Kamille, Haferfrüchte, Ringelblume.

Fungistatika. Hemmen Wachstum und Vermehrung von krankheitserregenden Pilzen. Beispiele: Aloe vera, Knoblauch, Ringelblume.

Hepatika. Leberwirksame Mittel, kräftigen die Leber. Beispiele: Löwenzahn, Mariendistel, Thymian, Rosmarin.

Kompressen. Umschläge mit zerdrückten Kräutern; mit Kräutertees und Tinktur getränkter Verbandsmull für kalte und warme Wickel zur Linderung von Schmerzen oder Schwellungen. Beispiele: Kohl, Kamille, Ringelblume.

Kreislauffördernde Mittel. Stärken und unterstützen die Blutzirkulation. Beispiel: Cayennepfeffer.

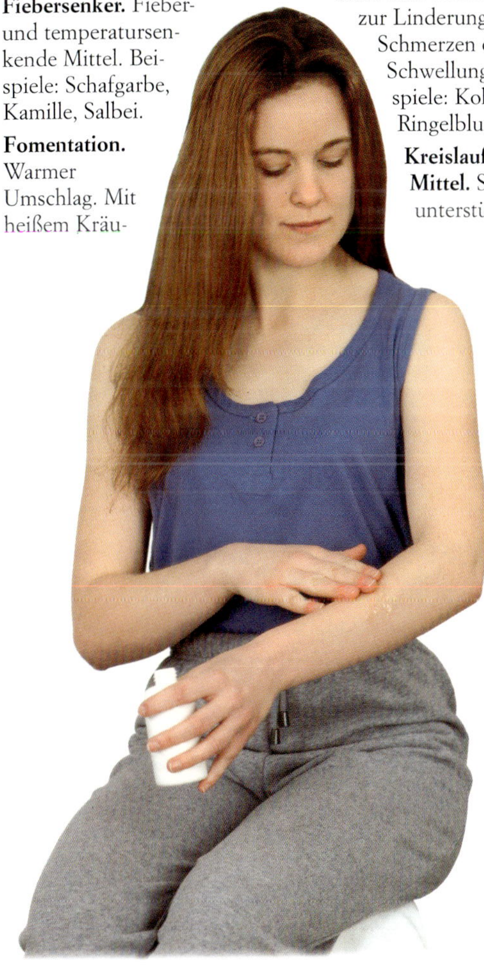

Laxativa. Meist milde Abführmittel. Fördern die Darmbewegungen. Beispiele: Krauser Ampfer, Löwenzahnwurzel, Sennesblätter.

Liniment. Mittel zum Einreiben, gewöhnlich aus einer Mischung von Pflanzenölauszug mit Tinktur.

Lymphabflußfördernde Mittel. Fördern die Funktion des lymphatischen Systems. Arzneien gegen geschwollene Lymphknoten und chronische Infekte. Beispiel: Ringelblume.

Nervina. Auf das Nervensystem einwirkende Heilmittel. Beispiele: Kamille, Johanniskraut, Melisse.

Ölauszug. Extraktion der Pflanzenwirkstoffe in siedendem Öl. Als Mittel zum Einreiben und für Massagen.

Psychotrope Stoffe und Arzneien. Psychopharmaka und Mittel mit spezifischer Wirkung auf psychische Funktionen, zum Beispiel Alkohol.

Relaxantien. Lösen Verspannungen im Körper. Beispiel: Kamille.

Resorption. Aufnahme von Wasser und gelösten Stoffen durch lebende Zellen.

Rubefacientia. Hautrötungen verursachende Hautreizmittel. Beispiele: Cayennepfeffer, Senf, ätherisches Salbeiöl.

Sedativa. Beruhigen die Nerven, lindern Schmerzen. Beispiele: Kamille, Lindenblüten, Gewürznelke.

Spurenelemente. Elemente, deren Verbindungen dem Organismus in geringen Mengen zugeführt werden. Beispiele: Calcium, Eisen, Jod.

Stärkungsmittel. Mittel zur Wiederherstellung des Wohlbefindens nach Erkrankungen. Beispiele: Weißdorn, Löwenzahn, Lindenblüten.

Stimulantia. Anregende Heilmittel. Beispiele: Cayennepfeffer, Kaffee, Ginseng.

Stoffwechsel (Metabolismus). Der ständige Austausch von Stoffen zwischen Organismus und seiner Umgebung, zum Beispiel Aufnahme und Verdauung der Nahrung im Darm bis zur Ausscheidung der verbrauchten Stoffe. Man unterscheidet: Gas-, Wasser-, Mineral-, Eiweiß-, Fett- und Kohlenhydrat-Stoffwechsel.

Styptika (Hämostyptika). Blutstillende Mittel. Beispiel: Schafgarbe.

Tonika. Tonisierende Mittel zur Stärkung des Körpers oder bestimmter Bereiche und Organe.
Beispiele für allgemeines Tonikum: Salbei, Eisenkraut.
Beispiele für verdauungsanregendes Tonikum: Rosmarin, Kamille.
Beispiele für Nerventonikum: Lindenblüten, Johanniskraut, Melisse.

Tinktur. Pflanzenauszug in Alkohol, Verdünnung in Wasser.

Vermifuga. Heilmittel zum Abtreiben von Eingeweidewürmern. Beispiele: Wermutkraut, Thymian, Knoblauch.

Vitamine. Mit der Nahrung zugeführte Wirkstoffe organischer Natur; wichtig für die Umsetzung der Nährstoffe in den Zellen und für andere Körperfunktionen.

Zugsalbe. Zieht Gifte aus Geschwüren und Abszessen. Beispiele: Haferfrüchte, Eibisch, Honig.

Register

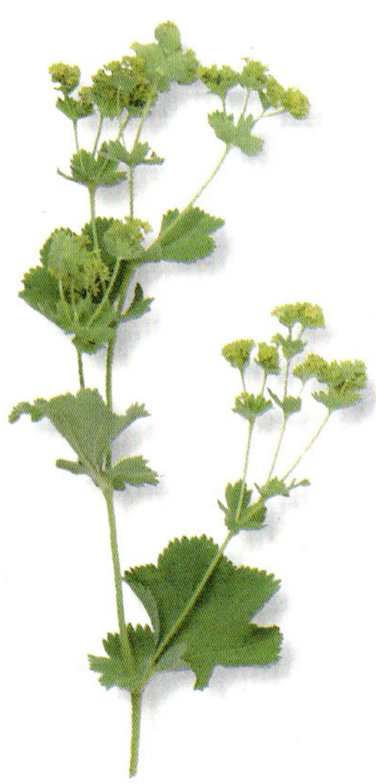

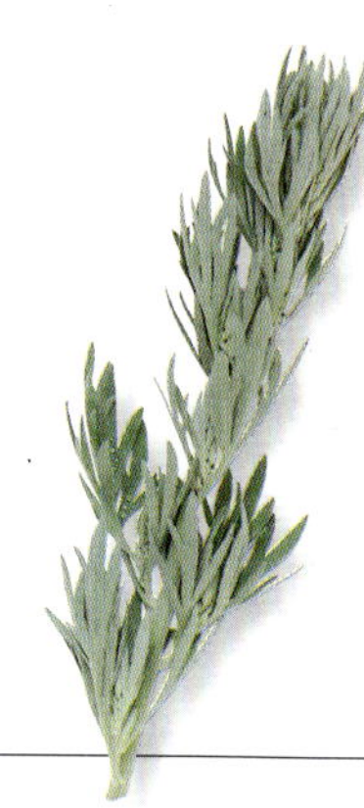

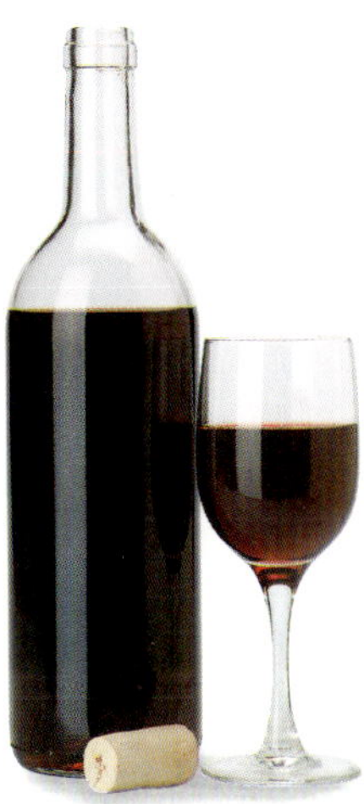

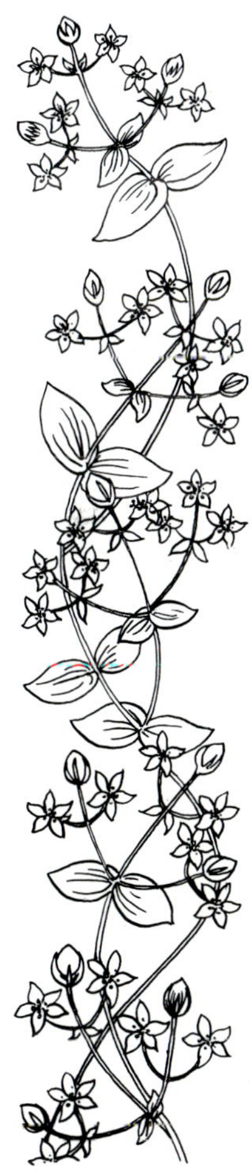

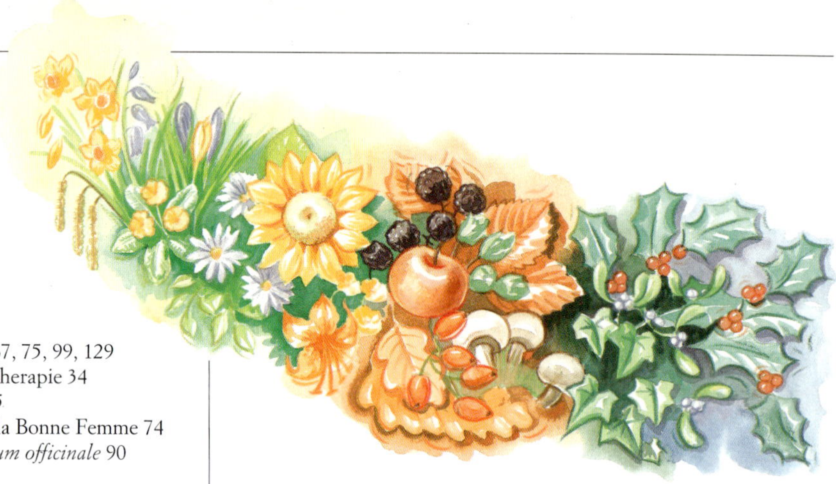

S

T

U

V

W

Z

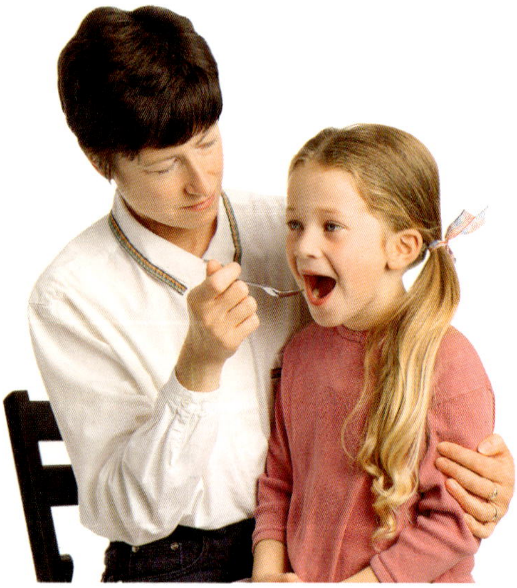

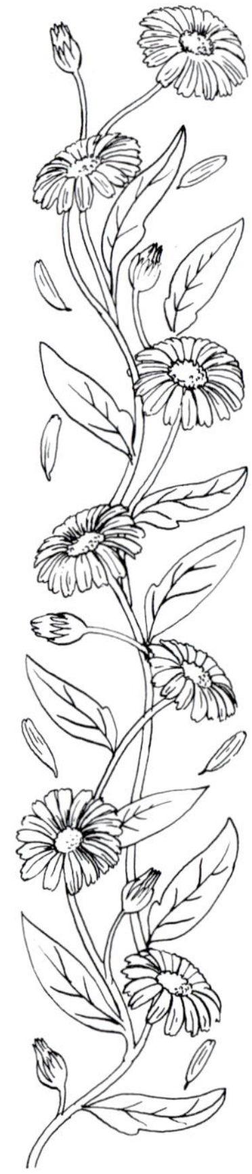

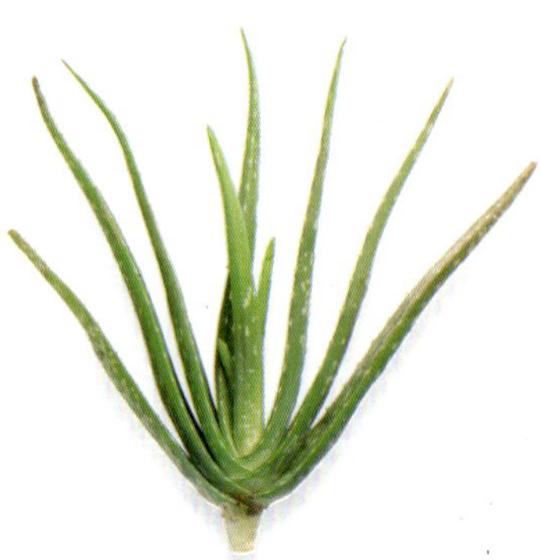